卫生部"十一五"规划教材

博学·公共卫生与预防医学系列

医学营养学

（第2版）

Public Health Preventive Medicine

主 编 郭红卫
编 者（以姓氏笔画为序）
王　劲　复旦大学公共卫生学院
厉曙光　复旦大学公共卫生学院
孙建琴　复旦大学附属华东医院
李　敏　第二军医大学海医系
肖　荣　首都医科大学公共卫生学院
何更生　复旦大学公共卫生学院
沈新南　复旦大学公共卫生学院
陈　敏　复旦大学附属华东医院
林晓明　北京大学公共卫生学院
莫宝庆　南京医科大学公共卫生学院
郭红卫　复旦大学公共卫生学院
郭俊生　第二军医大学海医系
蔡云清　南京医科大学公共卫生学院
蔡美琴　上海交通大学医学院
薛　琨　复旦大学公共卫生学院

主编 郭红卫

YI XUE YING YANG XUE

復旦大學出版社
www.fudanpress.com.cn

内容提要

全书共有20章，包括营养素与能量、食物的营养价值、生命周期特殊阶段人群的营养、合理营养、营养评价方法、营养相关疾病、手术与灼伤、肾脏疾病、消化系统疾病、营养与免疫、肠内与肠外营养、营养素与药物的相互作用和医院膳食等。

"博学而笃志，切问而近思。"
（《论语》）

博晓古今，可立一家之说；
学贯中西，或成经国之才。

复旦博学·复旦博学·复旦博学·复旦博学·复旦博学·复旦博学

主编简介

郭红卫，复旦大学公共卫生学院营养与食品卫生学教授，博士生导师。现为上海营养学会副理事长兼秘书长、中国营养学会常务理事、中华预防医学会食品卫生专业委员会常务委员、上海预防医学会理事、上海预防医学会食品卫生专业委员会主任委员、上海市学生营养与健康促进会副秘书长、上海微量元素学会理事等。主编《营养学》、《医学营养学》、《公共卫生监督学》、《营养与食品安全》，副主编《卫生学》、《营养失衡与健康》，参加《营养与食品卫生学》、《分子毒理学基础》和《高级营养学》等书的编写。主要研究领域为营养与健康、食品安全与健康等，现已发表相关论文60余篇。曾获国家教委"科技进步奖"二等奖、三等奖，卫生部"科技进步奖"三等奖，"吴阶平医学研究－保罗·杨森药学研究奖"营养与食品安全三等奖，上海市教育系统"比翼双飞奖"。

前 言

本书作为卫生部"十一五"规划教材,是在复旦大学出版社2002年出版的《医学营养学》的基础上修订而成的。主要供临床医学、药学、护理、食品营养等相关专业的教学使用。在修订过程中严格遵循教学培养目标,密切结合创新人才培养要求,把掌握营养知识、了解膳食营养与疾病的关系以及疾病的合理膳食营养,作为对学生综合素质和能力培养的重要方面。

全书共有20章,包括营养素与能量、食物的营养价值、生命周期特殊阶段人群的营养、合理营养、营养评价方法、营养相关疾病、手术与灼伤、肾脏疾病、消化系统疾病、营养与免疫、肠内与肠外营养、营养素和药物的相互作用以及医院膳食等。

此次修订教材,结合近年来营养学领域的最新进展和研究成果,对原有内容作了扩展和深入,同时增加了"营养与免疫"和"痛风"两个章节。在编写营养与疾病相关内容时,力求体现营养相关疾病的预防和临床营养治疗两个方面,有利于学生与临床实践相结合,并可在今后临床工作中为病人的营养相关疾病防治作参考。

由于我们水平有限,本书可能存在缺点和不妥之处,敬请同行专家、使用本教材的师生和其他人员不吝指教,以在再版时改进。

郭红卫
2009年4月

目 录

第一章 营养素和能量 ………………………………………………………… 1
第一节 蛋白质 ……………………………………………………………… 1
第二节 脂类 ………………………………………………………………… 9
第三节 碳水化合物 ………………………………………………………… 14
第四节 能量 ………………………………………………………………… 21
第五节 维生素 ……………………………………………………………… 24
第六节 矿物质 ……………………………………………………………… 42

第二章 食物的营养价值 ……………………………………………………… 59
第一节 食物营养价值的评价及意义 ……………………………………… 59
第二节 植物性食物 ………………………………………………………… 61
第三节 动物性食物 ………………………………………………………… 66

第三章 生命周期特殊阶段人群的营养 ……………………………………… 75
第一节 孕妇与乳母营养 …………………………………………………… 75
第二节 婴幼儿营养 ………………………………………………………… 83
第三节 儿童青少年营养 …………………………………………………… 88
第四节 老年营养 …………………………………………………………… 92

第四章 合理营养 ……………………………………………………………… 96
第一节 膳食营养素参考摄入量 …………………………………………… 96
第二节 合理膳食结构 ……………………………………………………… 98
第三节 膳食指南 …………………………………………………………… 102
第四节 食谱编制 …………………………………………………………… 106
第五节 营养教育 …………………………………………………………… 107

第五章 营养评价方法 ………………………………………………………… 110

第六章 蛋白质-能量营养不良 ………………………………………………… 118

第七章 营养性贫血 ··· 120
第一节 定义及流行病学特征 ··· 120
第二节 相关的营养因素 ··· 121
第三节 营养防治 ··· 123

第八章 肥胖 ··· 125

第九章 心、脑血管疾病 ··· 129
第一节 血脂代谢异常的膳食与营养 ··· 129
第二节 高血压的膳食营养 ··· 133
第三节 脑卒中的膳食营养 ··· 136

第十章 糖尿病 ··· 140
第一节 概述 ··· 140
第二节 糖尿病病人的代谢变化 ··· 141
第三节 糖尿病病人的营养治疗 ··· 142

第十一章 骨质疏松症 ··· 148
第一节 概述 ··· 148
第二节 营养及其他因素对骨质疏松症的影响 ··· 150
第三节 骨质疏松症的防治措施 ··· 152

第十二章 痛风 ··· 156

第十三章 营养与肿瘤 ··· 161

第十四章 手术与灼伤 ··· 170
第一节 概述 ··· 170
第二节 手术与灼伤病人的代谢变化 ··· 170
第三节 手术与灼伤病人的营养素需要量 ··· 172
第四节 营养治疗 ··· 174

第十五章 肾脏疾病 ··· 177
第一节 急性肾小球肾炎 ··· 177
第二节 慢性肾小球肾炎 ··· 179
第三节 肾病综合征 ··· 180
第四节 急性肾衰竭 ··· 183
第五节 慢性肾衰竭 ··· 185

第十六章　消化系统疾病 ……………………………………………… 189
　第一节　乙型肝炎 ……………………………………………………… 189
　第二节　脂肪性肝病 …………………………………………………… 190
　第三节　肝硬化 ………………………………………………………… 193
　第四节　消化性溃疡 …………………………………………………… 196
　第五节　胰腺炎 ………………………………………………………… 198

第十七章　营养与免疫 …………………………………………………… 201

第十八章　肠内与肠外营养 …………………………………………… 205
　第一节　肠内营养 ……………………………………………………… 205
　第二节　肠外营养 ……………………………………………………… 211

第十九章　营养素和药物的相互作用 ………………………………… 217

第二十章　医院膳食 ……………………………………………………… 224

附录　中国居民膳食营养素参考摄入量 ……………………………… 229

第一章 营养素和能量

第一节 蛋 白 质

蛋白质是生命的物质基础。正常人体含蛋白质为16%~19%,并始终处于不断分解又不断合成的动态平衡之中。人体内每日约有3%的组织蛋白被更新和修复,需要由食物蛋白质补充。如果膳食蛋白质量不够或者质量不良,可对机体健康产生影响。

一、蛋白质的组成

(一) 组成元素

组成蛋白质的元素有碳、氢、氧和氮,其中碳为50%~56%,氢为6%~8%,氧为19%~24%,氮为13%~19%,少量蛋白质中还含有铁、铜、锌、碘等微量元素。体内含氮物质以蛋白质为主。各种蛋白质含氮量接近,平均为16%。

(二) 氨基酸

氨基酸是组成蛋白质的基本单位,共有20种。按照其是否能在人体内合成,分为必需氨基酸和非必需氨基酸。必需氨基酸不能在体内合成或合成量很少,必需由食物蛋白质供给,它们是缬氨酸(valine)、亮氨酸(leucine)、异亮氨酸(isoleucine)、苏氨酸(threonine)、甲硫(蛋)氨酸(methionine)、苯丙氨酸(phenylalanine)、色氨酸(tryptophane)和赖氨酸(lysine)计8种。婴儿体内组氨酸(histidine)合成量很少,因此组氨酸为婴儿所必需。婴儿的必需氨基酸为9种。

非必需氨基酸可在人体内合成或从其他氨基酸转变而来。例如半胱氨酸可由甲硫氨酸转变而成,酪氨酸可由苯丙氨酸转变而来,如果膳食能提供这两种氨基酸,则人体对甲硫氨酸和苯丙氨酸的需要可分别减少30%和50%。

还有一些氨基酸虽然可在人体内合成,但可能受发育和病理等因素的影响,如严重的低体重出生婴儿、应激状态或患某些疾病时易发生缺乏。这些在某些条件下合成受限的氨基酸,称为条件必需氨基酸,如半胱氨酸、脯氨酸、丝氨酸、精氨酸、酪氨酸等。

二、蛋白质分类

根据蛋白质的营养价值,蛋白质可被分为完全蛋白质、半完全蛋白质和不完全蛋白质三类。

1. 完全蛋白质 完全蛋白质所含必需氨基酸种类齐全、数量充足、比例适当。将其作为唯一的膳食蛋白质来源时,不但能维持成人的健康,并能促进儿童的生长发育。如乳类中的酪蛋白、乳白蛋白,蛋类中的卵白蛋白、卵磷蛋白,肉类中的白蛋白、肌蛋白,大豆中的大豆蛋白,小麦中的麦谷蛋白,玉米的谷蛋白等。

2. 半完全蛋白　半完全蛋白所含必需氨基酸种类齐全,但有的数量不足,比例不适当。将其作为唯一的膳食蛋白质来源时,可以维持生命,但不能促进生长发育。如小麦中的麦胶蛋白。

3. 不完全蛋白　不完全蛋白所含必需氨基酸种类不全。将其作为唯一的膳食蛋白质来源时,既不能维持生命,也不能促进生长发育。如玉米中的玉米胶蛋白,动物结缔组织和肉皮中的胶质蛋白,豌豆中的豆球蛋白等。

三、蛋白质的生理功能

(一) 构成和修复组织

蛋白质是机体所有细胞、体液的重要成分,是构成肌肉、内脏、骨骼和内分泌系统等所必需的物质,是机体生长发育、组织更新的物质基础。

(二) 构成生理活性物质

机体生命活动之所以能够有条不紊的进行,有赖于多种生理活性物质的调节。而蛋白质在体内是构成某些具有重要生理活性物质的成分,参与调节生理活动。

(1) 构成体内酶和激素的成分:酶蛋白具有促进食物消化、吸收和利用,促进体内生物化学反应的作用。肽类激素具有调节体内各器官和生理活性成分的功能等,如生长激素、促甲状腺素、胰岛素等。

(2) 构成抗体:免疫球蛋白具有维持机体免疫功能的作用。

(3) 调节渗透压:白蛋白具有调节渗透压、维持体液平衡的功能。

(4) 其他:收缩蛋白如肌球蛋白具有调节肌肉收缩的功能,血液中的脂蛋白、运铁蛋白、视黄醇结合蛋白具有运送营养素的作用,血红蛋白具有携带运送氧的功能。

(三) 供给能量

当食物中的碳水化合物和脂肪供给不足时,蛋白质可作为能量来源物质。每1g蛋白质在体内氧化可提供16.7 kJ(4.0 kcal)的能量。

四、蛋白质在体内的代谢

1. 食物蛋白质的消化与吸收　食物蛋白质的消化始于胃。胃中的胃酸先使蛋白质变性,破坏其空间结构以利于酶发挥作用。在胃蛋白酶的作用下,部分蛋白质被分解为多肽及少量氨基酸。

食物蛋白质消化吸收的主要场所在小肠。小肠中的胰蛋白酶和糜蛋白酶使蛋白质分解为游离氨基酸和短肽(主要是二肽和三肽),在小肠黏膜刷状缘中肽酶的作用下,短肽进一步分解为氨基酸单体,然后被吸收进入肝门静脉。近年研究发现,有些短肽亦可被肠黏膜细胞吸收。

游离氨基酸被肠黏膜细胞吸收时,需要与肠黏膜刷状缘存在的载体相结合。这类载体可多达9种,其中主要是分别转运中性、酸性和碱性氨基酸的载体。载体转运氨基酸的过程是一个耗能的主动转运过程。短肽的吸收则靠肠黏膜细胞上的二肽或三肽转运体系。此种转运体系也是一个耗能的主动转运过程。吸收作用在小肠近端较强,故肽的吸收甚至先于游离氨基酸。不同二肽的吸收具有相互竞争作用。

2. 蛋白质的利用及排泄　氨基酸被吸收进入血液循环后,可被体内不同组织细胞迅速地吸收,并用于各种组织的生长和更新。组织蛋白更新的速率随组织性质不同而异,肠黏膜蛋白更新只需要1~3d,肝脏组织蛋白更新亦较快,肌肉组织蛋白更新较慢但数量较大,估计成人每日可达7.5g。

在体内未被利用于合成蛋白质的游离氨基酸,经脱氨基作用,可转化为生糖氨基酸和生酮氨基酸,进而转化成葡萄糖和三酰甘油作为能源被利用。脱下的氨基通过谷氨酰胺合酶与谷氨酸产生谷氨酰胺,进入肝脏通过鸟氨酸循环生成尿素,从肾脏排出。

五、蛋白质的膳食参考摄入量

(一) 蛋白质需要量的研究方法

蛋白质需要量的研究方法主要有两种:一是要因加算法(factorial method),即根据无氮膳食期间,机体不可避免的从尿、粪、皮肤和精液等途径丢失的氮量乘以一定的安全系数,得出蛋白质需要量;另一种是氮平衡法(nitrogen balance method),即达到氮平衡时的蛋白质摄入量为需要量。

1. 要因加算法　首先测定无氮膳食期间不可避免丢失氮(obligatory nitrogen loss),再乘以各种因素的安全系数。

现举例如下(日本,1980年)。

(1) 不可避免丢失氮:58 mg/kg(体重)。

(2) 成人对卵蛋白的利用率:55%。

(3) 应激因素安全率:10%。

(4) 混合膳食蛋白质利用率(相当于卵蛋白质利用率的百分比):80%。

(5) 个体差异:30%。

则蛋白质需要量 $= 58 \times \dfrac{100}{55} \times 1.1 \times \dfrac{100}{80} \times 1.3 = 189 \, [\text{mg(N)}/\text{kg}] \times 6.25$
$= 1.18 \, [\text{g(蛋白质)}/\text{kg(体重)}]$

FAO/WHO 专家委员会(1973年),以要因加算法试验结果为依据,测定蛋白质的需要量为:成年男性为 0.63 g/[kg(体重)·d]优质蛋白质(鸡蛋蛋白质);成年女性为 0.52 g/[kg(体重)·d]。确定这个值后,曾组织多个国家进行短期的和长期的氮平衡试验和其他试验,结果发现采用上述数值供给蛋白质,部分受试者出现负氮平衡、血液蛋白质浓度下降、肝功能异常、体重下降等情况。此后美国(1980年)、日本(1980年)测定结果均高于FAO/WHO(1973年)数值,如表1-1所示。

表1-1 要因加算法蛋白质需要量测定结果

因　素	FAO/WHO 1965年	FAO/WHO 1973年	美国 (1980年)	日本 (1980年)
必需丢失氮(mg/kg)	86	54	54	58
尿氮	(46)	(37)	(37)	(33.4)
粪氮	…	(12)	(12)	(12.4)
皮肤氮	(20)	(3)	(3)	(10.5)
其他氮	…	(2)	(2)	(2)
应激因素(%)	10	…	…	10
卵蛋白利用率(NPU)	100	100	77	55
混合膳食蛋白质利用率(%)*	…	70	75	80
个体差异(%)	20	30	30	30
氮需要量(mg/kg)	114	100	122	189
蛋白质需要量(g/kg)	0.71	0.63	0.76	1.18

*:相当于卵蛋白利用率的百分比。

2. 氮平衡法 氮平衡是摄入氮量和排出氮量的差值。用公式表示:

$$B = I - (U + F + S + M)$$

式中:B 代表氮平衡状况,I 代表食物中氮摄入量,U、F、S、M 依次代表尿氮、粪氮、皮肤氮和其他氮排出量。尿氮、粪氮、皮肤氮和其他氮排出量总和为总氮排出量。当 B = 0 时表示总氮平衡,B > 0 时表示正氮平衡,B < 0 时表示负氮平衡。

用氮平衡法测定蛋白质需要量时,通常以健康人为实验对象,膳食中给予不同水平蛋白质,根据氮的摄入量与排出量数据,求出直线回归方程式,该方程式的斜率与氮平衡为零时的交叉点即为蛋白质需要量。

(二) 膳食蛋白质参考摄入量

根据需要量研究和我国膳食结构模式,中国营养学会推荐(2000 年)我国居民膳食蛋白质推荐摄入量(RNI)为:婴儿为 1.5~3 g/(kg·d),儿童 35~75 g/d,青少年为 80~85 g/d,成年男性和女性按不同活动强度,分别为 75~90 g/d 和 65~80 g/d,孕妇和乳母另加 5~20 g/d,老年期男女分别酌减为 75 g/d 和 65 g/d(见附录)。

在摄入能量得到满足的情况下,膳食中蛋白质提供的能量应占总能量的 11%~14%,其中儿童和青少年为 13%~14%,以保证生长发育的需要;成年人为 11%~12%,以确保维持正常生理功能。为了改善膳食蛋白质质量,在膳食中应保证有一定数量的优质蛋白。一般要求动物性蛋白质和大豆蛋白质占膳食蛋白质总量的 30%~50%。

六、蛋白质的食物来源

蛋白质的食物来源可分为植物性蛋白质和动物性蛋白质两大类。动物性食品和植物性食品中的大豆及其制品中蛋白质含量高,而米、面等谷类蛋白质含量中等;蔬菜与水果中蛋白质含量很少。常见食物中蛋白质的含量如表 1-2 所示。

表 1-2 常见食物中蛋白质的含量(g/100 g)

食物名称	含量	食物名称	含量	食物名称	含量
小麦粉(标准粉)	11.2	猪肝	19.3	鲈鱼	18.6
挂面(标准粉)	10.1	猪肉(瘦)	20.3	青鱼	20.1
稻米(粳,标二)	8.0	猪肉(肥,瘦)	13.2	鲤鱼	17.6
稻米(籼,标二)	9.5	牛肉(瘦)	20.2	鲳鱼	18.5
玉米(白)	8.8	牛肉(肥,瘦)	18.1	河虾	16.4
黄豆	35.1	牛乳	3.0	黄鳝	18.0
豆浆	1.8	羊肉(瘦)	20.5	胡萝卜	1.4
绿豆	21.6	羊肉(肥,瘦)	19.0	大白菜	1.3
小豆(赤)	20.2	鸡	19.3	芹菜(茎)	1.2
甘薯	1.1	鸭	15.5	蘑菇(鲜)	2.7
马铃薯	2.0	鸡蛋(白皮)	12.7	紫菜	26.7

七、食物蛋白质的营养价值

(一) 食物蛋白质营养价值的评价方法

食物蛋白质的营养价值主要从"量"和"质"两个方面进行评价。"质"的评价方法可概括为生物学法和化学分析法。生物学法主要是通过动物或人体试验测定食物蛋白质在体内的消化率和利用率;化学分析法是通过分析食物中的氨基酸组成,并与参考蛋白质(reference protein)相比较进行评价。几种常用方法如下。

1. 食物蛋白质含量　一般采用凯氏(Kjeldahl)定氮法测出食物的含氮量,再乘以平均换算系数 6.25,即为蛋白质含量。不同蛋白质的含氮量是有差别的,换算系数不甚相同(表1-3)。

表1-3　不同食物含氮量蛋白质的换算系数

食物名称	蛋白质换算系数	食物名称	蛋白质换算系数
全小麦	5.83	芝麻、葵花籽	5.30
小麦胚芽	6.31	大豆	5.71
大米	5.95	花生	5.46
黑麦或裸麦	5.83	棉籽	5.30
大麦和燕麦	5.83	蛋和肉类	6.25
玉米	6.25	奶类	6.38
杏仁	5.18		

摘自:WHO,1973年。

2. 食物蛋白质的消化率　指食物蛋白质被人或动物消化的程度。根据是否考虑粪代谢氮的因素,可分为表观消化率和真消化率。

(1) 表观蛋白质消化率(apparent protein digestibility,AD):

$$AD(\%) = \frac{I - F}{I} \times 100\%$$

式中:I 代表食物氮(N),F 代表从粪中排出的 N。粪中排出的 N(F)实际上包括两种来源,一是来自没有被消化的食物蛋白质的 N,二是来自脱落肠黏膜细胞以及肠道细菌所含的 N。

(2) 真蛋白质消化率(true protein digestibility,TD):

$$TD(\%) = \frac{I - (F - F_k)}{I} \times 100\%$$

式中,F_k 代表粪代谢 N,即为在摄入无蛋白质膳食时,脱落的肠黏膜细胞和肠道细菌所含的 N,$F - F_k$ 即表示真正来自没有被消化的食物蛋白质的 N,整个公式所表示的是真正的食物蛋白质消化率。

当膳食中含有多量膳食纤维时,成年男子的 F_k 值可按每日 12 mgN/kg 体重计算。

食物蛋白质消化率受到蛋白质性质、膳食纤维、多酚类物质和酶反应等因素的影响。一些常见食物蛋白质的消化率如表1-4 所示。表中的参考蛋白质或称理想蛋白质,一般是指鸡蛋蛋白质及牛奶蛋白质等营养价值高的优质蛋白质。

3. 食物蛋白质的利用率　指食物蛋白质被消化吸收后在体内被利用的程度。测定食物蛋白质利用率的方法很多,以下介绍两种常用方法。

(1) 生物价(biological value,BV):是指食物蛋白质被吸收后储留氮(即被利用的氮)占吸收氮的百分比,公式为:

$$BV = \frac{N 储留量}{N 吸收量} \times 100\% = \frac{I - (F - F_k) - (U - U_m)}{I - (F - F_k)} \times 100\%$$

式中:I、F、U 分别为摄入 N、粪 N 和尿 N,F_k 为粪代谢 N,U_m 为无氮膳食时的尿内源 N。人体实验时可以按照成人全日尿内源氮为 2~2.5g,粪代谢氮为 0.91~1.2g 计算。常见食物蛋白质生物价如表1-5 所示。

表1-4　常见食物蛋白质的消化率(%)

蛋白质来源	真消化率($\bar{x} \pm sd$)	消化率与参考蛋白质消化率比较
鸡蛋	97±3	100
牛奶	95±3	100
肉、鱼	94±3	100
玉米	85±6	89
稻米	88±4	93
小麦(全)	86±5	90
小麦(精白粉)	96±7	101
燕麦	86±7	90
小米	79	83
豌豆	88	93
花生米	95	100
豆粉	86±7	90
豆粉+玉米	78	82

摘自：FAO/WHO/UNU，1985。

表1-5　常见食物蛋白质的生物价

蛋白质来源	生物价	蛋白质来源	生物价
鸡蛋	94	扁豆	72
脱脂牛奶	85	小麦	67
鱼	83	大米	77
牛肉	76	玉米	60
猪肉	74	小米	57
熟大豆	64	花生	59
生大豆	57	马铃薯	67
蚕豆	58	白菜	76
红薯	72	白面粉	52

（2）蛋白质功效比值(protein efficiency ratio,PER)：指实验期内，动物平均每摄入1g蛋白质时所增加的体重克数。一般选择初断乳的雄性大鼠，用含10%蛋白质饲料喂养28d，每日记录进食量，每周称量体重，计算实验期间动物体重增加量和蛋白质摄入总量，并按下式计算蛋白质功效比值。

$$PER = \frac{动物体重增加克数(g)}{蛋白质摄入克数(g)}$$

为了减少实验室之间的误差，增加各种蛋白质的可比性，常以酪蛋白(标准试剂)为参考蛋白(对照)，设其PER为2.5。

$$校正的PER = 测出的PER \times \frac{2.5}{同一实验中酪蛋白测出的PER}$$

4. 食物蛋白质的氨基酸组成　是通过分析食物蛋白质的氨基酸组成，评价蛋白质营养价值的一种方法。常用指标为氨基酸分(amino acid score，AAs)，指待评食物蛋白质第一限制氨基酸含量占参考蛋白质同种氨基酸的百分比，其计算公式为：

$$AAs = \frac{待评食物蛋白质第一限制氨基酸含量[mg/g(蛋白质)]}{参考蛋白质同种氨基酸含量[mg/g(蛋白质)]} \times 100\%$$

式中参考蛋白质可采用 FAO/WHO 专家委员会制定的"暂定氨基酸计分模式"(表 1-6)。

在实际计算某种氨基酸评分时,首先将待评食物蛋白质中必需氨基酸与参考蛋白质中的必需氨基酸进行比较,比值较低者,为限制氨基酸(limiting amino acid, LAA),比值最低者,为第一限制氨基酸。由于限制氨基酸的存在,使食物蛋白质的利用受到限制。待评蛋白质的第一限制氨基酸与参考蛋白质中同种必需氨基酸的比值乘以 100,即为该种蛋白质的氨基酸分。

表 1-6 暂定氨基酸计分模式(1973 年)

氨 基 酸	建 议 水 平	
	每克蛋白质含氨基酸量(mg)	每克氮含氨基酸量(mg)
异亮氨酸	40	250
亮氨酸	70	440
赖氨酸	55	340
甲硫(蛋)氨酸 + 胱氨酸	35	220
苯丙氨酸 + 酪氨酸	60	380
苏氨酸	40	250
色氨酸	10	60
缬氨酸	50	310
总计	360	2 250

摘自:FAO/WHO,1973。

例如小麦粉蛋白质必需氨基酸与暂定氨基酸计分模式相比(表 1-7),限制氨基酸为异亮氨酸、赖氨酸、苏氨酸和缬氨酸,其中赖氨酸的比值最低,为第一限制氨基酸,小麦蛋白质的氨基酸分为 46.7。

表 1-7 氨基酸分计算举例

氨 基 酸	小麦粉(标准粉) (mg/g 粗蛋白)	评分模式 (mg/g 粗蛋白)	AAs
异亮氨酸	37.0	40	92.5
亮氨酸	70.5	70	100.7
赖氨酸*	25.7	55	46.7**
甲硫(蛋)氨酸 + 胱氨酸	36.1	35	103.1
苯丙氨酸 + 酪氨酸	78.3	60	130.5
苏氨酸	28.3	40	70.8
色氨酸	12.4	10	124.0
缬氨酸	47.2	50	94.4

注:小麦粉蛋白质必需氨基酸组成由《食物成分表》(1991 年)资料计算,* 为第一限制氨基酸,** 为氨基酸分。

(二)蛋白质互补作用

两种或两种以上食物蛋白质同时食用,其中所含有的必需氨基酸取长补短,达到较好的比例,从而提高利用率的作用称为蛋白质的互补作用(protein complementary action)。例如表 1-8 中由玉米、大米、大豆组成的混合物,其蛋白质生物价可提高到 73,与肉类蛋白质的生物价相近。在调配膳食时,为充分发挥蛋白质的互补作用,应遵循三个原则:①食物的生物学种属越远越好;②搭配的种类越多越好;③食用时间越近越好,同时食用最好。

表 1-8　几种食物混合后蛋白质的生物价(BV)

食物名称	BV	混合食物中所占的比例(%)		
		1	2	3
小麦	67	37	—	31
小米	57	32	40	46
大豆	64	16	20	8
豌豆	48	15	—	—
玉米	60	—	40	—
牛肉(干)	76	—	—	15
混合蛋白质生物价	—	74	73	89

八、人体蛋白质营养状况评价

(一)身体测量

身体测量指标主要包括体重、身高、上臂围、上臂肌围、上臂肌面积、胸围以及生长发育指数等。

(二)生化检验

1. 血液蛋白质指标

(1) 血清白蛋白(serum albumin):在血液中含量较高,半减期为 20 d,正常范围为 35~55 g/L;蛋白质缺乏症时含量明显降低。

(2) 血清运铁蛋白(serum transferrin):在血液中含量较少,半减期为 10 d,正常范围为 2.65~4.30 g/L,是较血清白蛋白更敏感的指标。

(3) 甲状腺素结合前白蛋白(thyroxine-binding prealbumin):在血液中含量极少,半减期为 2 d,正常范围为 280~350 mg/L。

(4) 视黄醇结合蛋白(retinol-binding protein):血液中含量极微,半减期为 0.5 d,正常范围为 26~76 mg/L。

(5) 血清氨基酸含量:血清中一些氨基酸含量及其相互比例在蛋白质缺乏时会发生变化,可表现为丝氨酸、酪氨酸和天冬氨酸的含量增高,异亮氨酸、亮氨酸和缬氨酸的含量降低,两者的比值增大。

2. 尿液指标

(1) 尿肌酐(creatinine):尿液中肌酐是肌肉中肌酸的代谢产物,尿肌酐的数量反映肌肉的数量和活动,间接反映体内肌肉中蛋白质的含量。当蛋白质缺乏时,尿肌酐含量降低。

(2) 尿三甲基组氨酸(3-methyl histidine):尿中三甲基组氨酸反映肌肉中肌纤蛋白数量及分解代谢状况。

(3) 尿羟脯氨酸(hydroxyl proline):羟脯氨酸是存在于胶原蛋白中的特异氨基酸,对儿童来说,尿羟脯氨酸反映体内胶原蛋白的合成及代谢情况。

3. 其他　通过营养调查了解蛋白质摄入水平和机体蛋白质缺乏体征和症状,也可了解机体蛋白质营养状况。一般认为膳食供给量水平在推荐摄入量(RNI)80% 以下时,易于造成机体蛋白质摄入不足,出现蛋白质营养不良。

(郭红卫)

第二节 脂 类

脂类(lipids)是脂肪(fats)和类脂(lipids)的总称。它们的共同特点是溶于有机溶剂而不溶于水,可溶解其他脂溶性物质如脂溶性维生素。食物脂类中三酰甘油占95%,其他脂类占5%。

一、脂类的分类和结构

(一) 脂肪

由1分子甘油和3分子脂肪酸组成的三酰甘油(triglycerides,TG)。习惯上把在常温下为液体的脂肪叫做油。油的熔点低,主要是含不饱和脂肪酸的三酰甘油,或含中短链脂肪酸较多的三酰甘油;在常温下固体的脂肪熔点较高,主要为含饱和脂肪酸的三酰甘油。油和脂肪并没有严格的界限。

(二) 类脂

类脂主要有磷脂、糖脂、甾醇等,其组成的元素除C、H、O以外有时还有N、S、P等元素。

1. 磷脂(phospholipids)　除三酰甘油外,磷脂在体内是最大的脂类,是脂质中一个脂肪酸被一个磷酸盐(PO_4^{3-})基团取代而生成的。主要的形式有甘油磷脂、卵磷脂(lecithin)、神经磷脂(sphingomyelins)等。甘油磷脂存在于各种组织、血浆,并有少量储于体脂库中。它是细胞膜的构成物质并与机体的脂肪运输有关。卵磷脂又称为磷脂酰胆碱,存在于蛋黄和血浆中。神经磷脂存在于神经鞘。

2. 糖脂(glycolipid)　糖脂包括脑苷脂类和神经节苷脂。它含有神经鞘氨醇与己糖和复合糖类,但不含有磷,这种脂也是构成细胞膜所必需。

3. 胆固醇(cholesterol)　胆固醇是一种重要的甾醇化合物,它存在于所有的动物中,是形成类固醇激素、胆汁盐、细胞膜等必不可少的物质。胆固醇可在体内合成,主要是在肝脏和小肠内合成。合成的数量取决于人体的需要量和食物中的含量。

正常人体内按体重计算含脂类为14%~19%。肥胖者达30%以上。大部分脂肪以三酰甘油形式存在于脂肪组织中。脂肪组织中的脂肪往往受营养状况和机体活动的影响而增减,故称为储脂或动脂(variable fat)。人体组织细胞中的结构脂类主要是固醇类和磷脂等类脂,这类脂类比较稳定,其含量不大受营养和机体活动的影响,故被称为定脂。

二、脂肪酸的分类、结构及理化特性

脂肪酸(fatty acids,FA)是构成三酰甘油的基本单位,常见的分类方法如下。

(1) 按脂肪酸碳链长度分类。可分为:①长链脂肪酸:碳链含14个碳及以上;②中链脂肪酸:碳链含8~12个碳;③短链脂肪酸:碳链含2~6个碳。

(2) 按脂肪酸饱和程度分类。可分为:①饱和脂肪酸(saturated fatty acids,SFA):碳链中不含双键;②单不饱和脂肪酸(monounsaturated fatty acids,MUFA):碳链中只含一个不饱和双键;③多不饱和脂肪酸(polyunsaturated fatty acid,PUFA):碳链中含两个或两个以上双键。

(3) 按脂肪酸空间结构分类。可分为:①顺式脂肪酸(cis-fatty acid):连结在碳链双键两端碳原子上的两个氢原子都在链的同侧;②反式脂肪酸(trans-fatty acid):连结在碳链双键两

端碳原子上的两个氢原子在链的不同侧。

天然食品中的油脂其脂肪酸结构大多为顺式脂肪酸。人造黄油(margarine)是植物油经氢化处理后而制成的,在此过程中,植物油的双键与氢结合变成饱和键,并使其形态由液态变为固态,同时其结构也由顺式变为反式。研究表明,反式脂肪酸可以使血清 LDL 升高,而使 HDL 降低,因此有增加心血管疾病的危险性,所以目前不主张多食用人造黄油。

(4) 按不饱和脂肪酸第一个双键的位置分类。目前国际上习惯从碳链的甲基端的碳原子数起,这个碳称为 ω 碳(或 n 碳),根据第一个不饱和键在 n 碳原子的序号可命名 n-3(ω-3)系、n-6(ω-6)系、n-9(ω-9)系不饱和脂肪酸。

各种脂肪酸的结构不同,功能也不一样,对它们的一些特殊功能的研究,也是营养学上的重要研究与开发的领域。

三、脂类的生理功能

(一) 脂肪的主要作用

1. 供给能量 每 1 g 脂肪可产生热量约为 37.6 kJ(9 kcal)。脂肪是能量密度最大的营养素。

2. 储存能量 当机体摄入过多的能量时,不论来自哪种产能营养素,都可以脂肪的形式储存起来,如皮下脂肪等。这类脂肪因受营养状况和机体活动的影响而增减,当机体需要时,脂肪细胞中的酯酶立即分解三酰甘油释放出甘油和脂肪酸进入血液循环,和食物中被吸收的脂肪一道,被分解释放出能量以满足机体的需要。人体在休息状态下,60%的能量来源于体内脂肪,而在运动或长时间饥饿时,体脂提供的能量更多。体内脂肪细胞的储存特点是脂肪细胞可以储存脂肪,至今还未发现其吸收脂肪的上限,所以人体可因摄入过多的热能而不断地积累脂肪,过多脂肪组织堆积在体内形成肥胖症。而在脂肪提供机体能量方面,机体不能利用脂肪酸分解的含 2 个碳(2 个 C)的化合物合成葡萄糖,所以脂肪不能给脑和神经细胞以及血细胞提供能量。人在饥饿时,就必须消耗肌肉组织的蛋白质和糖原来满足机体的能量需要。

3. 维持正常体温 脂肪不仅可直接提供能量,皮下脂肪组织还可起到隔热保温的作用,使体温能达到正常和恒定。

4. 保护作用 脂肪组织在体内对器官有支撑和衬垫作用,可保护内部器官免受外力伤害。

5. 机体重要的构成成分 如细胞膜中含有大量脂类,特别是磷脂和胆固醇,是细胞维持正常的结构和功能所必不可少的重要成分。

6. 特殊的作用 包括:①增加饱腹感:食物脂肪由胃进入十二指肠时,可刺激产生肠抑胃素(enterogastrone),使肠蠕动受到抑制,造成食物由胃进入十二指肠的速度相对缓慢。食物中脂肪含量越多,胃排空的时间越长。②改善食物的感官性状:达到美食和促进食欲的良好作用。③促进脂溶性维生素吸收。

(二) 必需脂肪酸的主要作用

1. 必需脂肪酸的定义和种类 必需脂肪酸(essential fatty acid, EFA)是指不能在人体合成必须通过食物供给的脂肪酸。目前认为,n-3 系列中的 α-亚麻酸和 n-6 系列中的亚油酸是人体必需的两种脂肪酸。

2. 必需脂肪酸在体内的代谢转化 亚油酸作为其他 n-6 系脂肪酸的前体可在体内转变生成花生四烯酸等 n-6 系的长链多不饱和脂肪酸。α-亚麻酸则作为 n-3 系脂肪酸的前体,可转变生成二十碳五烯酸(eicosapentaenoic acid, EPA)、二十二碳六烯酸(docosahexaenoic acid, DHA)等 n-3 系脂肪酸。

3. 必需脂肪酸的主要作用

(1) 为合成前列腺素(PG)、血栓噁烷(TXA)、白三烯(LT)等体内活性物质的原料。这些活性物质参与炎症发生、平滑肌收缩、血小板凝聚、免疫反应等多种过程。

(2) 为合成磷脂的重要组成成分。磷脂是细胞膜的主要结构成分,所以必需脂肪酸与细胞膜的结构和功能直接相关。必需脂肪酸缺乏可以导致线粒体肿胀、细胞膜结构和功能改变以及膜通透性和脆性增加。

(3) 调节血脂。必需脂肪酸具有降低血清总胆固醇和三酰甘油,升高 HDL-C 水平的作用。

(4) 与动物精子形成有关。饲料中如果长期缺乏必需脂肪酸,动物可出现不孕症,授乳过程也发生障碍。

(5) 对 X 线引起的皮肤损害有保护作用。

(6) 促进生长发育,维持皮肤健康。必需脂肪酸缺乏,可引起生长迟缓,皮肤损伤(出现皮疹等)以及肾脏、肝脏、神经和视觉方面的多种疾病。尤其是婴儿对必需脂肪酸缺乏较敏感,应注意补充。

(三) 磷脂的功能

1. 生物膜的重要构成成分　磷脂是所有生物膜的重要构成成分。由于功能不同,各种膜的脂类含量也有差别。磷脂中的不饱和脂肪酸有利于膜的流动性,饱和脂肪酸和胆固醇则有利于膜的坚固性。磷脂具有极性和非极性双重特性,可以帮助脂类或脂溶性物质如脂溶性维生素、激素等顺利通过细胞膜,促进细胞内外的物质交流。

2. 有利于脂肪的吸收与转运　磷脂作为乳化剂,可以使体液中的脂肪悬浮在体液中,有利于其吸收、转运和代谢。

3. 提供机体能量　和脂肪酸一样,其所含的脂肪酸在体内氧化分解,提供机体能量。

4. 其他　磷脂有抑制三酰甘油合成和肝细胞的脂肪浸润,因而能防止脂肪肝的形成。此外,还有利于胆固醇的溶解和排泄,有降低血脂,防止动脉粥样硬化的作用。

(四) 固醇的功能

最重要的固醇是胆固醇。

1. 细胞膜和细胞器膜的重要结构成分　胆固醇作为细胞膜和细胞器膜的重要结构成分,对维持生物膜的结构和功能起重要作用。

2. 体内许多重要的活性物质的合成材料　胆固醇是胆汁酸、性激素(如睾酮、雌二醇)、肾上腺皮质激素(如皮质醇、醛固酮)和维生素 D_3 等的前体物质。

人体胆固醇的来源有内源性和外源性两个途径。胆固醇虽具有重要的生理功能,但因其广泛存在于动物性食品中,人体自身也可以利用内源性胆固醇,故一般不存在胆固醇缺乏。相反由于它与高脂血症、动脉粥样硬化、冠心病等相关,人们往往关注体内过多胆固醇的危害性。研究表明,人体内胆固醇水平的升高主要原因是内源性的,所以注意热能摄入的平衡可能比注意胆固醇摄入量更为重要。

四、脂类的消化、吸收及转运

膳食脂肪的消化主要在小肠中进行。脂肪在小肠中由于肠的蠕动和胆盐微团的作用将脂肪乳化,胰腺和小肠内分泌的脂肪酶将三酰甘油中的脂肪酸水解。胰腺分泌入十二指肠的消化酶有胰脂酶、辅脂酶、磷脂酶 A_2、胆固醇酯酶等。

胰脂酶能吸附在乳化脂肪微团的水油界面上,特异催化三酰甘油,生成2-一酰甘油和2分子脂肪酸。胰脂酶 A_2 促进磷脂水解,生成溶血磷脂和脂肪酸。辅脂酶是胰脂酶对脂肪消化的蛋白质辅因子,进入肠腔后,被胰蛋白酶激活,通过疏水键与脂肪结合,并能增加胰脂酶活性,防止胰脂酶在水油界面的变性,促进脂肪的水解。胆固醇酯酶能促进胆固醇水解产生胆固醇和脂肪酸。

脂肪的消化产物一酰甘油、脂肪酸、胆固醇及溶血磷脂等乳化成更小的极性更大的混合微粒,易于被肠黏膜细胞吸收。脂肪的吸收主要是在十二指肠及空肠上段。

短链脂肪酸(2~4个C)和中链脂肪酸(6~12个C)构成的三酰甘油经胆盐乳化后可直接被吸收,在肠黏膜脂肪酶作用下,水解为甘油和脂肪酸,经门静脉进入血液循环。长链脂肪酸(14~26个C)及2-一酰甘油经肠道吸收后,在光面内质网脂酰 CoA 转移酶的催化下,重新合成三酰甘油,再与磷脂、胆固醇、载脂蛋白等在粗面内质网合成乳糜微粒,经淋巴进入血液循环。乳糜微粒是食物脂肪的主要运输形式。

吸收后的脂肪经门静脉和淋巴管进入肝脏和其他组织细胞,以以下几种方式被机体利用:氧化供能并产生二氧化碳和水;合成脂肪酸储存于脂肪细胞;转化为机体必需的其他成分;整合到含脂质结构组织中。

五、脂类的膳食参考摄入量及食物来源

(一)膳食参考摄入量

各国在制订脂肪参考摄入量(DRI)时主要按脂肪供能所占总能量比例计算。由于各种脂肪酸结构的不同,对疾病的影响也有很大不同,故对饱和脂肪酸、单不饱和脂肪酸和多不饱和脂肪酸的摄入量,以及n-6多不饱和脂肪酸与n-3多不饱和脂肪酸的比值也有一定的规定。中国营养学会2000年结合我国膳食结构的实际并参考各国不同人群脂肪 DRI,提出中国居民每日膳食脂肪适宜摄入量(AI)如表1-9所示。

表1-9 中国居民膳食脂肪适宜摄入量(AI)[脂肪能量占总能量的百分比(%)]

年龄(岁)	脂肪	SFA	MUFA	PUFA	(n-6):(n-3)	胆固醇(mg)
0~	45~50				4:1	
0.5~	35~40				4:1	
2~	30~35				(4~6):1	
7~	25~30				(4~6):1	
14~	25~30	<10	8	10	(4~6):1	
18~	20~30	<10	10	10	(4~6):1	<300
60~	20~30	6~8	10	8~10	4:1	<300

(二)脂类的食物来源

人类膳食脂肪主要来源于动物的脂肪组织和肌肉类以及植物的种子。供给人体脂肪的动物性食品主要有猪油、牛脂、羊脂、奶脂、蛋类及其制品;植物性食物主要有菜油、大豆油、麻油、花生油等植物油及坚果类食品。畜肉脂肪相对含饱和脂肪酸和单不饱和脂肪酸多,而多不饱和脂肪酸含量较少。植物油主要含不饱和脂肪酸,但椰子油主要由含12个C和14个C的饱

和脂肪酸,仅含5%~8%的单不饱和脂肪酸和0%~2%的多不饱和脂肪酸。亚油酸普遍存在于植物油中,亚麻酸在豆油和紫苏油中较多,海鱼、贝类食品含二十碳五烯酸(EPA)和二十二碳六烯酸(DHA)较多。磷脂含量较高的食物为蛋黄、肝脏、大豆、麦胚和花生等。胆固醇只存在于动物性食物中,以动物内脏,尤其脑中含量最为丰富,蛋类和鱼子、蟹子含量也高,其次为蛤贝类。

常用食用油脂中主要脂肪酸的组成如表1-10所示。

表1-10 常用食用油脂中主要脂肪酸的组成[食物中脂肪总量的百分数(%)]

食用油脂	饱和脂肪酸	不饱和脂肪酸			其他脂肪酸
		单不饱和	亚油酸	亚麻酸	
橄榄油	10	83	7		
菜籽油	13.2	24.2	16.3	8.4	37.4*
花生油	18.5	40.5	37.9	0.4	1
茶油	10.6	79.3	10	1.1	
葵花籽油	14	19.3	63.2	4.5	0.4
豆油	15.9	24.7	51.7	6.7	0.8
棉籽油	24.3	27	44.3	0.4	0.7
芝麻油	15.3	38.3	4.6	0.3	0.2
玉米油	14.5	27.7	56.4	0.6	1.1
棕榈油	43.4	44.1	12.1		
米糠油	20.2	43.6	33.2	3.1	0.3
猪油	43.2	47.9	8.9		
牛油	55.4	36.1	2.9	2.4	
羊油	57.3	36.1	2.9	2.4	

*:主要是芥酸。

六、食物脂类的营养价值评价

食物脂肪的营养价值主要从4方面进行评价:①必需脂肪酸含量;②脂溶性维生素A、维生素D、维生素E含量;③提供的各种脂肪酸的比例;④脂肪的消化率。

1. 必需脂肪酸含量 植物油中亚油酸和α-亚麻酸含量一般高于动物性脂肪,其营养价值优于动物脂肪。但是椰子油中饱和脂肪酸含量高,亚油酸含量很低。

2. 脂溶性维生素A、维生素D、维生素E含量 植物性油脂中含有较丰富的维生素E,特别是谷类种子的胚芽油(如麦胚芽油、玉米胚芽油)维生素E含量更加高。而在动物内脏脂肪中含有较多的维生素A和维生素D,尤其是某些海产品肝脏脂肪中含量更高。奶和蛋类中维生素A和维生素D比较丰富。

3. 提供的各种脂肪酸的比例 机体对多不饱和脂肪酸、单不饱和脂肪酸和饱和脂肪酸,以及n-6和n-3多不饱和脂肪酸的需要不仅要有一定数量,而且各种脂肪酸之间还要有适当的比例。

4. 脂肪的消化率 食物脂肪的消化率与其熔点密切相关,熔点低于体温的脂肪消化率可高达97%~98%,高于体温的脂肪的消化率约为90%,高于50℃的脂肪则难以消化。含不饱和脂肪酸和短链脂肪酸越多的脂肪,熔点越低,越容易消化。一般植物脂肪的消化率要高于动物脂肪。

七、评价人体脂类营养水平的方法

(一) 膳食摄入量

从以下几方面进行判断:脂肪供能摄入量占总能量的比例;不同脂肪酸之间的构成比例;胆固醇的摄入量等是否在推荐的范围。

(二) 实验室检测

必需脂肪酸的营养水平鉴定:通过测定血中二十碳三烯酸和花生四烯酸,以两者比例来判断必需脂肪酸是否缺乏。当 $C_{20:3}/C_{20:4}$ 比值大于 0.4 时则认为必需脂肪酸缺乏。

(郭红卫)

第三节 碳水化合物

碳水化合物(carbohydrate)也称糖类,是由碳、氢、氧三种元素组成的一类有机化合物,其化学本质为多羟醛或多羟酮类及其衍生物或多聚物。糖类广泛存在于食物中,对人体有着多种重要的生理功能。

一、碳水化合物的分类与食物来源

根据碳水化合物的结构,以往一直将其分为单糖、双糖、寡糖和多糖。近年,根据 FAO/WHO 的报告,综合化学、生理和营养学的考虑,依其聚合度(degree of polymerization, DP)分为糖、低聚糖和多糖三类。

(一) 糖

包括单糖、双糖和糖醇。

1. **单糖** 单糖结构上由 3~7 个碳原子构成,一般单糖有甜味,可溶于水,能被人体直接吸收。常见的单糖有葡萄糖、果糖和半乳糖,它们都是 6 碳糖。

(1) 葡萄糖:葡萄糖(glucose)是构成各种碳水化合物的基本单位,有些碳水化合物完全由葡萄糖构成,如淀粉;有些碳水化合物是由葡萄糖与其他糖构成,如蔗糖。葡萄糖很少以单糖形式存在于天然食物中。其构型分 *D* 型和 *L* 型,人体只能代谢 *D* 型葡萄糖而不能利用 *L* 型。所以有人用 *L* 型葡萄糖作为甜味剂,可达到增加食品的甜味而又不增加能量摄入的双重目的。

(2) 果糖:果糖(fructose)是葡萄糖的同分异构体,经肠道吸收后,在肝脏转化成葡萄糖被人体利用,也有一部分转变为糖原、乳酸和脂肪。在肠道,果糖的吸收比葡萄糖缓慢。在糖类中果糖最甜,其甜度为蔗糖的 1.6 倍。天然果糖存在于蜂蜜和水果中。

(3) 半乳糖:半乳糖(galactose)是乳糖的重要组成成分,很少以单糖形式存在于食品中。在肠道,半乳糖吸收速度最快,在人体内先转化为葡萄糖后被利用。母乳中的半乳糖是在体内合成的,而不是从食物中直接摄取的。半乳糖还以 *D*-半乳糖苷的形式存在于大脑和神经组织中,能促进脑苷脂类和多糖类的合成,是婴幼儿脑发育的重要物质基础。

2. **双糖** 双糖(disaccharide)是由两分子单糖缩合而成,有甜味,可溶于水,能被人体直接吸收。天然存在于食品中的双糖,常见的有蔗糖、乳糖、麦芽糖及海藻糖等。

(1) 蔗糖:蔗糖(sucrose)是由 1 分子葡萄糖和 1 分子果糖构成。在甘蔗、甜菜和蜂蜜中含量较多。日常食用的白糖通常是蔗糖,由甘蔗或甜菜中提取,为人类食用最久的甜味剂。蔗糖

（2）乳糖：乳糖（lactose）由 1 分子葡萄糖和 1 分子半乳糖构成，是乳中主要的碳水化合物。人体消化液中的乳糖酶可将乳糖水解为相应的单糖。乳糖主要存在于奶及奶制品中，约占鲜奶的 5%，占奶类提供总能量的 30%～50%。

（3）麦芽糖：麦芽糖（maltose）俗称饴糖、麦芽糖饴，由两分子葡萄糖以 α-1,4-糖苷键连接而成，是淀粉的水解产物。其甜度为蔗糖的 30%，甜味温和。有还原性，其防止维生素 C 氧化能力比其他糖类强，且不易褐变，常用于食品加工。

（4）海藻糖：海藻糖（trehalose）由两分子葡萄糖缩合而成，存在于某些真菌中，在食用蘑菇中含量较多。

3. 糖醇　糖醇（alditol）为单糖还原后的产物，常见的糖醇为山梨醇、甘露醇、麦芽糖醇及木糖醇等。其共同特点是在肠道吸收过程缓慢，对血糖影响小，且由于其代谢不需要胰岛素，因此可用于糖尿病病人食品的甜味剂。大量摄入因其吸收慢而增加肠道渗透压能引起腹泻。目前，糖醇多用于食品工业。

（二）低聚糖

低聚糖（oligosaccharide）又称为寡糖，由 3～9 个单糖分子通过糖苷键连接而成的小分子多糖。寡糖的甜度通常只有蔗糖的 30%～60%，多数具有良好的溶解性、热稳定性和耐酸性。寡糖中的化学键不能被人体消化酶水解而消化吸收，但可在结肠中被细菌分解产气，造成胀气。

目前已知比较重要的低聚糖有异麦芽低聚寡糖，如麦芽糊精、低聚果糖，大豆低聚糖，如棉子糖、水苏糖等。

1. 异麦芽低聚糖　异麦芽低聚糖是由葡萄糖经糖苷键连接而成的单糖数不等的一类低聚糖，在自然界中极少以游离状态存在，在某些发酵食品如酱油、酒中有少量存在。异麦芽低聚糖有甜味，异麦芽三糖、异麦芽四糖、异麦芽五糖等随聚合度的增加，其甜味降低甚至消失。

2. 大豆低聚糖

（1）棉子糖（蜜三糖）：棉子糖（raffinose）由葡萄糖、果糖与半乳糖构成的三糖，是一种丙糖，主要存在于豆类食品中，也常见于棉籽和甜菜中。棉子糖不能被肠道中的消化酶分解，故不能被人体消化吸收，但能在结肠中被肠道细菌代谢、发酵，产生气体和其他代谢产物，大量摄入能引起肠道胀气，可被肠道有益的细菌如双歧杆菌所利用，以促进这类菌群的增加而达到保健的目的。豆类中不能被人体吸收利用的碳水化合物占其总量的 50%。

（2）水苏糖：水苏糖是由葡萄糖、果糖与 2 个半乳糖构成的四糖，是存在于豆类食物中的四糖。与棉子糖一样，水苏糖也不能被人体肠道消化酶消化吸收。能在结肠中被肠道细菌代谢、发酵，产生气体和其他代谢产物，大量摄入也能引起肠道胀气。

3. 低聚果糖　是蔗糖分子的果糖残基以 β-键结合的 1～3 果糖的低聚糖，存在与蔬菜和水果中，尤其是洋葱、芦笋、牛蒡中含量较高。

（三）多糖

多糖是由 10 个或 10 个以上单糖组成的大分子糖。营养学上比较重要的多糖为淀粉与非淀粉多糖（纤维素、半纤维素等，属于膳食纤维）。

淀粉是由多个葡萄糖构成的、能被人体消化吸收的植物多糖。淀粉主要储存在植物细胞，尤其是根、茎和种子类食物，薯类、豆类和谷类含有丰富的淀粉。淀粉是人类碳水化合物的主要来源，也是最丰富、最廉价的能量营养素。根据其结构可分为直链淀粉和支链淀粉。

1. 直链淀粉(amylose) 是由几百个 α-葡萄糖分子残基通过 α-1,4-糖苷键相连,卷曲成螺旋状的大分子;分子量较小;在碘试剂作用下呈蓝色反应;在冷水中不易溶解;含直链淀粉的食物容易"老化",生成难消化的抗性淀粉。

2. 支链淀粉(amylopectin) 是由上千个 α-葡萄糖分子残基经 α-1,4-糖苷键连接直链部分,经 α-1,6-糖苷键连接支链部分;分子量较大;在碘试剂作用下呈棕色反应;易吸收水分,吸水后膨胀呈糊状,使食物糊化,提高消化率。

在一般的小麦、玉米中含有 20%~25% 的直链淀粉,75%~80% 的支链淀粉。

3. 糊精 是淀粉的次级水解产物。

二、碳水化合物的消化与吸收

(一) 消化

淀粉的消化从口腔开始。唾液中含有 α-淀粉酶能催化淀粉水解为短链多糖和麦芽糖。但因食物在口腔停留时间短暂,淀粉水解程度不大。

食物进入胃以后,唾液淀粉酶受到胃酸的作用,失去活性,且胃液中不含能水解淀粉的酶,故淀粉的消化主要在小肠腔和小肠黏膜上皮细胞表面进行。

小肠是消化淀粉最重要的器官,肠腔中含有来自胰腺的 α-淀粉酶,也称胰淀粉酶,能催化淀粉分子内部的 α-1,4-糖苷键水解,形成带 1,6-糖苷键支链的寡糖——α-糊精,以及含 2~9 个葡萄糖的麦芽低聚糖和麦芽糖。麦芽糖酶、蔗糖酶、乳糖酶等再将双糖分解为单糖后吸收入血。

小肠内不被消化的碳水化合物到达结肠后,被结肠菌群分解,产生氢气、甲烷气、二氧化碳和短链脂肪酸等,这一系列过程称为发酵。发酵也是消化的一种方式。所产生的气体经体循环转运,经呼气和直肠排出体外,其他产物如短链脂肪酸被肠壁吸收并被机体代谢。

(二) 吸收

糖类吸收的主要部位在空肠。吸收形式为单糖,吸收速率己糖快于戊糖,己糖中的半乳糖和葡萄糖吸收最快,果糖次之,甘露糖最慢。单糖的吸收过程不单是被动扩散吸收,而是一种耗能的主动吸收。目前普遍认为,在肠黏膜上皮细胞刷状缘上有一特异的运糖载体蛋白,不同的载体蛋白对各种单糖的结合能力不同,有的单糖甚至完全不能与之结合,故各种单糖的相对吸收速率也就各异。

单糖首先进入肠黏膜上皮细胞,再进入小肠壁的毛细血管,并汇合于门静脉而进入肝脏,最后进入体循环,运送到全身各个器官。在吸收过程中也可能有少量单糖经淋巴系统而进入体循环。

(三) 乳糖不耐受

世界各地都有一部分人有不同程度的乳糖不耐受,他们不能或仅能少量消化、吸收乳糖,因此大量的乳糖进入结肠,在肠道细菌的作用下产酸、产气,引起胃肠不适、胀气、痉挛和腹泻等临床症状。造成乳糖不耐受的原因有:①先天性缺少或不能分泌乳糖酶;②药物或感染使乳糖酶分解减少;③随年龄的增加,乳糖酶水平不断降低。一般自 2 岁以后到青年时期,乳糖酶水平可降低到出生时的 5%~10%。为了克服这种乳糖不耐受,可选食经发酵的乳制品及酸奶。

三、碳水化合物的生理功能

(1) 储存能量与提供能量:碳水化合物是人体内最主要的能量来源。每克葡萄糖在体内氧化可以产生 16.7 kJ(4 kcal)的能量。维持人体健康所需要的能量中,55%~65% 由碳水化合物提供。肝糖原和肌糖原是体内碳水化合物的储存形式。肝脏约储存机体内 1/3 的糖原,一旦机体需要,肝糖原即分解为葡萄糖以提供能量。葡萄糖在体内释放能量较快,供能也快,是神经系统和心肌的主要能源,也是肌肉活动时的主要燃料,对维持神经系统和心脏的正常供能,增强耐力,提高工作效率都有重要意义。

(2) 构成机体组织与重要生命物质:碳水化合物是构成机体组织的重要物质,参与细胞的组成和多种活动。碳水化合物以糖脂、糖蛋白和蛋白多糖的形式,分布于细胞膜、细胞器膜、胞质以及细胞间基质中。同时,糖和脂形成的糖脂是细胞与神经组织的结构成分之一;糖蛋白参与抗体、某些酶、激素等的构成;核糖及脱氧核糖参与核酸 DNA、RNA 的构成。

(3) 节约蛋白质作用:当膳食中碳水化合物供应不足时,机体为了满足自身对葡萄糖的需要,则通过糖异生作用将蛋白质转化为葡萄糖供给能量;而当摄入足够量的碳水化合物时则能预防体内或膳食蛋白质消耗,不需要动用蛋白质来供能,即碳水化合物具有节约蛋白质作用(sparing protein action)。碳水化合物供应充足,体内有足够的 ATP 产生,也有利于氨基酸的主动转运。

(4) 抗生酮作用:脂肪在体内分解代谢,需要葡萄糖的协同作用。当膳食中碳水化合物供应不足时,体内脂肪被动员并加速分解为脂肪酸来供应能量。当大量脂肪被动员,脂肪酸在肝脏代谢过程中不能彻底氧化而产生过多的酮体,酮体在体内蓄积,以致产生酮血症和酮尿症。膳食中充足的碳水化合物可以防止上述现象的发生,因此称为碳水化合物的抗生酮作用(antiketogenesis)。

(5) 解毒作用:碳水化合物经糖醛酸途径代谢生成的葡萄糖醛酸,是体内一种重要的结合解毒剂,在肝脏中能与许多有害物质如细菌毒素、乙醇、砷等结合,以消除或减轻这些物质的毒性或生物活性,从而起到解毒作用。

四、血糖生成指数

1. 血糖 血糖(blood glucose)指血中的葡萄糖。一般正常人血糖水平相当恒定,维持在 3.89~6.11 mmol/L。血糖的来源包括肠道吸收、肝糖原分解、肝内糖异生的葡萄糖。血糖的去路则为周围组织以及肝脏的摄取利用。

2. 血糖水平的调节

(1) 胰岛素:胰岛素(insulin)是体内唯一降低血糖的激素,也是唯一同时促进糖原、脂肪、蛋白质合成的激素。胰岛素的分泌受血糖控制,血糖升高立即引起胰岛素分泌;血糖下降,分泌即减少。它能促进糖有氧氧化,也能促进糖原合成,抑制糖原分解和糖异生,使血糖水平下降。

(2) 胰高血糖素:胰高血糖素(glucagon)是体内主要升高血糖的激素。血糖降低或血内氨基酸升高刺激胰高血糖素的分泌。胰高血糖素可抑制糖原合酶和激活磷酸化酶,使肝糖原分解加强,还抑制糖酵解,促进糖异生,从而升高血糖。

(3) 糖皮质激素:糖皮质激素(glucocorticoid)可以促进蛋白质分解,分解产生的氨基酸转移到肝进行糖异生,还抑制肝外组织摄取和利用葡萄糖,因此可引起血糖升高。糖皮质激素本身并不促进脂肪分解和脂肪动员,但它存在时,其他促进脂肪动员的激素才能发挥最大的效果。

(4) 肾上腺素:肾上腺素(adrenaline)是强有力的升高血糖的激素。通过肝和肌肉的细胞膜受体、cAMP、蛋白激酶激活磷酸化酶,加速糖原分解。主要在应急状态下发挥调节作用。

3. 血糖生成指数与血糖的关系 食物血糖生成指数(glycemic index,GI)简称血糖指数,指分别摄入某种食物与等量葡萄糖 2 h 后血浆葡萄糖曲线下面积比,以百分比表示。

$$GI = \frac{某食物在食后 2h 血糖曲线下面积}{相当含量葡萄糖在食后 2h 血糖曲线下面积} \times 100\%$$

GI 是衡量某种食物或某种膳食组成对血糖浓度影响的一个指标。GI 高的食物或膳食,表示进入胃肠后消化快、吸收完全,葡萄糖迅速进入血液,血糖浓度波动大;反之则表示在胃肠内停留时间长,释放缓慢,葡萄糖进入血液后峰值低,下降速度慢,血糖浓度波动小。

无论对健康人还是糖尿病病人来说,保持一个稳定的血糖浓度、没有大的波动才是理想状态,而达到这个状态就是合理的利用低 GI 食物。而高 GI 食物,进入胃肠后消化快、吸收率高,葡萄糖进入血液后峰值高、释放快。面食的血糖指数和吸收率比米饭低,粗粮和豆类低于米面等,如莜麦面、玉米面 + 黄豆粉(2∶3)的血糖指数均低于 80%。

血糖指数的大小与诸多因素有关,如:淀粉的结构、颗粒大小及包裹淀粉的纤维状态;食物内除淀粉外,膳食纤维的种类与含量;以及食物中的蛋白质种类与含量等。人体的个体差异也是不可忽视的。

食物 GI 可作为糖尿病病人选择多糖类食物的参考依据(表 1-11、1-12),也可广泛用于高血压病人和肥胖者的膳食管理、居民营养教育等。

表 1-11 常见糖类的 GI(%)

食物	GI	食物	GI
葡萄糖	100	麦芽糖	105.0 ± 5.7
蔗糖	65.0 ± 6.3	绵白糖	83.8 ± 12.1
果糖	23.0 ± 4.6	蜂蜜	73.5 ± 13.3
乳糖	46.0 ± 3.2	巧克力	49.0 ± 8.0

表 1-12 常见食物的 GI(%)

食物名称	GI	食物名称	GI	食物名称	GI
馒头	88.1	玉米粉	68.0	葡萄	43.0
熟甘薯	76.7	玉米片	78.5	柚子	25.0
熟土豆	66.4	大麦粉	66.0	梨	36.0
面条	81.6	菠萝	66.0	苹果	36.0
大米饭	83.2	闲趣饼干	47.1	藕粉	32.6
烙饼	79.6	荞麦	54.0	鲜桃	28.0
苕粉	34.5	甘薯(生)	54.0	扁豆	38.0
南瓜	75.0	香蕉	52.0	绿豆	27.2
油条	74.9	猕猴桃	52.0	四季豆	27.0
荞麦面条	59.3	山药	51.0	面包	87.9
西瓜	72.0	酸奶	48.0	可乐	40.3
小米	71.0	牛奶	27.6	大豆	18.0
胡萝卜	71.0	柑	43.0	花生	14.0

五、摄入量与食物来源

1. 摄入量 中国营养学会根据目前我国膳食碳水化合物的实际摄入量和 FAO/WHO 的

建议,提出膳食碳水化合物的推荐摄入量为占总能量摄入量的55%~65%(AI)。对碳水化合物的来源也作出要求,即应包括复合糖类淀粉、不消化的抗性淀粉、非淀粉多糖和低聚糖等碳水化合物;限制纯能量食物如糖的摄入量,以保障人体能量和营养素的需要及改善胃肠道环境和预防龋齿的需要。

2. 食物来源　膳食中淀粉的主要来源为粮谷类和薯类食物。粮谷类一般含碳水化合物60%~80%,薯类含量为15%~29%,豆类为40%~60%。

单糖和双糖的来源主要是蔗糖、糖果、甜食、糕点、甜味水果、含糖饮料和蜂蜜等。

六、膳食纤维

1. 膳食纤维的分类　膳食纤维(dietary fiber,DF)的定义有两种:一是从生理学角度将膳食纤维定义为不能被人体消化吸收的植物性食物成分,包括纤维素、半纤维素、果胶、树胶、抗性淀粉和木质素等;另一种是从化学角度将膳食纤维定义为植物的非淀粉多糖与木质素。

膳食纤维可分为可溶性膳食纤维与不溶性膳食纤维。前者包括部分半纤维素(hemicellulose)、果胶(pectin)和树胶(gum)等,后者包括纤维素(cellulose)、木质素(lignin)和部分半纤维素。

(1) 纤维素(fiber):纤维素化学结构与直链淀粉相似,但它是以β1→4糖苷键连接的无支链的葡萄糖多聚体,由数千个葡萄糖所组成。人体内的淀粉酶只能水解α1→4糖苷键而不能水解β1→4糖苷键。因此,纤维素不能被人体胃肠道的酶所消化。纤维素具有亲水性,在肠道内能吸水膨胀。

(2) 半纤维素(hemicellulose):半纤维素是由多种糖基组成的一类多糖,其主链上由木聚糖、半乳聚糖或甘露聚糖组成;在其支链上带有阿拉伯糖或半乳糖。在人的大肠内半纤维素比纤维素易于被细菌分解。它有结合离子的作用。半纤维素中有些成分是可溶的,在谷类中可溶的半纤维素被称之为戊聚糖,另外还有(1→3)和(1→4)β-D葡聚糖,它们可形成黏稠的水溶液并具有降低血清胆固醇的作用。半纤维素大部分为不可溶性,它也起到一定的生理作用。

(3) 果胶(pectin):果胶主链上的糖基是半乳醛酸,侧链上是半乳糖和阿拉伯糖。它是一种无定形的物质,存在于水果和蔬菜的软组织中,可在热溶液中溶解,在酸性溶液中遇热形成胶态。果胶也具有与离子结合的能力。

(4) 树胶(gum):树胶的化学结构因来源不同而有差别。主要的组成成分是葡萄糖醛酸、半乳糖、阿拉伯糖及甘露糖所组成的多糖。它可分散于水中,具有黏稠性,可起到增稠剂的作用。

(5) 木质素(lignin):木质素不是多糖物质,而是苯基类丙烷的聚合物,具有复杂的三维结构。因为木质素存在于细胞壁中难以与纤维素分离,故在膳食纤维的组分中包括了木质素。人和动物均不能消化木质素。

(6) 抗性淀粉(resistant starch,RS):从生理上说,RS类似于膳食纤维那样不被人体小肠酶所降解,能被大肠微生物利用,然而其性质上与DF不同的是,RS不像DF那样较易保持高水分,常用于食品加工中。

2. 膳食纤维的理化特性

(1) 黏滞作用:一些膳食纤维具有强的黏滞性,能形成黏液性溶液,包括果胶、树胶、海藻多糖等。黏度大小与它们的结构有关,如分子量降低,果胶的甲基酯或β-葡聚糖的β1→3糖苷键减少,均会使黏度降低。膳食纤维增加食糜的黏度,使胃排空速度降低,使消化酶与食糜的接触减少,影响肠道内营养物质的消化和吸收。

(2) 吸水作用:膳食纤维有很强的吸水能力,与其溶解度有关,如果胶、树胶、β-葡聚糖和一些半纤维素有较强的吸水性。此作用可使肠道中粪便的体积增大,加快其转运速度,减少其中有害物质接触肠壁的时间。不溶性的纤维素和木质素的水结合力较低,此外,高结晶态的纤维素水的结合力也小。改变纤维素为羧甲基纤维素,其水的结合力增加10倍。

(3) 胆汁酸结合力:麦麸、树胶、聚甘露糖、壳多糖和木质素在体内和体外均有与胆汁酸结合的作用,促进胆汁酸从粪中的排泄。因此,膳食纤维有增加胆汁酸更新而降低血浆胆固醇水平的作用。

(4) 阳离子交换作用:其作用与糖醛酸的羧基有关,膳食纤维可在胃肠内结合无机盐,如 K^+、Na^+、Fe^{3+} 等阳离子形成膳食纤维复合物,影响其吸收。

(5) 微生物降解和短链脂肪酸的生成:膳食纤维在肠道易被细菌酵解,其中可溶性膳食纤维可完全被细菌所酵解,而不溶性膳食纤维则不易被酵解。酵解后产生的短链脂肪酸如乙酯酸、丙酯酸和丁酯酸均可作为肠道细胞和细菌的能量来源。

3. 膳食纤维的生理功能

(1) 维持正常肠道功能:膳食纤维能增加食物在口腔咀嚼的时间,促进肠蠕动,缩短肠内容物通过肠道的时间,稀释大肠内容物,增加粪便体积。膳食纤维有缓泻作用,防止习惯性便秘、痔疮等作用。

(2) 降低血清胆固醇,预防冠心病及胆石形成:膳食纤维可结合胆酸,故有降胆固醇作用。膳食纤维能阻碍消化道内脂肪微粒体的形成及胆固醇肠肝循环,也与肝内胆固醇合成受阻有关。

大部分胆石是由于胆汁内胆固醇过度饱和所致,当胆汁酸与胆固醇失去平衡时,就会析出小的胆固醇结晶而形成胆石。膳食纤维可降低胆汁和胆固醇的浓度,使胆固醇饱和度降低,而减少胆石症的发生。

此作用以可溶性纤维如果胶、树胶、豆胶的降脂作用较明显,而非水溶性纤维无此种作用。

(3) 维持血糖正常平衡,防治糖尿病:可溶性膳食纤维可降低餐后血糖升高的幅度,降低血胰岛素水平或提高机体胰岛素的敏感性。对糖尿病病人特别是非胰岛素依赖者,抗性淀粉最主要的作用是对饭后血糖的影响。

(4) 防止能量过剩和肥胖:膳食纤维有很强的吸水能力或结合水的能力,可增加胃内容物容积而增加饱腹感,从而减少摄入的食物和能量,有利于控制体重,防止肥胖。

(5) 促进结肠功能,预防结肠癌:膳食纤维可通过及时稀释潜在的致癌有毒物而抑制结肠癌等的发生。另外,肠道厌氧菌大量繁殖会使中性或酸性粪固醇,特别是胆酸、胆固醇及其代谢物降解,产生的代谢产物可能是致癌物。膳食纤维可抑制厌氧菌,促使嗜氧菌的生长,使具有致癌性的代谢物减少;同时膳食纤维还可借其吸水性,扩大粪便体积,缩短粪便在肠道的时间,防止致癌物质与易感的黏膜之间的长时间接触,从而减少产生癌变的可能性。

4. 摄入量与食物来源　中国营养学会建议,成人以每日摄入24 g膳食纤维为宜。过多摄入对机体无益,还可影响营养素的吸收利用,这是因为膳食纤维可与钙、铁、锌等结合,从而影响这些元素的吸收利用。

膳食纤维主要来源于植物性食物,如粮谷类的麸皮和糠含有大量纤维素、半纤维素和木质素;柑橘、苹果、香蕉、柠檬等水果和洋白菜、甜菜、苜蓿、豌豆、蚕豆等蔬菜含有较多的果胶。除了天然食物所含自然状态的膳食纤维外,近年有多种粉末状、单晶体等形式的从天然食物中提取的膳食纤维产品。

(林晓明)

第四节 能 量

能量(energy)本身不是一种营养素,却是机体生命过程中不可缺少的营养因素。它在营养学中的地位极其重要,从人体需要的角度,能量供给是否充足是首先要考虑的。

成年人的能量消耗包括基础代谢、体力活动和食物热效应三个方面。对于特殊生理时期的人群还应考虑他们的额外需要,如孕妇、乳母、儿童及青少年等。

一、人体能量消耗

正常成人能量消耗主要包括基础代谢、体力活动和食物热效应三个方面。

(一) 基础代谢

基础代谢(basal metabolism, BM)指维持生命的最低能量消耗。即人体在安静和恒温(一般18~25℃)条件下禁食12 h后,静卧、放松而又清醒时的能量消耗。此时能量仅用于维持心脏跳动、肺脏呼吸、体温、血液循环及腺体的分泌等基本的生理需要。

而单位时间内的基础代谢,称为基础代谢率(basal metabolism rate, BMR),一般是以每小时、每平方米体表面积所发散的热量来表示[$kJ/(m^2·h)$或$kcal/(m^2·h)$]。

1. 基础代谢的测量方法

(1) 气体代谢法:能量代谢始终伴随着氧的消耗和二氧化碳的产生。故可根据氧的消耗量推算能量消耗量。目前临床常用的是一种特制的代谢车。

(2) 体表面积法:基础代谢消耗的能量常根据体表面积或体重和基础代谢率计算。

基础代谢 = 体表面积(m^2) × 基础代谢率[$kJ/(m^2·h)$或$kcal/(m^2·h)$] × 24

人体的体表面积,可根据身高和体重来推算,计算公式为:

男性:$A = 0.00607H + 0.0127W - 0.0698$

女性:$A = 0.00568H + 0.0126W - 0.0461$

式中 A:体表面积(m^2);H:身高(cm);W:体重(kg)。

中国人正常基础代谢率平均值[$kJ/(m^2·h)$]如表1-13所示。

表1-13 中国人正常基础代谢率平均值[$kJ/(m^2·h)$]

年龄(岁)	11~15	16~17	18~19	20~30	31~40	41~50	≥51
男	195.5	193.4	166.2	157.8	158.7	154.1	149.1
	(46.7)	(46.2)	(39.7)	(37.9)	(37.7)	(36.8)	(35.6)
女	172.5	181.7	154.1	146.5	146.4	142.4	138.6
	(41.2)	(43.4)	(36.8)	(35.1)	(35.0)	(34.0)	(33.1)

注:括号内数值为$kcal/(m^2·h)$。

2. 影响基础代谢的因素 人体的基础代谢不仅个体之间存在差异,自身的基础代谢也常有变化。影响人体基础代谢的因素有很多,主要有以下三点。

(1) 体格:基础代谢率的高低与体表面积基本成正比。体表面积大者,基础代谢消耗的能量多。同等体重者,瘦高者基础代谢高于矮胖者。人体瘦体组织消耗的能量占基础代谢的70%~80%,这些组织和器官包括肌肉、心、脑、肝、肾等,所以瘦体质量大,肌肉发达者,基础代谢水平高。

(2) 不同生理、病理状况：在人的一生中，婴幼儿阶段是基础代谢最活跃的阶段，青春期又出现一个较高代谢的阶段。成年以后，随着年龄的增长，基础代谢水平逐渐降低，其中也有一定的个体差异。孕妇的基础代谢相对较高。

实际测定表明，在同一年龄、同一体表面积的情况下，女性基础代谢率低于男性 5%～10%。

激素对细胞的代谢及调节都有较大影响。如甲状腺功能亢进可使基础代谢率明显升高；相反，缺碘患黏液性水肿时，基础代谢率低于正常。去甲肾上腺素可使基础代谢率下降 25%。生病发热时，也能改变基础代谢的能量消耗

(3) 环境条件：炎热或寒冷、过多摄食、精神紧张，都可使基础代谢水平升高。另外，在禁食或少食时，基础代谢水平也相应降低。

(二) 体力活动

体力活动(physical activity)是影响人体能量消耗的主要因素，在人体的整个能量消耗中，肌肉活动占较大比例。这是人体能量消耗变化最大，也是人体控制能量消耗、保持能量平衡、维持健康最重要的部分。

人在运动或劳动时耗氧量显著增加，因体力活动肌肉消耗能量，而能量则来自营养物质的氧化，导致机体耗氧量增加。机体耗氧量的增加与肌肉活动的强度呈正比关系。耗氧量最多时可达安静时的 10～20 倍。通常各种体力活动所消耗的能量约占人体总能量消耗的 15%～30%。影响体力活动能量消耗的因素主要有：①肌肉越发达者，活动能量消耗越多；②体重越重者，做相同的运动所消耗的能量也越多；③劳动强度越大、持续时间越长，能量消耗越多；④与工作的熟练程度有关。工作熟练者能量消耗低于工作不熟练者。

根据能量消耗水平，即活动的强度不等，一般分为三个级别：轻体力活动、中体力活动和重体力活动。

(1) 轻体力活动：指坐姿或在水平面上走动的活动(速度为 4～5 km/h)、打扫卫生、看护小孩、打高尔夫球、饭店服务等。

(2) 中等体力活动：这类活动包括行走(速度为 5.5～6.5 km/h)、除草、负重行走、打网球、跳舞、滑雪、骑自行车等。

(3) 重体力活动：包括负重爬山、伐木、手工挖掘、打篮球、登山、踢足球等。

(三) 食物热效应

食物热效应(thermic effect of food, TEF)是指因摄食而引起的能量的额外消耗，也称为食物特殊动力作用(specific dynamic action, SDA)。因为人体在摄食过程中，由于对食物中营养素进行消化、吸收、代谢转化等，需要额外消耗能量，同时引起体温升高和散发能量。

不同食物成分，食物热效应不等。脂肪的食物热效应约消耗本身产生能量的 4%～5%，糖类为 5%～6%，蛋白质最高，可达 30%。混合性食物的热效应一般相当于基础代谢的 10%。

食物热效应只能增加体热的外散，而不能增加可利用的能。换言之，食物热效应对于人体是一种损耗而不是一种效益。进食时必须考虑食物热效应额外消耗的能量，使摄入的能量与消耗的能量保持平衡。

(四) 生长发育的能量消耗

处于正常发育过程的婴幼儿、儿童及青少年，一日的能量消耗还包括生长发育所需要的能

量。成年人也可能有类似状况如孕妇母体组织(子宫、乳房、胎盘)生长发育和体脂储备以及胎儿生长发育;乳母合成乳汁与泌乳等。

除上述能量消耗因素外,情绪和精神状态亦影响能量消耗。脑的重量只占体重的2%,但脑组织的代谢水平却很高,如精神紧张地工作,可使大脑的活动加剧,能量代谢约增加3%~4%,但与体力活动比较,脑力劳动的消耗仍然相对地少。

二、人体能量平均需要量的确定

确定各类人群或个体的能量需要量,对于指导人们改善自身的膳食结构、膳食规律,维持能量平衡,提高健康水平十分重要,也是营养学研究经常进行的工作。主要采用以下两种方法:

(一) 直接法

直接法的原理是人体释放的能量多少,可反映机体能量代谢情况,进而可求出机体的能量需要。测定时,将受试者放入四周被水包围的小室,人体释放的能量可全部被水吸收而使水温升高,根据水温的变化和水量,即可计算出释放的总能量。这是一种实用价值不大的方法,很少采用。

(二) 间接法

1. 间接测热法 间接测热法(indirect calorimetry)的原理是产热营养素在体内氧化产生CO_2和H_2O并释放能量满足机体需要。因此,需测出氧气的消耗量或水的产生量。测定氧气的消耗是使用一种特殊的设备,可准确记录人体吸入空气和呼出的气体量,并根据两种气体中含氧量的差,计算出氧气的消耗量。按每消耗1L氧气可产热20.3 kJ(4.852 kcal)的能量,就可以算出能量的消耗量。

2. 稳定核素测定法 这是目前较为精确、易行的最新方法,但需要专门的测试仪器,一般单位难以具备这种条件。

3. 能量摄入调查 能量摄入调查是一种简便、易行但相对粗糙的方法,但对确定人群或个体的能量需要简易、方便、可行,目前在能量和营养调查中被广泛使用。

三、能量来源与摄入量

(一) 能量的单位

营养学上所使用的能量单位,一直用卡(calorie)或千卡(kilocalorie, kcal)。1 kcal 使指1 000 g 纯水的温度由15℃上升到16℃所需要的能量。目前,国际和我国通用的能量单位是焦耳(Joule, J)。1 J 指用1 N(牛顿)力使1 kg 物体移动1 m 所需要的能量。1 000 J 等于1"千焦耳"(kilo Joule, kJ);1 000 kJ 等于1"兆焦耳"(mega Joule, MJ)。两种能量单位的换算如下:1 kcal = 4.184 kJ, 1 kJ = 0.239 kcal,1 000 kcal = 4.184 MJ,1 MJ = 239 kcal。

(二) 能量的来源

人类从食物中的碳水化合物、脂肪和蛋白质中获取能量,以维持体内各种生命活动和对外做功。碳水化合物、脂肪、蛋白质是三大能量营养素,此外,酒中的乙醇也能提供较高的能量。

食物中,每1 g 碳水化合物、脂肪和蛋白质在体外充分氧化燃烧可分别产生约17.15、39.5、23.64 kJ 的能量。但食物中的生热营养素在消化道内不可能全部被消化吸收,且消化率也各不相同;消化吸收后,在体内也不一定完全彻底被氧化分解产生能量。特别是蛋白质,可产生一些不能继续被分解利用的含氮化合物,如尿素、肌酐、尿酸等。所以,营养学上在实际应用时,食物中生热营养素的产热多少,是按下列换算关系进行的。1g 碳水化合物:16.7kJ(4.0 kcal),1g 脂肪:36.7kJ(9.0kcal),1g 蛋白质:16.7kJ(4.0kcal),1g 乙醇:29.3kJ(7.0kcal)。

(三)能量来源分配

三种产能营养素在体内都有其特殊的生理功能,虽能相互转化,但不能完全代替,三者在总能量供给中应有恰当的比例,即合理的分配。根据我国的饮食习惯,成人碳水化合物占总能量的 55%~65%,脂肪占 20%~30%,蛋白质占 10%~15% 为宜。年龄小,蛋白质及脂肪供能占的比例应适当增加。成人脂肪摄入量一般不宜超过总能量的 30%。

(四)能量的推荐摄入量与食物来源

1. 推荐摄入量 机体对能量的需要量因受年龄、性别、生理状态和体力活动水平等因素的影响而有所不同。一般健康成年人能量的摄入量与消耗量应保持平衡,体重维持恒定。能量摄入过多或过少都对健康不利。儿童的能量需要以每千克体重计算比成年人多,孕妇、乳母的能量摄入量也应增加,不同人群的能量推荐摄入量可参考中国营养学会 2000 年制订的中国居民膳食营养素参考摄入量。

2. 食物来源 食物中的碳水化合物、脂肪和蛋白质这三类营养素普遍存在于各种食物中。粮谷类和薯类食物含碳水化合物较多,是膳食能量最经济的来源;油脂类与植物种子富含脂肪;动物性食物、豆类和硬果类中脂肪和蛋白质含量比较高;蔬菜和水果一般含能量较少。

(林晓明)

第五节 维 生 素

维生素是维持人体生命活动所必需的一类有机化合物。它们天然存在于食物中、人体几乎不能合成、需要量甚微。维生素既不参与机体组成也不提供热能,但在机体的代谢、生长、发育等过程中起重要作用。

一、维生素的分类

(一)维生素的种类

维生素种类很多,各种维生素也各具独特作用,营养学上常按其溶解性分为脂溶性与水溶性维生素两类。脂溶性的有维生素 A、维生素 D、维生素 E 及维生素 K;水溶性的有维生素 C 和 B 族维生素,包括维生素 B_1、维生素 B_2、维生素 B_6、烟酸、叶酸、泛酸、胆碱、生物素等。脂溶性维生素溶于脂肪和脂溶剂,不溶于水,在食物中与脂类共同存在,吸收后在体内大部分储存在脂肪组织(尤其是定脂)中,通过胆汁缓慢排出体外。有的脂溶性维生素如过量摄入,可致中毒。水溶性维生素溶于水而不溶于脂肪和脂溶剂,吸收入体内的量满足了组织需要后,多余的将由泌尿系统排出,仅有少量储存体内。因此,必须每日通过饮食供给,当供给不足时,易出现缺乏症。

部分维生素有一种以上的结构类似且具有相同生物活性的化合物,如维生素 A_1 与维生素 A_2、吡哆醇、吡哆醛及吡哆胺等。

维生素是人体进行正常生物化学过程所必需的化合物,已知大多数维生素在代谢中是以辅酶形式参与作用的,如焦磷酸硫胺素(TPP)、黄素单核苷酸(FMN)及黄素腺嘌呤二核苷酸(FAD)、辅酶Ⅰ与辅酶Ⅱ等,但至今尚有一些维生素的作用未完全搞清。

（二）维生素的命名

维生素有三种命名系统：一是按发现的历史顺序，以英文字母顺次命名，如维生素 A、维生素 B、维生素 C、维生素 D、维生素 E 等；二是按其特有生理和治疗作用命名，如抗神经炎因子、抗癞皮病因子、抗坏血酸等；三是按其化学结构命名，如硫胺素、核黄素等。目前，三类名称往往混用。

（三）维生素缺乏的原因

许多因素可致人体维生素不足或缺乏，常见原因有：①膳食中供给不足。膳食维生素含量取决于其在食物中原有的含量以及收获、加工、烹调与储藏时丢失或破坏的程度。在加工、烹调中添加保护性物质常可减少维生素损失或破坏。②抗维生素化合物的存在。在天然食物中有一些称为抗维生素的化合物，可使部分维生素的吸收利用降低。如抗生物素蛋白可与生物素紧密结合而使之失活。但这类物质随食物加热烹调而失去作用。③人体吸收利用降低。当消化系统吸收功能障碍，如长期腹泻、消化道或胆道梗阻、胆汁分泌受限、胃酸分泌减少时，或膳食成分改变致吸收降低，如膳食中脂肪含量低，可影响脂溶性维生素的吸收。④机体对维生素的需要相对增高。如妊娠与授乳期妇女、生长发育期儿童以及特殊生活环境条件，某些疾病（长期高热、慢性消耗性疾患等等）均可使机体的需要量相对增高，服用异烟肼、青霉胺及避孕药等可增高机体对维生素 B_6 的需要。

维生素缺乏在体内是一个渐进过程，初始储备量降低，继之出现生化代谢异常、生理功能改变，然后才是组织病理变化，出现临床症状和体征。因此，轻度缺乏常不出现临床症状，但一般的常有如劳动效率下降，对疾病抵抗力降低等表现，称为亚临床缺乏或不足。当缺乏达一定严重程度时，则出现所缺乏的相应维生素的独特症状和体征。但由于膳食原因、维生素间相互依赖性等，临床所见常系多种维生素混合缺乏的症状与体征。

在我国，典型的维生素缺乏症已不多见，但亚临床缺乏在某些地区、某些人群中仍有发生。由于亚临床缺乏不易发现，且对健康又有影响，故需特别注意。

当维生素摄入过多时，水溶性维生素常以原形从尿中排出体外，但超过非生理量时有不良作用，如维生素的不正常代谢，或干扰其他营养素代谢。脂溶性维生素大量摄入时，可致体内积存过多引起中毒。为此，必须注意某些含维生素丰富的食物的过量摄入，也需更多注意强化食物以及维生素制剂的大量服用。

二、维生素 A

维生素 A（Vit A）又名视黄醇（retinol），实际其包括所有具有视黄醇生物活性的一类物质，即动物性食物来源的维生素 A_1 与维生素 A_2（脱氢视黄醇或视黄醛，其生物活性为维生素 A_1 的 40%），植物性食物来源的 β-胡萝卜素（β-carotene）及其他类胡萝卜素。

（一）理化性质

维生素 A 与胡萝卜素溶于脂肪及大多数有机溶剂中，不溶于水。天然存在于动物性食物中的维生素 A 脂类多数为棕榈酸酯，是相对稳定的化合物，一般烹调和罐头加工不易破坏。在空气中和日光下，维生素 A 顺次按酯、醇、醛、酸形式氧化破坏，特别是在高温条件下。当食物中脂肪氧化变质时，其中的维生素 A 即被破坏。

在同样条件下，植物性食物中的胡萝卜素较易破坏。但胡萝卜素在烹调过程中比较稳定，食物的加工和热处理有助于提高植物性细胞内胡萝卜素的释出,提高其吸收率。

食物中的磷脂、维生素 E、维生素 C 或其他抗氧化剂有提高维生素 A 与胡萝卜素稳定性的作用。

(二) 吸收与代谢

摄入的维生素 A 和胡萝卜素在小肠中与胆盐和脂肪消化产物一起被乳化后,由肠黏膜吸收。小肠中胆汁是乳化的必要条件,足够量的脂肪促进维生素 A 和胡萝卜素的吸收,抗氧化剂如维生素 E 和卵磷脂也有利于它们的吸收。而矿物油的服用,肠道寄生虫均不利于其吸收。维生素 A 吸收率明显高于胡萝卜素,且后者吸收率与其摄入量呈相反关系。

维生素 A 大多数从淋巴管经胸导管进入肝脏,并在肝脏被酯化,主要以棕榈酸视黄酯的方式并与极低密度脂蛋白结合的形式储存于体内。90% 的维生素 A 储存于肝脏,其余 10% 储存于肾、肺、肾上腺、眼色素上皮、皮下脂肪中,其中肾脏中储存量约为肝脏的 1%;血中维生素 A 量约为其体内总量的 1%。

影响维生素 A 储存的因素有:①摄入量;②膳食成分;③机体生理状况等。高蛋白膳食、锌营养状况良好可增加维生素 A 的利用,妊娠时储存量增加。储存量也随年龄递增,但老年期相反,储存量下降。

(三) 生理功能

(1) 维持正常视觉功能:维生素 A 的不足或缺乏对视觉的影响可由两方面产生:①使视紫红质合成减少。视网膜上有两种细胞,即杆状细胞和锥状细胞,这两种细胞中都存在着对光敏感的色素即视紫红质,而这些视紫红质的形成和生理功能均有赖于适量维生素 A。其中的杆状细胞主要与暗视觉有关,它含有一种视紫红质是由视蛋白和 11-顺式视黄醛组成的复合蛋白质,当视网膜接受光线时,视紫红质发生一系列变化,经过各种中间构型终被漂白,同时此反应的刺激通过神经纤维传到大脑,形成视觉。被漂白的视紫红质需要被补充。视网膜处有足量维生素 A 储存,即可合成 11-顺式视黄醛,并与视蛋白结合形成视紫红质,从而恢复对光的敏感性。维生素 A 缺乏时,视紫红质再生慢,使人在暗处看不见东西。②使角膜上皮变化。维生素 A 缺乏引起角膜上皮的脱落、增厚以及角质化,使原来透明的角膜变成不透明,从而影响视觉。

(2) 合成糖蛋白:维生素 A 与膜的糖蛋白合成有关,缺乏维生素 A 的动物,其某些组织如小肠、角膜、气管上皮、组织等的特殊糖蛋白减少,给以维生素 A 或视黄酸可以促进其合成。免疫球蛋白也是糖蛋白,维生素 A 的营养状况影响免疫功能可能与此有关。

(3) 影响上皮生长与分化:维生素 A 维持上皮的正常形成、发育以及维持上皮组织的健全。

(4) 维持骨骼正常生长:维生素 A 为骨骼正常生长所需,并有助于细胞的增殖和生长。

(5) 防癌作用:近年来的研究证明维生素 A 及其衍生物有防癌作用。维生素 A 缺乏会使机体对某些化学性致癌物质的敏感性增加,胡萝卜素或类胡萝卜素有杀灭单线态氧,清除氧自由基的作用。

(四) 缺乏症

1. 暗适应能力下降、夜盲及眼干燥症(干眼病)　维生素 A 缺乏的早期症状为暗适应能力的下降,严重者可致夜盲,即在暗光下无法看清物体。由于角膜、结膜上皮组织、泪腺等退行性病变,致角膜干燥、发炎、软化、溃疡、角质化等一系列变化,在球结膜出现泡状银灰色斑点(Bitot 斑)。角膜损伤严重常可导致不可逆转的失明。

2. 黏膜、上皮变化　上皮组织分化不良,皮肤特别是臂、腿、肩、下腹部皮肤发生粗糙、干燥、鳞化等角化变化。口腔、消化道、呼吸道和泌尿生殖道的黏膜失去滋润、柔软性,使细菌易于侵入,在儿童易导致支气管肺炎等严重疾病。泌尿系统上皮损伤脱落,形成肾结石等。

3. 生长发育受阻　首先影响儿童骨骼发育,牙龈增生与角化,影响牙釉质细胞发育,使牙齿停止生长。

4. 其他　味觉、嗅觉减弱,食欲下降。

(五) 机体营养状况评价

1. 血浆视黄醇结合蛋白(RBP)　近来研究发现血浆中 RBP 含量与血浆维生素 A 水平有呈正相关的趋势,可反映人体维生素 A 的营养水平。

2. 维生素 A 耐量　当补充维生素 A 后,血浆中维生素 A 高峰出现的时间与高度。可用于反映肝内维生素 A 储存状况。也可用视黄醇体库反应法,即测定空腹与维生素 A 补充 3.5h 后血中维生素 A 含量的差数,除以补充后血中维生素 A 含量的百分比表示。

3. 血浆维生素 A 水平　血浆维生素 A 水平含量为 $0.35 \sim 0.70$ μmol/L 是摄入不足的界限。但当 >0.70 μmol/L 时,仍有一些个体有不足表现。由于肝贮水平在各个体间有很大差异,故当血浆维生素 A 含量极低时,可确定为维生素 A 营养状况欠佳,而含量在正常范围内,尚不能肯定为维生素 A 营养状况良好。

4. 暗适应能力　国内多采用暗适应恢复时间,即在双眼经强光漂白后,于暗中观察到极微弱的光源的时间。维生素 A 缺乏时,暗适应时间延长。国内已有数种暗适应仪,可用于大规模营养调查与现场调查,但需注意排除视神经萎缩、色素性网膜炎、近视性视网膜脉络膜炎、血糖过低及睡眠不足等与维生素 A 无关的因素所引起的暗适应能力降低。

5. 生理盲点　当维生素 A 供给不足时,盲点扩大、补充后即缩小至正常范围。

(六) 膳食参考摄入量与食物来源

胡萝卜素在体内转化为维生素 A 的值,可按 FAO/WHO 联合专家委员会提出的数值计算:

1IU 维生素 A = 0.3 μg 视黄醇

1 μgβ-胡萝卜素 = 0.167 μg 视黄醇

1 μg 类胡萝卜素 = 0.084 μg 视黄醇

膳食中总视黄醇当量(μg) = 维生素 A(IU) × 0.3 + β-胡萝卜素(μg) × 0.167 + 其他维生素 A 原类胡萝卜素(μg) × 0.084

采用耗竭-补充的方法研究成年人维生素 A 需要量的结果表明,预防维生素 A 缺乏的最低需要量不低于 300 μg/d,适宜供给量为 600~1 000 μg/d。2000 年中国营养学会制订的中国居民维生素 A 膳食参考摄入量(RNI)视黄醇当量(RE)成年男性为 800 μg/d,女性为 700 μg RE/d,孕中、后期妇女为 900 μg/d,乳母为 1 200 μg/d。

植物性食物提供 β-胡萝卜素和各种类胡萝卜素。主要存在于绿叶菜类、棕黄色菜类及水果类中,含量较丰富的有菠菜、豌豆苗、红心甜薯、胡萝卜、青椒、南瓜等。动物性食物提供维生素 A 以肝脏最为丰富,奶、奶制品(未脱脂)及禽蛋等中也较多(表 1-14)。

表1-14　常见食品中维生素A和胡萝卜素含量(μg/100g)

食品名称	维生素A	食品名称	维生素A
羊肝	20 972	胡萝卜	668
鸡肝	10 414	西兰花	1 202
猪肝	4 972	芒果	1 342
奶油	1 042	菠菜	487
鸡蛋黄	438	生菜	298

摘自:中国预防医学科学院营养与食品卫生研究所《食物成分表》,人民卫生出版社,1999。

(七) 过多症

机体摄入大量维生素A时,由于其排出率不高,因此常可在体内蓄积而引起中毒。主要表现有:①对骨与软骨的影响。由于破骨细胞活性增强,导致骨质脱钙、骨脆性增加、生长受阻、长骨变粗及骨关节疼痛。②皮肤干燥、发痒、鳞皮、皮疹、脱皮、脱发、指(趾)甲易脆。③易激动、疲乏、头痛、恶心、呕吐、肌肉无力、坐立不安、食欲降低、腹痛、腹泻、肝脾肿大、黄疸等。④血液中血红蛋白和钾减少,凝血时间延长,易于出血。⑤孕妇在妊娠早期每日大剂量摄入维生素A,可引起胎儿畸形。

由于个体对维生素A的吸收、利用、排泄和储存的能力不一,导致中毒的剂量也有个体差异,孕妇在妊娠早期每日大剂量摄入,娩出畸形儿相对危险度为25.6。除哺乳类动物和鱼类肝脏外,由一般食物中摄入的维生素A量不会引起中毒。若食物中含大量的类胡萝卜素,除可造成皮肤变黄外,尚未见其他危害性。

三、维生素D

维生素D(Vit D)的基本结构是环戊烷多氢菲,可由维生素D原(provitamin D)经紫外线激活形成。动物皮下的7-脱氢胆固醇及酵母细胞中麦角固醇都是维生素D原,7-脱氢胆固醇经紫外线激活转化形成维生素D_3,又名胆钙化醇;麦角固醇激活转化形成维生素D_2。维生素D_2在体内的生物利用率约为维生素D_3的1/3~1/2。

(一) 理化性质

维生素D溶于脂肪与脂溶剂,对热、碱较稳定,如在130℃加热90min,仍能保持其活性。光及酸促进其异构化。维生素D油溶液中加入抗氧化剂后其中的维生素D稳定。过量辐射线照射,可形成少量具毒性的化合物,并且无抗佝偻病活性。

(二) 生理功能

(1) 维持血清钙、磷浓度的稳定:维生素D在体内与甲状旁腺共同作用,维持血钙水平。机体血钙低时,维生素D通过促进肾小管再吸收,促进骨钙动员和钙结合蛋白合成,以增加食物钙吸收,从而提高血钙水平。机体血钙高时,维生素D促进甲状旁腺产生降钙素,阻止骨钙动员,增加钙磷从尿中排出,从而降低血钙。

(2) 维持正常骨骼:维生素D对骨骼形成极为重要,使骨和软骨正常生长。

(3) 其他:研究表明,1,25-$(OH)_2$-D_3在不同组织中与维生素D受体结合后,发挥旁分泌(paracrine)作用,这些作用包括调节机体生长发育、免疫功能和维持心血管功能。

(三) 吸收与代谢

人类从两个途径获得维生素D,即经口从食物摄入与皮肤内由维生素D原形成。

1. 消化道吸收　经口摄入的维生素D在小肠,主要在空肠、回肠与脂肪一起被吸收。吸收的维生素 D 或与乳糜微粒结合,或被维生素 D 结合蛋白(DBP)转送至肝。

2. 维生素 D 的皮肤内形成　人体的表皮与真皮内含有一定量的 7-脱氢胆固醇,当阳光或紫外线照射时,由于光化学反应而形成前维生素 D_3,其约再需 3 d 时间完成转化为维生素 D_3。高强度紫外线照射 15 min,每克皮肤可形成 12.8 IU 维生素 D_3。血浆中 DBP 将形成的维生素 D_3 从皮肤输送至肝为机体利用。此转化过程较缓慢,所形成的维生素 D_3 不易达到中毒剂量。

以上两途径进入肝脏的维生素 D,绝大部分在肝细胞内质网上,在 NADPH、Mg^{2+} 及 O_2 参与下形成 25-(OH)-D_3,然后释放入血,并与 α-球蛋白(Vit D 运输蛋白)结合运至肾。25-(OH)-D_3 浓度在血中的半衰期为 10~20 d。进入肾脏的 25-(OH)-D_3 在肾线粒体单氧化酶(MFMO)、细胞色素 P450 催化下,羟化为 1,25-(OH)$_2$-D_3,其是维生素 D 的活性形式。血钙偏低、甲状旁腺素(PTH)、降钙素、泌乳素都可使 1,25-(OH)$_2$-D_3 合成增多,它在血中的半衰期仅 4~6 h。如果血浆中钙、磷维持在正常水平,则 1,25-(OH)$_2$-D_3 的合成减少,在肾脏线粒体中 25-(OH)-D_3 的第 24 碳羟化,形成 24,25-(OH)$_2$-D_3。

维生素 D 主要储存在脂肪组织与骨骼肌中,肝、大脑、肺、脾、骨和皮肤也有少量存在。维生素 D 分解代谢主要在肝脏中进行,代谢物随胆汁从粪便排泄,少量由尿排出。

(四) 缺乏症

膳食中缺乏维生素 D 或人体日光照射不足是维生素 D 缺乏症的两大主要原因。日光照射与地理条件、季节和大气环境有密切关系,此外户外活动时间长短、衣着状况均是影响因素。因此维生素 D 缺乏常发生于光照不足、小儿喂养不当(特别是人工喂养者)、出生后生长较快的早产儿及多胎儿中。当然,膳食其他成分,如无机盐(磷、镁)、维生素 A、维生素 C 等也与维生素 D 缺乏有关。某些疾病,特别是肠道吸收障碍,影响维生素 D 与钙吸收,亦是维生素 D 缺乏的常见原因之一。

维生素 D 缺乏引起钙磷吸收减少,血钙水平下降,骨骼无机化受阻、致骨质软化、变形,在婴幼儿期发生佝偻病,成年人发生骨软化症。

1. 佝偻病　维生素 D 缺乏,骨骼不能正常钙化,变软、易弯曲、畸形,同时影响神经、肌肉、造血、免疫等器官组织的功能。一般 6 个月以下的婴儿多见急性佝偻病,骨质以软化为主,较大儿童多见亚急性佝偻病,骨质以增生为主。

2. 骨软化症　发生于成人,特别是妊娠、授乳的妇女和老年人。主要表现为骨软化,易折断。初期,腰背部、腿部不定位的时好时坏的疼痛,但常在活动时加剧。严重时,骨骼脱钙,骨质疏松,有自发性、多发性骨折。

3. 其他　在老人可以引起骨质疏松、骨关节病,影响儿童的生长发育和青少年骨质峰值。

(五) 机体营养状况评价

血浆 25-(OH)-D_3 是评价机体维生素 D_3 营养状况的最好指标,其正常值为 20~40 ng/ml(50~100 nmol/L)。当维生素 D 缺乏时,25-(OH)-D_3 降低,用维生素 D_3 治疗时则升高。

此外,血清钙磷乘积,血清碱性磷酸酶活性,也被用于测定佝偻病。但由于其结果受众多因素左右,并不被看作是维生素 D 营养状况判定的指标。

(六) 膳食参考摄入量与食物来源

维生素 D 的需要量由于年龄和生理状况不同差异较大,而且其既可由膳食提供又可经暴露日光由皮肤合成,因此,很难估计机体维生素 D 的需要量。维生素 D 需要量还与钙、磷摄入量有关,当钙磷量合适时,每日摄入维生素 D 100 IU(2.5 μg/d)即可预防佝偻病与促进生长。成人每日获得 300~400 IU 维生素 D 即可满足生理需要,摄入量达 800 IU 并无更明显的预防佝偻病的作用。中国居民维生素 D 推荐摄入量(RNI)为:婴儿~10 岁为 10 μg/d,11~49 岁为 5 μg/d,50 岁以上和孕妇、乳母增加至 10 μg/d。

天然食物中维生素 D 含量均较低(表 1-15),只有含脂肪高的海鱼、动物肝、蛋黄、奶油相对较多,故许多国家在鲜奶和婴儿配方食品中强化维生素 D。鱼肝油中含维生素 D 量极高,虽非日常饮食部分,但其制剂可作为婴幼儿维生素 D 补充剂,在防治佝偻病上有很重要意义。适当日光浴对婴幼儿、特殊的地面下工作人员非常必要。

表 1-15 常见食品中维生素 D 含量(μg/100 g)

食品名称	维生素 D	食品名称	维生素 D
大马哈鱼	12.5	鸡蛋	1.2
鸡肝	1.7	奶油	2.5
鱼肝油	212	牛奶	1.0

(七) 过多症

人体对维生素 D 耐受性各人不同,维生素 D 过量(>2 000 IU/d)可导致钙吸收增加。血钙过多,钙可在软组织(包括心脏、血管、肺和肾小管)内沉积。轻度中毒为食欲减退、过度口渴、恶心、呕吐、烦躁、便秘或便秘与腹泻交替出现。妊娠期过多摄取维生素 D,可引起新生儿出生体重低,严重者并有智力发育不良及骨硬化。目前普遍认为维生素 D 摄入量不宜超过 25 μg/d,中国营养学会建议我国儿童和成人的维生素 D 可耐受摄入量(UL)为 20 μg/d。

四、维生素 E

维生素 E(Vit E)又名生育酚,已从植物中分离到 8 种具有维生素 E 的化合物,即 α、β、γ 与 δ-生育酚和 α、β、γ 与 δ-三烯生育酚。其中以 α-生育酚的生物活性最高。

(一) 理化性质

维生素 E 溶于乙醇与脂溶剂,不溶于水,对氧敏感,易于氧化破坏,特别是在光照及热、碱和铁或铜等微量元素存在下,可加速其氧化。在酸性或无氧条件下较稳定,酯化维生素 E 较游离维生素 E 稳定。食物在一般烹调时,维生素 E 丢失不多,但在高温中加热,常使维生素 E 活性降低。

(二) 生理功能

(1) 抗氧化作用:维生素 E 是一种很强的抗氧化剂,在体内保护细胞免受自由基损害。维生素 E 与超氧化物歧化酶、谷胱甘肽过氧化酶一起构成体内抗氧化系统,保护细胞膜(包括细胞器膜)上多不饱和脂肪酸免受自由基攻击,维持膜的完整性。维生素 E 作为抗氧化剂,也防止维生素 A、维生素 C 和 ATP 的氧化,保证它们在体内的功能。

(2) 保持红细胞的完整性:人类低维生素 E 膳食,可致红细胞数量减少和红细胞生存时间缩短。血浆维生素 E<11.6 μmol/L,红细胞氧化溶解增加,寿命缩短。常见早产儿血浆维生素 E 水平低,这是由于胎盘转运维生素 E 的效率低造成的,往往发生溶血性贫血。

(3) 调节体内某些物质的合成:维生素 E 通过嘧啶碱基参与 DNA 生物合成过程,与辅酶 Q 的合成有关,在动物中还与 Vit C 的合成有关。

(4) 其他:维生素 E 抑制含硒蛋白、含铁蛋白(非血红蛋白)等的氧化,保护脱氢酶中的巯基不被氧化,或不与重金属离子发生化学反应而失去作用。维生素 E 与精子生成、生殖能力有关,但未见维生素 E 与性激素分泌有关系。

(三) 吸收与代谢

维生素 E 吸收与肠道脂肪有关,故影响脂肪吸收的因素也影响维生素 E 吸收。吸收后的维生素 E 由脂蛋白(大部分为低密度脂蛋白 LDL)运输。体内维生素 E 的最大储存库为脂肪组织、肝及肌肉,此外,肾上腺、脑垂体、睾丸及血小板中浓度也相对较高。血浆中维生素 E 浓度随脂类含量变化,但血小板中维生素 E 含量随摄入量而改变,与脂肪水平无关。骨骼肌、心肌内的维生素 E 易被动用,而脂肪组织中的维生素 E 消耗较慢,细胞膜上维生素 E 则不易变动。

(四) 缺乏症

人类较少发生维生素 E 缺乏症,因为:①维生素 E 广泛存在于食物中;②维生素 E 几乎储存于体内各器官组织中;③维生素 E 在体内潴留时间较长,很不容易排出。

由于胎盘转运维生素 E 效率较低,新生儿,特别是早产儿血浆维生素 E 水平较低,因此,细胞膜上多不饱和脂肪酸常易遭氧化与过氧化损伤,而致新生儿发生溶血性贫血。

维生素 E 在保护多不饱和脂肪被氧化的过程中,先被氧化,从而使多不饱和脂肪酸免于被氧化,但是它自身遭到破坏,所以摄入大量多不饱和脂肪酸,可加剧维生素 E 缺乏。脂肪吸收不良(口炎性腹泻、胰腺病变等)病人,也可发生维生素 E 缺乏。

(五) 机体营养状况评价

1. **血浆维生素 E 含量** 能直接反映体内维生素 E 储存是否充足。在正常情况下,成人 > 11.6 μmol/L 为正常,低于此值为营养状况不良。血浆维生素 E 含量值与总脂类相关,故现在多以每克血浆脂类中维生素 E 含量计算。

2. **红细胞溶血试验** 用过氧化氢与红细胞作用,观察其溶血程度。正常情况下,红细胞溶血率 <10%。

(六) 膳食参考摄入量与食物来源

维生素 E 的活性以 RRR-α-生育酚当量(α-TE)表示。膳食总 α-TE = RRR-α-生育酚 + 0.5β-生育酚 + 0.1γ-生育酚 + 0.3α-三烯生育酚。机体对维生素 E 的需要量随膳食其他成分如多不饱和脂肪酸、口服避孕药、阿司匹林、饮用乙醇(酒精)饮料等而增加。我国居民维生素 E 适宜摄入量(AI)定为(α-TE/d)0 岁~为 3 mg,1 岁~为 4 mg,4 岁~为 5 mg,7 岁~为 7 mg,11 岁~为 10 mg,14 岁以上包括孕妇和乳母为 14 mg。

维生素 E 主要存在于各种油料种子及植物油中(表 1-16)。谷类、坚果类和绿叶菜、肉奶蛋及鱼肝油中也含有。

表 1-16 常见食品中维生素 E 含量(mg/100g)

食品名称	维生素 E		食品名称	维生素 E	
	总维 E	α-维 E		总维 E	α-维 E
玉米油	51.94	14.42	茶油	27.90	1.45
花生油	42.06	17.45	棉籽油	86.45	19.31
菜籽油	60.89	10.81	葵花籽油	54.60	38.35
大豆油	93.08		棕榈油	15.24	12.62
芝麻油	68.53	1.77			

摘自:中国预防医学科学院营养与食品卫生研究所《食物成分表》,人民卫生出版社,1999。

(七) 过多症

维生素 E 与其他脂溶性维生素比较相对无毒,大剂量维生素 E 可引起短期的胃肠道不适,但据观察,每日摄入 200～600 mg 未显毒性作用。婴幼儿大量摄入维生素 E 可使坏死性小肠结肠炎发生率明显增加。维生素 E 的无毒副作用水平(NOAEL)为 800 mg α-TE/d。儿童可能对各种副作用更为敏感,其 UL 为 10 mg α-TE/d。

五、维生素 B_1

维生素 B_1 又名硫胺素(thiamine)、抗神经炎因子、抗脚气病因子。

(一) 理化性质

维生素 B_1 溶于水,在酸性溶液中稳定,中性特别是碱性环境中易被氧化而失去活性。一般烹调温度下损失不多,但在碱性条件下不耐高温。二氧化硫、亚硫酸盐等在中性介质中能加速维生素 B_1 分解破坏,故含维生素 B_1 多的食物不宜使用二氧化硫、亚硫酸盐等化学物质,以防维生素 B_1 破坏。

(二) 生理功能

(1) 是物质代谢和能量代谢中关键性的物质基础:在体内维生素 B_1 以羧化酶、转羟乙醛酶的辅酶参与糖代谢中两个主要反应:①α-酮酸氧化脱羧作用,即丙酮酸转为乙酰 CoA 与 α-酮戊二酸转为琥珀酸 CoA;②磷酸戊糖途径的转酮基酶反应。

(2) 为支链氨基酸(亮氨酸、异亮氨酸和缬氨酸)代谢所必需:这些氨基酸脱氨形成酮酸后,需要维生素 B_1 参与其脱羧作用。

(3) 其他:维生素 B_1 对神经生理活动有调节作用,与心脏活动、食欲维持、胃肠道正常蠕动及消化液分泌有关。

(三) 吸收与代谢

维生素 B_1 在小肠中被吸收。吸收后在小肠黏膜和肝进行磷酸化,形成磷酸硫胺素。一般体内维生素 B_1 的总量为 25～30 mg,在肌肉、心脏、肝脏、肾脏和脑组织含量较高,其中肌肉中约占一半。大约 80% 的维生素 B_1 为 TPP(二磷酸硫胺素)、10% 为 TTP(三磷酸硫胺素),其余为 TMP(单磷酸硫胺素)或游离维生素 B_1。体内维生素 B_1 的每日转换量约为 1 mg。维生素 B_1 摄入不足,在 2～3 周内一般观察不到缺乏症状。

维生素 B_1 在肝脏进行代谢,先分解为嘧啶与噻唑部分,然后再进一步代谢。从尿中排出的多为游离型维生素 B_1。通常汗中排出量极少,但在高温环境中,汗中维生素 B_1 量可达 90～150 μg/L,故应注意补充。

(四) 缺乏症

维生素 B_1 缺乏常由于摄入不足,机体需要量增高和吸收利用障碍造成。肝损害、酗酒也可引起。长期透析的肾病者、完全胃肠外营养的病人以及长期慢性发热病人都可发生。国外报道由于饮食习惯,如吃生的发酵鱼和咀嚼发酵茶叶,因这些生的食物中含有抗硫胺素因子,也可造成维生素 B_1 缺乏。

维生素 B_1 缺乏初期的症状有疲乏、淡漠、食欲差、恶心、抑郁、急躁、沮丧、腿麻木和心电图异常。症状性质和程度与缺乏程度,急、慢性等有关。一般将其分成以下几类:

1. **干性脚气病** 以多发性神经炎症状为主。出现上行性周围神经炎,表现为指(趾)麻木、肌肉酸痛、压痛,尤以腓肠肌为甚,膝反射在发病初期亢进,后期减弱甚或消失。当向上发展累及腿伸屈肌、手臂肌群时,出现垂足、垂腕症状。胃肠神经受累时,使胃肠蠕动减弱导致便秘,消化液分泌减少致食欲降低、消化不良。

2. **湿性脚气病** 以水肿和心脏症状为主。由于心血管系统障碍,出现水肿,右心室可扩大,有心悸、气促、心动过速。处理不及时常引起心力衰竭。

3. 婴儿脚气病 多发生于 2~5 月龄的婴儿,且多是维生素 B_1 缺乏的乳母所喂养的乳儿,其发病突然,病情急。初期食欲不振、呕吐、兴奋、心跳快、呼吸急促和困难。严重时可出现青紫、水肿、心脏扩大、心力衰竭、强直性痉挛,常在症状出现 1~2 d 内突然死亡。

(五) 机体营养状况评价

1. 红细胞转酮酶活力与 TPP 效应 血中维生素 B_1 大多存在于红细胞内,部分以转酮醇酶辅酶的形式存在,故测定该酶活力可以评价体内维生素 B_1 的营养状况。当维生素 B_1 缺乏时,可利用的 TPP 量少,酶绝对活性低,TPP 效应增加。维生素 B_1 不足,TPP 效应在 16% 以上,>25% 为缺乏,<15% 为正常。

2. 尿中维生素 B_1 排出量 包括:①4 h 尿负荷试验。经口给予一定量维生素 B_1(成人为 5 mg),收集 4 h 内尿,分析其中维生素 B_1 总量。病人如吸收不良时,可改用皮下注射 1 mg 维生素 B_1,同样测其 4 h 尿维生素 B_1 的总量。缺乏者维生素 B_1 排出量 <100 μg,100~200 μg 为不足,>200 μg 为正常,>400 μg 为充裕;②24 h 尿中维生素 B_1 排出量。排出量在 40~100 μg 为正常。但收集 24 h 尿常有困难;③任意一次尿中维生素 B_1 排出量与尿肌酐比值。建议的评价标准是:当体内维生素 B_1 不足、低、适宜、高时,尿维生素 B_1 分别为 <27、27~65、66~129 μg/g 和 >130 μg/g 肌酐。

(六) 膳食参考摄入量与食物来源

以往认为维生素 B_1 与能量代谢有密切关系,因此维生素 B_1 供给量常按所需能量确定,一般定为 1.20~1.43 mg/10 MJ(0.5~0.6 mg/1 000 kcal)。我国现行推荐婴儿的适宜摄入量(AI)为 0.2~0.3 mg/d;推荐摄入量(RNI)儿童为 0.6~1.2 mg/d;青少年(14~17 岁)男性为 1.5 mg/d,女性 1.2 mg/d;成人(18 岁~)男性 1.4 mg/d,女性为 1.3 mg/d,孕妇为 1.5 mg,乳母为 1.8 mg/d。

维生素 B_1 广泛存在于天然食物中,在未精细加工的粮谷类中含量较丰富(表1-17)。粮谷类是我国人民的主食,也是维生素 B_1 的主要来源,但精白米面由于过分去除麸皮与糠,维生素 B_1 损失很多,另外烹调加碱也可使维生素 B_1 损失增高。动物内脏(肝、心及肾)、肉类、豆类、花生中维生素 B_1 也较丰富。

某些食物中有抗维生素 B_1 因子,使维生素 B_1 结构改变,活力降低,如在淡水鱼及贝类内含有的硫胺素酶,但烹调加热可破坏此酶。

表1-17 常见食品中维生素 B_1 含量(mg/100 g)

食品名称	维生素 B_1	食品名称	维生素 B_1
籼米(标1)	0.16	粳米(标2)	0.22
小麦粉(标准)	0.28	小麦粉(富强)	0.17
燕麦片	0.30	小米	3.5
黄豆	0.41	花生仁	0.72
猪肉(瘦)	0.54	猪心	0.19
猪肝	0.21	羊肉(瘦)	0.15
牛肉(瘦)	0.07	牛奶	0.03

摘自:中国预防医学科学院营养与食品卫生研究所《食物成分表》,人民卫生出版社,1999。

六、维生素 B_2

(一) 理化性质

维生素 B_2(Vit B_2)又名核黄素(riboflavin),溶于水,但水溶性较差,在 27.5℃时,每 100 ml 水溶解 12 mg。维生素 B_2 在酸性溶液中稳定,碱性中较不稳定,游离维生素 B_2 对光敏感,特别是在紫外线照射下,可被不可逆的分解。食物中的维生素 B_2 大多数与磷酸和蛋白质结合为复合化合物,即黄素蛋白,在加工与烹调过程中,一般损失较少。据测定,肉类损失率为 15% ~ 20%,蔬菜类为 20% 左右。

(二) 生理功能

1. **体内黄素酶的辅酶** 黄素单核苷酸(FMN)和黄素腺嘌呤二核苷酸(FAD)是黄素酶,如葡萄糖氧化酶、氨基酸氧化酶、黄嘌呤氧化酶、琥珀酸脱氢酶、谷胱甘肽还原酶等的辅基,重要功能为电子传递,在细胞代谢呼吸链反应中直接参与氧化还原反应,在氨基酸、脂肪酸和碳水化合物代谢中,逐步释放能量供细胞应用。

2. **铁的利用** 维生素 B_2 与体内铁的吸收、储存与动员有关,在防治缺铁性贫血中有重要作用。

3. **激活色氨酸** 维生素 B_2 参与色氨酸形成烟酸的过程。

(三) 吸收与代谢

食物中维生素 B_2 复合物在消化道内经蛋白酶、焦磷酸酶水解为游离维生素 B_2,在小肠上部被吸收,吸收量与其在肠腔中的浓度成比例。维生素 B_2 在大肠内也可被吸收。

吸收的维生素 B_2 在肠壁,部分在肝脏、血液中磷酸化,形成黄素单核苷酸(FMN)和黄素腺嘌呤二核苷酸(FAD)。维生素 B_2 在体内大多数以辅酶形式储存于血、组织及体液中。体内组织储存维生素 B_2 的能力很有限,当人体摄入大量维生素 B_2 时,肝肾中维生素 B_2 量常明显增加,并有一定量维生素 B_2 以游离形式从尿中排泄。影响维生素 B_2 排泄的因素很多,当蛋白质的摄入量减少时,维生素 B_2 的排出量会增高;长期服用维生素 B_2 也使其排出增加。此外,哺乳动物还通过乳汁排出维生素 B_2,从汗中排出的维生素 B_2 约为其摄入量的 3%。

(四) 缺乏症

1. **眼** 眼球结膜充血,角膜周围血管增生,角膜与结膜相连处有时发生水泡。严重时角膜下部有溃疡,有睑缘炎、羞光、视物模糊、流泪等。已有发现老年白内障与维生素 B_2 缺乏有关。有些暗适应能力下降与维生素 B_2 不足也有关,当给予维生素 A 无效时,给予维生素 B_2 有效。

2. **口腔** 口角湿白、裂隙、疼痛、溃疡(口角炎);唇肿胀、裂隙、溃疡以及色素沉着(唇炎);舌疼痛、肿胀、红斑及舌乳头萎缩(舌炎)。典型者全舌呈紫红色或红紫相间,出现中央红斑,边缘界线清楚如地图样的变化(地图舌)。

3. **皮肤** 常在皮脂分泌旺盛部位,如鼻唇沟、下颌、眉间、眼外眦及耳后、乳房下、腋下、腹股沟等处出现脂溢性皮炎,患处皮肤皮脂增多,轻度红斑,有脂状黄色鳞片。男性阴囊部位常有渗液、糜烂、脱屑、结痂、皱裂、皮肤变厚等变化,偶尔在女性阴唇也可见相似病变。由于维生素 B_2 缺乏常主要表现为口腔与生殖器官炎症变化,故有"口腔-生殖综合征"(oculo-oro-genital syndrome)之称。

4. **贫血** 维生素 B_2 缺乏可干扰铁在体内的吸收、储存及动员,严重缺乏时可造成缺铁性贫血。

5. 其他 维生素 B_2 缺乏还影响儿童生长发育;妊娠期缺乏维生素 B_2 可致胎儿骨骼畸形。

维生素 B_2 缺乏常与其他维生素缺乏同时出现,故必须详加鉴别。

(五)机体营养状况评价

1. 红细胞内谷胱甘肽还原酶活力系数(EGR AC) 测定红细胞加与不加 FAD 时谷胱甘肽还原酶水平,以酶的活力系数(AC 值)评价体内维生素 B_2 的营养状况。AC 值 >1.2,为维生素 B_2 不足。现多用全血中谷胱甘肽还原酶活性系数(BGRAC)。

2. 尿中维生素 B_2 排出量 分为:①24 h 尿中维生素 B_2 排出量。排出量在 200 μg/d 以上时为正常。②4 h 尿负荷试验。给予维生素 B_2 5 mg 后,4 h 尿中维生素 B_2 排出量,<400 μg 为缺乏;400~799 μg 为不足;800~1 300 μg 为正常;>1 300 μg 为充裕。③任意一次尿中维生素 B_2 排出量与尿肌酐比值。尿维生素 B_2 为 <27、27~79、80~269 和 >270(μg/g 肌酐)时可分别判为维生素 B_2 不足、低、适宜和充裕。

(六)膳食参考摄入量与食物来源

机体维生素 B_2 需要量与能量、蛋白质摄入量有关,生长加速、创伤恢复、妊娠与哺乳期热能量和蛋白质需要增加,维生素 B_2 需要量也增加。不同劳动强度、年龄、性别及生理状况人群的维生素 B_2 膳食参考摄入量不同。中国居民维生素 B_2 膳食参考摄入量:婴儿的适宜摄入量(AI)为 0.4~0.5 mg/d;推荐摄入量(RNI)儿童 0.6~1.2 mg/d;青少年(14~17 岁)男性为 1.5 mg/d,女性为 1.2 mg/d;成人(18 岁~)男性为 1.4 mg/d,女性为 1.2 mg/d,孕妇和乳母均为 1.7 mg/d。

维生素 B_2 广泛存在于植物与动物食品中,动物性食品中含量较植物性高,肝、肾、心脏、乳及蛋类中含量尤为丰富,大豆和各种绿叶菜亦含有一定数量(表 1-18)。

表 1-18 常见食品中维生素 B_2 含量(mg/100 g)

食品名称	维生素 B_2	食品名称	维生素 B_2
大米	0.05	猪肝	2.08
小麦粉	0.08	牛奶	0.14
黄豆	0.20	鸡蛋	0.31
大白菜	0.03	橘子	0.02
猪肉(肥瘦)	0.16	梨	0.03

摘自:中国预防医学科学院营养与食品卫生研究所《食物成分表》,人民卫生出版社,1999。

七、烟酸

(一)理化性质

烟酸(niacin)亦名尼克酸(nicotinic acid)、抗癞皮病因子、维生素 PP。体内具有生理活性的形式为烟酰胺。烟酸溶于水及乙醇,烟酰胺比烟酸更易溶解,且能溶于醚中,性质稳定,在酸、碱、光、氧或加热条件下不易破坏,在高压下,120℃ 20 min 也不被破坏。一般加工、烹调损失极小,但会随水流失。

(二)生理功能

烟酸为辅酶 I 与辅酶 II 的组成成分,在碳水化合物、脂肪和蛋白质的能量释放上起重要作用,是氧化还原反应的递氢者,是氢的供体或受体。它们参与细胞内呼吸,将糖酵解产物氢逐步转给黄素单核苷酸和细胞色素,最后递给氧形成水。

在维生素 B_6、泛酸和生物素存在时,烟酸参与脂肪、蛋白质和 DNA 合成。此外,烟酸在固醇类化合物的合成中起重要作用,可降低体内胆固醇水平。

(三) 吸收与代谢

烟酸在小肠吸收后,经门静脉入肝,在肝脏内转化为辅酶 I (NAD) 与辅酶 II (NADP)。在肝内未经代谢转化的烟酸或烟酰胺随血流入其他组织,再形成辅酶;肾脏也可直接将烟酰胺转变为 NAD 进入体内。

烟酸主要以辅酶的形式广泛分布于体内各组织中,在肝脏中浓度最高,但体内总储存量极少。过量的烟酸大部分甲基化为 N-甲基烟酰胺和 N-甲基砒啶从尿中排出。此外,还随乳汁分泌并从汗中排出。

(四) 缺乏症

烟酸缺乏症即癞皮病(pellagra)。前驱症状如疲劳、乏力、工作能力减退、记忆力差以及经常失眠。典型症状是皮肤炎(dermatitis)、腹泻(diarrhea)和痴呆(depression),即所谓"三 D"症状。皮炎多呈对称性,分布于身体暴露和易受摩擦部位,初始如同日晒过度引起的灼伤、红肿、水泡及溃疡等。随后皮肤病变部位转为红棕色,表皮粗糙、脱屑、过度角化、色素沉着。胃肠道症状主要为食欲丧失、消化能力减弱、恶心、呕吐、腹痛以及腹泻或便秘,或两者交替。舌与口腔炎症主要有舌平滑,上皮脱落,色洋红如杨梅状(杨梅舌),伴疼痛、水肿。精神神经症状有急躁、抑郁、记忆力丧失、情绪变化无常、失眠或嗜睡、昏睡、木僵,甚至发展为痴呆症。

烟酸缺乏常与维生素 B_1、维生素 B_2 及其他营养素缺乏同时存在,故常伴有其他营养素缺乏症状。

(五) 机体营养状况评定

常通过测定尿中烟酸代谢物来评价机体烟酸的营养状况:①尿中 2-甲基吡啶酮-5-羟酰胺(2-吡啶酮)和 N'-甲基烟酰胺(N'-MN)的排出量。当 2-吡啶酮/N'-MN 的比值 <1.0,表明有潜在烟酸缺乏。②4 h 尿负荷试验。口服 50 mg 烟酰胺,4 h 尿中排出量 <2.5 mg 为不足。③任意一次尿中 N'-MN 与肌酐比值评价。体内烟酸不足、低、适宜及高时,尿 N'-MN 分别为 <0.5、0.5~1.59、1.6~4.2 和 >4.3(mg/g 肌酐)。

(六) 膳食参考摄入量与食物来源

烟酸供给量应考虑能量消耗和蛋白质摄入量。能量消耗增加时,烟酸摄入量应增加;蛋白质因其中所含的色氨酸在体内转化为烟酸,故蛋白质摄入增加时,烟酸摄入可相应减少。烟酸的推荐摄入量按维生素 B_1(硫胺素)的 10 倍量计算。

烟酸及其衍生物存在于动、植物食物中,动物性食物中以烟酰胺为主,烟酸则主要存在于植物性食物中,两者活性相同。肝、肾、畜肉、鱼及花生中烟酸含量最为丰富,奶、蛋中含量虽不高,但所含色氨酸在体内可转化为烟酸。粮谷类中烟酸含量也较丰富,然而视加工程度而有很大变化。玉米中烟酸含量较大米高,但主要为结合型,不能被吸收利用,如果烹调时用碱(小苏打等)处理,可使大量游离烟酸从结合型中释放出来被机体利用。

人体所需烟酸中一部分可由色氨酸转化而来,平均 60 mg 色氨酸可转化为 1 mg 烟酸,故膳食中烟酸供给量用烟酸当量表示,即:烟酸当量(mg) = 烟酸(mg) + 1/60 色氨酸(mg),表 1-19 为常见食品中烟酸含量。

表1-19　常见食品中烟酸含量(mg/100 g)

食品名称	烟酸当量	食品名称	烟酸当量
大米	1.1	菠菜	0.6
小麦粉	2.0	猪肉(肥瘦)	3.5
玉米(黄)	2.5	猪肝	15.0
高粱	1.6	牛奶	0.1
黄豆	2.1	鸡蛋	0.2

摘自：中国预防医学科学院营养与食品卫生研究所《食物成分表》，人民卫生出版社，1999。

八、维生素 B_6

(一)理化性质

维生素 B_6(Vit B_6)主要以吡哆醇(主要存在于植物中)、吡哆醛和吡哆胺(主要在动物性食品中)三种天然存在的、性质相近的、均具维生素 B_6 活性的化合物形式存在。维生素 B_6 易溶于水，在空气中稳定，在酸中稳定，但易被碱破坏，在中性环境中易被光破坏。吡哆醛与吡哆胺较不耐热、吡哆醇耐热，后者在食品加工和储存中稳定性较好。

(二)生理功能

维生素 B_6 在体内起重要作用的是吡哆醛和吡哆胺，它们被磷酸化为辅酶形式，参与酶系代谢。吡哆醇在体内被磷酸化后可转变磷酸吡哆醛。已知有60多种酶需要维生素 B_6，主要与氮代谢有关，如转氨、脱氨、脱羧、转硫、色氨酸转化，以及不饱和脂肪酸和糖原代谢等。

(1) 参与氨基酸代谢：①转氨基作用。丙氨酸、天冬酰胺、精氨酸、半胱氨酸、异亮氨酸、赖氨酸等的转氨基作用需维生素 B_6 参与；②脱羧基作用。特别是色氨酸，当缺乏维生素 B_6 时，可使尿中黄尿酸、犬尿酸、3-羟基犬尿酸及喹啉酸排出增多。酪氨酸、组氨酸、多巴等脱羧基作用，中枢神经系统中谷氨酸转化为 γ-氨基丁酸，半胱氨酸转化为牛磺酸也都需要维生素 B_6 的参与。

(2) 参与糖原与脂肪酸代谢：维生素 B_6 的磷酸酯是磷酸化酶的一个基本成分，该酶催化肌肉和肝中糖原转化，还参与亚油酸合成花生四烯酸以及体内胆固醇的合成与转运。

(3) 其他：脑和其他组织中能量转化、核酸代谢、内分泌腺功能、辅酶A的生物合成以及草酸盐转化为甘氨酸等过程，也都需要维生素 B_6。

(三)吸收与代谢

维生素 B_6 在小肠上部被吸收，并迅速通过门静脉进入体内大部分组织中，在肝脏中含量较高，肌肉次之。过多的维生素 B_6 被氧化为吡哆酸排出体外，此外，尿中也直接排出维生素 B_6 原形。由于肠道微生物也能合成维生素 B_6，故粪便中排出的维生素 B_6 并不全为摄入的维生素 B_6 的丢失量。乳母可通过乳汁分泌维生素 B_6。

(四)机体营养状况评价

1. 色氨酸负荷试验　被检查者口服2 g色氨酸负荷剂量后，24 h尿中黄尿酸排出量少于65 μmol，为机体维生素 B_6 营养状况正常。

2. 尿中4-吡哆酸含量　尿中吡哆酸含量与年龄、性别有关。成年男性尿中排出量相当于摄入量的40%～50%；青年女性为22%～35%；女孩(青春期前)为2.5%～6.0%。该指标可反映维生素 B_6 的近期摄入水平。

3. 红细胞转氨酶活力　在依赖维生素 B_6 的转氨酶中，谷草转氨酶、谷丙转氨酶活力常在

维生素 B_6 缺乏时降低,故常被作为评价指标,但因影响因素较多,尚需谨慎对待测定结果。

4. **血液磷酸吡哆醛** 在正常情况下,血清含量在 14.6~72.9 nmol/L(3.6~18 ng/ml),长期维生素 B_6 摄入不足时,血中磷酸吡哆醛含量下降。

(五)膳食参考摄入量与食物来源

中国居民维生素 B_6 适宜推荐量(AI)婴儿为 0.1~0.3 mg/d;儿童为 0.5~0.9 mg/d;14 岁以上为 1.1 mg/d;成人 18 岁以上为 1.2 mg/d,50 岁以上为 1.5 mg/d,孕妇和乳母为 1.9 mg/d。

维生素 B_6 普遍存在于动、植物性食物中,但一般含量不高。含量较高的有豆类、畜禽类、肝脏和鱼类等。

九、叶酸

叶酸(folacin FA)又称蝶酰谷氨酸,由蝶啶、对氨苯甲酸和谷氨酸三种成分组成。天然存在的叶酸大多具有多个谷氨酸,其生物活性形式为四氢叶酸(THFA)。

(一)理化性质

叶酸不溶于冷水、乙醇、乙醚及其他有机溶剂,但其钠盐易溶解于水。叶酸在水中易被光破坏;在酸性溶液中不稳定,pH<4 时可破坏;对热也不稳定,但在中性或碱性溶液中加热至 100℃也未被破坏。食物中叶酸的烹调损失率可达 50%~90%。

(二)吸收与代谢

食物中叶酸要被还原为 THFA 才被小肠吸收。在血及组织液中叶酸的主要形式为 N^5-甲基 THFA,细胞内以多谷氨酸形式存在。葡萄糖与维生素 C(抗坏血酸)可促进吸收。据估计,膳食中叶酸的吸收率约为 70%。体内叶酸含量为 5~10 mg,其中约有一半在肝脏。叶酸通过尿、胆汁排出体外。

(三)生理功能

叶酸分子上的 N-5 及 N-10 可携带一碳单位,一碳单位包括甲酰基、亚胺甲基及甲基等,在嘌呤、胸腺嘧啶核苷酸的合成,丝氨酸与甘氨酸的相互转变,同型半胱氨酸合成甲硫氨酸,以及某些甲基化反应中起重要作用。通过这些代谢转变合成许多重要物质,特别是 RNA、DNA 以及蛋白质的合成。

(四)缺乏症

叶酸缺乏原因很多,诸如摄入不足、吸收不良、机体需要量增加和丢失过多等。孕妇、老人、酗酒者、服用药物(如避孕药、抗肿瘤药物)者,都是叶酸缺乏的高危人群。

叶酸缺乏影响核酸代谢,尤其是胸腺嘧啶核苷的合成,以致红细胞成熟受阻,同时还可影响粒细胞、巨核细胞及其他细胞如胃肠道黏膜细胞等。临床上表现为巨幼红细胞性贫血、舌炎及胃肠功能紊乱。

近年已证明,血中高同型半胱氨酸与动脉粥样硬化呈正相关,又与叶酸、维生素 B_6 及维生素 B_{12} 的缺乏呈负相关。

(五)机体营养状况评价

1. **血清或红细胞中叶酸水平** 血清叶酸含量反映近期膳食叶酸摄入情况,血清叶酸<6.8 nmol/L(3 ng/ml)表明缺乏。红细胞内叶酸水平反映机体组织中叶酸储存情况,红细胞叶酸<318 nmol/L(140 ng/ml)表明缺乏(表 1-20)。

表 1-20 叶酸营养状况评定（nmol/L）

项目	正常	边缘	缺乏
血清	>7.5		<6.8
红细胞	>362	318~362	<318

2. 血浆同型半胱氨酸含量　血浆同型半胱氨酸含量 >16 μmol/L 表明高于正常。

3. 血液检查　当叶酸缺乏时，可见血液内出现卵圆形红细胞以及巨型多节核中性粒细胞等。

（六）膳食参考摄入量与食物来源

根据美国（FNB）1998 年报道，叶酸的摄入量应以叶酸当量（dietary folate equivalent, DFE）表示。由于食物中叶酸的生物利用率只有 50%，而叶酸补充剂与膳食混合时生物利用率为 85%，为单纯来源于食物的叶酸利用率的 1.7 倍，因此膳食叶酸当量（DFE）的计算公式为：

$$DE_F(\mu g) = \{膳食叶酸(\mu g) + [1.7 \times 叶酸补充剂(\mu g)]\}$$

我国成人每天叶酸 RNI 为 400 μg，孕妇为 600 μg，乳母为 500 μg。

叶酸广泛存在于动、植物性食品中，含量丰富的食物有肝、肾、蛋、绿叶菜、酵母、牛肉、菜花，在土豆中含量也高（表 1-21）。

表 1-21　常见食品中叶酸含量（μg/100g）

食品名称	叶酸	食品名称	叶酸
猪肝	236.4	黄豆	381.2
瘦猪肉	8.3	花生	104.9
牛肉	3.0	核桃	102.6
鸡肉	5.0	卷心菜	39.6
鸡蛋	75.0	生菜	49.6

摘自：葛可佑《中国营养百科全书》，人民卫生出版社，2004。

十、维生素 B_{12}

维生素 B_{12}（Vit B_{12}）是维生素中分子结构最复杂的一种。因分子中含有钴元素，又名钴胺素。

（一）理化性质

维生素 B_{12} 易溶于水和乙醇，在 pH 为 4.5~5.0 的弱酸性条件下最稳定，强酸、强碱和光照下不稳定，易受重金属、强氧化剂或还原剂作用而破坏。遇热可有一定程度的破坏，但在短时间高压 120℃ 加热，可不受影响。

（二）吸收与代谢

食物中维生素 B_{12} 在胃酸及消化酶作用下释放，并与胃黏膜细胞分子的内因子（IF，一种糖蛋白）结合形成维生素 B_{12} 内因子二聚复合物，其含两分子 IF 和两分子维生素 B_{12}，运至回肠被吸收。在回肠肠壁细胞中钙的参与下，从二聚物中游离出维生素 B_{12}，进入门静脉，与血浆中一种蛋白质结合并进入肝脏。正常情况下其吸收率约 30%~70%，其中简单扩散仅为 1%~3%。当胃功能异常时，可由于缺乏内因子而使维生素 B_{12} 几乎不能吸收。维生素 B_{12} 的吸收随年龄的增加而逐渐降低。铁和维生素 B_6 缺乏也可降低其吸收率。

正常人体内肝脏维生素 B_{12} 含量约为体内总储存量的 80%，其余储存于肌肉、皮肤和骨组织,少量存于肺、肾、脾。维生素 B_{12} 主要从尿中排出,也有部分从胆汁排出,但通过肝肠循环时大部分被回肠再吸收。在肠道吸收功能障碍或食物中维生素 B_{12} 缺乏的情况下,肝中的储存量也可维持 3~5 年的需要。

(三) 生理功能和缺乏症

维生素 B_{12} 在体内核黄素、烟酸与镁等参与下转化成具有活性的辅酶形式,即甲基钴胺素和 5-脱氧腺苷钴胺素,主要作用有:

(1) 与四氢叶酸协同参与甲基转移作用:如在甲硫氨酸循环中作为甲硫氨酸合酶的辅酶,将 5-甲基四氢叶酸上的甲基转移给同型半胱氨酸,使甲硫氨酸再生,以利其充分发挥甲基供体作用,并提高叶酸的利用率。维生素 B_{12} 缺乏时,使叶酸陷于甲基叶酸的形式,而使其活性形式 5,10-亚甲基四氢叶酸缺乏,后者是 DNA 合成必需的,所以维生素 B_{12} 缺乏可发生巨幼红细胞贫血。

(2) 作为甲基丙二酸单酰 CoA 变位酶的辅酶:使甲基丙二酸转换为琥珀酸单酰 CoA。此反应与神经髓鞘物质代谢密切相关,故维生素 B_{12} 缺乏可表现出神经系统症状。

(四) 机体营养状况评价

1. 实验室评价方法 包括血清维生素 B_{12} 浓度、血清全钴胺素 Ⅱ(holo Te Ⅱ)含量测定、血清全结合卟啉(B_{12} 结合卟啉)、血象检查等。血清维生素 B_{12} 浓度 <1.1 pmol/L 表明维生素 B_{12} 缺乏;血清全钴胺素 Ⅱ 是反映维生素 B_{12} 负平衡的早期指标,一般以 29.6 pmol/L(40 pg/ml)定为维生素 B_{12} 负平衡;血清全结合卟啉为 110 pmol/L(150 pg/ml)表示肝脏维生素 B_{12} 储存缺乏,进入维生素 B_{12} 缺乏第二期;当骨髓细胞或淋巴细胞的 DNA 合成降低时出现异常时,血象检查可见红细胞较正常大,染色较深,白细胞中度减少,血小板减少等,此可用于维生素 B_{12} 缺乏的第三期即生化改变的评价。

2. 体格检查 出现巨细胞型贫血的症状和神经系统损害症状,常见有虚弱、全身乏力、厌食、背痛、胸腹部束带感觉,四肢麻木、感觉异常、刺痛、下肢强直、行走困难甚至瘫痪。

(五) 膳食参考摄入量与食物来源

中国居民维生素 B_{12} 的适宜摄入量(AI)婴儿为 0.4~0.5 μg/d;儿童为 0.9~1.8 μg/d;青少年为 1.2~2.4 μg/d;成人为 2.4 μg/d,孕妇为 2.6 μg/d,乳母为 2.8 μg/d。

维生素 B_{12} 主要来源于肉、贝、鱼、禽和蛋类。在动物肝脏中含量丰富,乳类含量较低,植物类几乎不含维生素 B_{12}。但是微生物能产生维生素 B_{12},所以发酵豆制品中维生素 B_{12} 含量非常高。

十一、维生素 C

维生素 C(Vit C)又名抗坏血酸,自然界存在 *L* 型和 *D* 型两种,*D* 型无生物活性。

(一) 理化性质

维生素 C 溶于水,稍溶于丙酮与低级醇类,结晶维生素 C 稳定,水溶液极易氧化,空气、热、光、碱性物质,特别是氧化酶及痕量铜、铁等重金属离子,可促进其氧化破坏进程。食物中维生素 C 有还原型与脱氢型之分,两者可通过氧化还原互变,同具生物活性。但当脱氢型维生素 C 继续被氧化或加水分解成二酮古洛糖酸或其他氧化产物,则丧失其活性。

(二) 吸收与代谢

从食物中进入人体的维生素 C 在小肠内被吸收,吸收率与其摄入量有关。摄入 30~60 mg 时,吸收率为 100%;摄入量为 90 mg 时,吸收率为 80%;摄入量增至 1 500、3 000 mg 和 12 000

mg 时,吸收率分别下降为 49%、36% 和 16%。未被吸收的维生素 C 继续进入肠道下段,剂量过大可致高渗作用,引起腹泻。

吸收入体内的维生素 C 很快就被分布于各个组织器官,其中以肾上腺、脑、胰、脾、涎腺及睾丸为最高。维生素 C 主要经泌尿道排出,汗、粪便中也排出少量。尿中排出量常受摄入量、体内储存量以及肾功能的制约。当大量维生素 C 摄入,使体内维生素 C 代谢池达饱和时,尿中排泄量与摄入量呈正相关。当血液中浓度低时,肾小管中细胞主动地再吸收维生素 C,以减少维生素 C 从尿中排出;反之,血中浓度增高,如 >79 μmol/L(1.4 mg/dl),由于肾小管细胞的吸收达到了它的极限,而不再吸收,尿中排出量可急剧地增加。维生素 C 的分解产物草酸及少量代谢物也由尿中排出。

(三) 生理功能

维生素 C 在体内不作为辅酶发挥生理作用,还作为一种强有力的抗氧化剂,保护其他的抗氧化剂,包括维生素 A 和 E 以及必需脂肪酸。它使铁在肠道内处于亚铁状态,提高机体对铁的吸收。

1. 还原作用 维生素 C 在体内的氧化还原作用与巯基(—SH)、双硫键(—S—S—)系统相联系,由于维生素 C 具有的还原作用,使—S—S—还原为—SH,从而提高体内—SH 水平。已知—SH 在体内与其他抗氧化剂如谷胱甘肽一起清除自由基,阻止脂类过氧化以及某些化学物质的危害作用。

2. 胶原合成 维生素 C 可使脯氨酸羟化酶和赖氨酸羟化酶复合体中的铁为 2 价形式而保持酶的活性,并使脯氨酸与赖氨酸转化为羟脯氨酸与羟赖氨酸,后两者是胶原蛋白的重要成分,当维生素 C 不足时,将影响胶原合成,造成创伤愈合延缓、微血管壁脆弱及不同程度出血。

3. 降低胆固醇 维生素 C 可在体内将胆固醇转变为能溶于水的硫酸盐而增加胆固醇的排泄;维生素 C 也参与肝中胆固醇的羟化作用,以形成胆酸,从而可降低血胆固醇含量。

此外,肉碱合成、肾上腺皮质激素的合成与释放也需维生素 C 的参与。

(四) 缺乏症

维生素 C 缺乏症称为坏血病(scurvy)。坏血病的早期症状是倦怠、疲乏、急躁、呼吸急促、牙龈疼痛出血、伤口愈合不良、关节肌肉短暂性疼痛,易骨折等。典型症状是牙龈肿胀出血、牙床溃烂、牙齿松动、毛细血管脆性增加。严重者可导致皮下、肌肉和关节出血及血肿形成,出现贫血,肌肉纤维衰退(包括心肌),心脏衰竭,严重内出血,而有致瘁死的危险。

(五) 机体营养状况评价

1. 血中维生素 C 水平 当体内维生素 C 达饱和程度时,血浆维生素 C 含量在 56.8 ~ 79.5 μmol/L(1.0~1.4 mg/dl)。但血浆维生素 C 水平只代表近期摄入状况,不表示体内储备水平。能反映组织中储备水平的较好指标为白细胞中维生素 C 含量,一般认为少于 2 μg/10^8 个白细胞为缺乏。

2. 尿中维生素 C 排出量 包括:① 4 h 尿负荷试验:用一定负荷剂量(成人 500 mg)维生素 C 口服,收集口服后 4 h 内尿液,测定尿中维生素 C 总量,>5 mg 为正常,<3 mg 为缺乏;② 24 h 尿中维生素 C 排出量。

(六) 膳食参考摄入量与食物来源

我国 2000 年提出的推荐摄入量(RNI)婴儿为 40~50 mg/d;儿童为 60~90 mg/d,青少年与成人为 100 mg/d。孕早期为 100 mg/d,中、晚期为 130 mg/d,乳母为 130 mg/d。

维生素 C 的主要食物来源为新鲜蔬菜与水果,如青菜、韭菜、塌棵菜、菠菜、柿子椒等深色蔬菜和花菜,以及柑橘、红果、柚子等水果含维生素 C 量均较高(表 1-22)。野生的苋菜、刺梨、沙棘、猕猴桃、酸枣等维生素 C 含量尤其丰富。动物性食品和奶类中维生素 C 含量不多。

表 1-22 常见食品中维生素 C 含量(mg/100 g)

食品名称	叶酸	食品名称	叶酸
橙	33	柚(文旦)	23
枣(鲜)	243	柿	30
枣(干)	14	山楂	53
柿子椒	72	猕猴桃	62
苦瓜	56	草莓	47
西兰花	51	塌菜	45

摘自:中国预防医学科学院营养与食品卫生研究所《食物成分表》,人民卫生出版社,1999。

(郭红卫)

第六节 矿 物 质

一、概述

(一)常量元素与微量元素

人体是由多种元素组成的,除碳、氢、氧、氮主要构成蛋白质、脂类、碳水化合物等有机化合物及水外,其余元素统称为矿物质。其中体内含量大于 0.01% 的各种元素称为常量元素,有钙、镁、钾、钠、磷、硫、氯计 7 种;含量小于 0.01% 的称为微量元素,一般认为维持正常生命活动必不可少的微量元素有铁、锌、碘、硒、氟、铜、钼、锰、铬、镍、钒、锡、硅、钴计 14 种。1995 年 FAO/WHO/IAEA 专家会议(FAO/WHO/IAEA expert consultation)将微量元素重新进行分析归类,共分成三类,第一类为目前已知的人体必需微量元素,包括铁(Fe)、锌(Zn)、碘(I)、硒(Se)、氟(F)、铜(Cu)、钼(Mo)、锰(Mn)、铬(Cr)、钴(Co);第二类为人体可能必需的微量元素,包括硅(Si)、镍(Ni)、硼(B)、钒(V);第三类为具有潜在毒性,但在低剂量时对人体可能具有必需功能的微量元素,包括铅(Pb)、镉(Cd)、汞(Hg)、砷(As)、铝(Al)、锂(Li)、锡(Sn)。

(二)矿物质的生理功能

矿物质是构成机体组织和维持正常生理功能所必需的,但不能提供能量。归纳起来其生理功能有以下几点。

(1)构成机体组织:如钙、磷、镁是骨骼和牙齿的重要成分,磷、硫是构成体内某些蛋白质的成分,铁是血红蛋白、肌红蛋白的组成成分。

(2)维持渗透压:如钠、钾、氯等与蛋白质共同维持各种组织的渗透压,在体液移动和储留过程中起着重要作用。

(3)维持机体的酸碱平衡:硫、磷、氯等酸性离子与钙、镁、钾、钠等碱性离子的适当配合,以及重碳酸盐和蛋白质的缓冲作用,调节着体内的酸碱平衡。

(4)维持神经和肌肉的兴奋性以及细胞膜的通透性:各种无机离子,特别是保持一定比例的钾、钠、钙、镁离子的适当配合,是维持神经、肌肉具有一定兴奋性和细胞膜具有一定通透性的必要条件。

(5)构成体内生理活性物质:如细胞色素氧化酶中的铁、甲状腺素中的碘、单胺氧化酶中的铜以及谷胱甘肽过氧化物酶中的硒等。

(6) 构成酶系统的活化剂：如氯离子对唾液淀粉酶，盐酸对胃蛋白酶，镁离子对氧化磷酸化酶的激活作用。

由于人体的新陈代谢，每日都有一定数量的矿物质通过各种途径如泌尿道、肠道、汗腺、皮肤、脱落细胞以及头发、指甲等排出体外，因而必须通过膳食予以补充。从人体对矿物质的吸收率、需要量以及矿物质在食物中的分布考虑，比较容易缺乏的元素有钙、铁、锌、碘、硒等。

二、钙

（一）体内分布

钙（calcium）是人体内含量最多的一种矿物质，占成人体重的 1.5% ~ 2%。其中 99% 集中在骨骼和牙齿中，主要以羟磷灰石结晶 $[3Ca_3(PO_4)_2 \cdot Ca(OH)_2]$ 形式存在，在婴幼儿骨骼中尚有部分是无定形的磷酸钙，以后随着年龄增长而逐渐减少。其余 1% 中一半与柠檬酸螯合或与蛋白质结合，另一半则以离子状态存在于软组织、细胞外液和血液中，称为混溶钙池（miscible calcium pool）。骨骼钙与混溶钙池之间维持着动态平衡。离子钙具有重要的生理活性，而与血浆蛋白结合的钙则可作为离子钙的储备形式。

（二）吸收与代谢

钙主要在酸性较高的小肠上段，特别是十二指肠内被吸收。维生素 D 是促进钙吸收的主要因素。某些氨基酸如赖氨酸、色氨酸、精氨酸等可与钙形成可溶性钙盐，乳糖可与钙螯合成低分子可溶性物质，均有利于钙的吸收。人体对钙的需要量大时，钙的吸收率也较高，如婴儿对钙的吸收率超过 50%，儿童约为 40%，成年人仅 20% 左右，但在妊娠和哺乳期钙的吸收率又增高。

另一方面，谷物中的植酸，某些蔬菜如菠菜、蕹菜、竹笋中的草酸可在肠腔内与钙结合成不溶解的钙盐；脂肪消化不良时未被吸收的脂肪酸与钙结合形成脂肪酸钙；膳食纤维中的糖醛酸残基与钙结合，均能影响钙的吸收。抗酸药、肝素等也不利于钙的吸收。磷酸盐对钙吸收的影响尚无一致意见，许多研究表明，大量磷酸盐对成人体内的钙平衡并无影响。

骨骼中的钙可在破骨细胞作用下不断释放进入混溶钙池，同时混溶钙池中的钙也可不断沉积于成骨细胞中，如此使骨骼不断代谢和更新。幼儿的骨骼每 1~2 年更新一次，以后随年龄增长更新速度减慢，成年人每 10~12 年更新一次。40~50 岁以后，骨吸收活动大于生成，骨中钙的含量逐渐下降，一般女性早于男性。代谢后的钙主要通过泌尿道、肠道、汗腺排出。正常膳食时，钙从尿中排出量约为摄入量的 20%。膳食中蛋白质摄入过高，可增加肾小球滤过率，降低肾小管对钙的重吸收，使尿钙排出增多。研究显示，如蛋白质摄入量由每日 47 g 增加至 142 g 时，24 h 尿钙由 184 mg 增至 394 mg。对泌尿道结石患者而言，减少蛋白质摄入量有时比减少钙摄入量更能降低尿钙的排出。此外哺乳期妇女每日可通过乳汁排出 100~300 mg 钙，高温作业者每日可从汗中排出数百毫克钙。

已知有 3 种激素类物质对维持体内钙平衡有重要意义：①维生素 D 经肝肾的羟化作用生成 $1,25-(OH)_2-D_3$，可促进钙的吸收，提高血钙水平，有利于成骨作用；②甲状旁腺素可作用于破骨细胞，并促进肾小管对钙的再吸收，使血钙上升；③降钙素加强成骨细胞的活性，使血钙降低。此外，钙调素（calmodulin）也可调节细胞内钙离子水平，维持其正常生理作用。

（三）生理功能

(1) 构成骨骼和牙齿：钙是骨骼和牙齿的重要成分。在骨骼已关闭和骨长度的生长停止以后，骨骼中钙每年更新 2%~4%，40~50 岁以后骨钙的溶出大于生成，骨组织的钙逐渐减少,其速率约为每年0.7%,且饮食习惯或饮食中钙的质与量并不影响其下降速率。

(2) 维持神经肌肉的正常活动:钙与钾、钠、镁等离子共同维持着神经、肌肉兴奋性的传导,肌肉的收缩以及心脏的正常搏动,钙离子能降低神经肌肉的兴奋性,若血清钙下降,则使神经肌肉的兴奋性增高,可发生抽搐。

(3) 促进某些酶的活性:钙离子能直接参与体内三磷酸腺苷酶、脂肪酶等的活性调节,还能激活一些酶系统如腺苷酸环化酶、鸟苷酸环化酶等。

(4) 参与血凝过程:在可溶性纤维蛋白原转变成纤维蛋白的过程中需要某些钙结合蛋白。

(四) 缺乏症

婴幼儿缺钙可影响骨骼和牙齿的发育,表现为佝偻病。成年人缺钙可发生骨质软化症,多见于生育次数多,授乳时间长的妇女。老年人缺钙易患骨质疏松症。

(五) 膳食参考摄入量与食物来源

我国每日膳食中钙的适宜摄入量(AI)为:成人800 mg,50岁以上1 000 mg;孕妇(4~6个月)1 000 mg,孕妇(7~9个月)1 200 mg,乳母1 200 mg;初生~6个月婴儿为400 mg,6个月~4岁以内600 mg,4~10岁800 mg,11~17岁1 000 mg。1997年8月美国科学院营养与食品委员会提出51岁以上成人钙的推荐摄入量为每日1 200 mg,比过去增加了50%。

食物中钙的最好来源是奶和奶制品,不但含量丰富,而且吸收率高。豆类、绿色蔬菜、各种瓜子也是钙的较好来源。少数食物如虾皮、海带、发菜、芝麻酱等含钙量特别高。常见食物的钙含量如表1-23所示。

表1-23 常见食物中的钙含量(mg/100 g)

食物名称	含量	食物名称	含量	食物名称	含量
母乳	30	鲍鱼	266	小麦粉	27~31
牛奶	77~140	猪肉(瘦)	6	大米	13
奶酪	799	牛肉(瘦)	9	黑豆	224
牛乳粉	676~998	羊肉(瘦)	9	青豆	200
虾皮	991	鸡	9	黄豆	191
大黄鱼	53	鸡蛋黄	112	豆腐	116~164
小黄鱼	78	甘蓝	128	豆腐干	308
带鱼	28	大白菜	69	赤豆	74
凤鲚	114	油菜	108	豌豆	97
鲫鱼	79	芹菜	159	绿豆	81
青鱼	31	黄花菜	301	腐竹	77
鳝丝	57	发菜	875	花生仁(炒)	284
海虾	146	黑木耳	247	西瓜子	392
海蟹	208	海带(浸)	241	山核桃	113
螺蛳	539	紫菜	264	芝麻酱	1 170

摘自:中国预防医学科学院营养与食品卫生研究所《食物成分表》,人民卫生出版社,1999。

三、磷

(一) 体内分布

人体磷的含量约为体重的1%,成人体内含磷400~800 g,其中85%存在于骨骼和牙齿中,15%分布于软组织及体液中。

（二）吸收和代谢

食物中的磷主要与蛋白质、脂肪结合，形成核蛋白、磷蛋白和磷脂等，也有其他形式的有机磷和无机磷。磷的吸收与钙相似，也需要维生素 D。谷类所含植酸磷较难被吸收利用，食物中钙、镁、铁和铝过多时可与磷酸形成难溶性磷酸盐而影响磷的吸收。摄入混合膳食时，约 60%~70% 的磷可被小肠吸收。一般年龄愈小，磷的吸收率愈高。婴儿对牛奶中磷的吸收率为 65%~75%，对母乳中磷的吸收率 >85%。磷主要通过肾脏排泄。甲状旁腺素、降钙素均能降低肾小管对磷的重吸收，使尿磷排出增加，而维生素 D 则增加肾小管对磷的重吸收，从而调节血磷浓度。

（三）生理功能

(1) 构成骨骼、牙齿和软组织成分。骨骼和牙齿中的羟磷灰石是由钙和磷共同构成的，钙磷比例约为 2:1。磷也是软组织结构的重要成分，如 RNA、DNA、细胞膜及某些结构蛋白质均含有磷，这一点与钙不同。

(2) 参与能量的储存和释放。磷以磷酸的形式参与构成三磷酸腺苷（ATP）、磷酸肌酸（CP）等储能、供能物质，在能量的产生、转移、释放过程中起重要作用。

(3) 参与酶的组成。体内许多酶系统的辅酶如硫胺素焦磷酸酯（TPP）、磷酸吡哆醛、黄素腺嘌呤二核苷酸（FAD）、烟酰胺腺嘌呤二核苷酸（NAD）等都需磷参与。

(4) 参与物质代谢。碳水化合物和脂肪的代谢，需先经磷酸化成为含磷中间产物（如葡萄糖转变为葡萄糖-6-磷酸）后才能继续进行反应。

(5) 调节酸碱平衡。磷酸盐可组成缓冲系统，并通过从尿中排出不同形式和数量的磷酸盐，参与维持体液的酸碱平衡。

（四）膳食参考摄入量与食物来源

磷在食物中分布很广。瘦肉、蛋、鱼、鱼子、干酪、蛤蜊、动物的肝、肾中磷的含量都很高，海带、芝麻酱、花生、干豆类、坚果、粗粮含磷也很高。但粮谷中的磷多为植酸磷，吸收和利用率较低。由于磷的食物来源广泛，一般膳食中不易缺乏。我国成人每日膳食中磷的适宜摄入量（AI）为 700 mg。儿童、孕妇、乳母钙磷比例保持 1:1，成人钙磷比例保持在 1:1.2~1:1.5 为宜。

四、镁

（一）体内分布

成人体内含镁 20~30 g，是必需常量元素中含量最少的。60% 以上的镁集中在骨骼和牙齿中；25% 分布于肌肉组织中，主要与蛋白质形成络合物。

（二）吸收与代谢

镁主要在小肠被吸收入血。膳食中镁含量高时吸收率约为 40%，而膳食中镁含量低时吸收率可达 70% 以上。膳食成分也影响镁的吸收。如乳糖和某些氨基酸有利于镁的吸收，而较多的草酸、植酸和钙盐则可妨碍镁的吸收。

镁主要由尿液中排出，肾脏对体内镁含量有调节作用。肠道和汗液也排出少量的镁。

（三）生理功能

镁与钙、磷一起参与骨骼和牙齿的组成。但三者在骨骼中的代谢关系至今仍不十分清楚。镁与钙似乎既协同又拮抗，当体内镁不足时，在不稳定的骨矿物质界面上就不能进行正常的钙、镁异离子交换（heteroionic exchange），这被认为是引起低钙血症的原因之一。但镁摄入过多时,又可阻碍骨骼的正常钙化。镁在细胞内主要浓集于线粒体中,对氧化磷酸化、糖酵解、脂肪酸的 β-氧化等多种代谢有关的酶系统的生物活性有重要影响。细胞外液中的镁虽然只占体内镁总量的 1%,却与钙、钾、钠离子共同维持着神经、肌肉的兴奋性。镁还是维持心肌的正常结构和功能以及心脏正常节律所必需的。临床上,镁盐对缺血性心脏病有一定疗效。

(四)缺乏症

食物中镁的分布较广,一般膳食不致引起缺乏。但长期慢性腹泻引起镁大量排出时可出现血清镁含量下降和镁缺乏症状,如抑郁、不安、厌食、眩晕、肌肉无力等。血清镁浓度降低可导致神经肌肉兴奋性异常,心律不齐等,幼儿还可发生惊厥。

(五)膳食参考摄入量与食物来源

我国每日膳食中镁的适宜摄入量(AI)为:成人 350 mg,孕妇、乳母 400 mg,婴儿 30~70 mg,1~3 岁儿童 100 mg,4~6 岁 150 mg,7~10 岁 250 mg,11 岁以上同成年人。美国科学院营养与食品委员会 1997 年提出 51 岁以上人群每日镁的参考摄入量为男性 420 mg,女性 320 mg。患有急、慢性肾脏疾病、肠功能紊乱、长期服用泻药、利尿剂或避孕药,以及甲状旁腺手术后,宜适当增加镁的摄入量。

(六)食物来源

镁主要来源于植物性食物,玉米、小麦、小米、大米、干豆、坚果、绿叶蔬菜中含量都较丰富。动物性食物一般含镁较少。精制食品和油脂含镁最少。

五、钠

(一)体内分布

人体每千克体重含钠约 58 mmol,体重 60 kg 的成年人体内含钠约 3 480 mmol,其中 70% 以上在细胞外液和骨骼中,9%~10% 在细胞内液。

体内钠有可交换钠与不可交换钠两部分,按成年男性总体钠 60 mmol/kg 体重计算,可交换钠约占 70% 左右(42 mmol/kg 体重);其余 30%(18 mmol/kg 体重)为不可交换钠。细胞内、外液和骨骼中所含的钠,约 50% 为可交换钠。可交换钠与血浆中的钠进行着弥散平衡;不可交换钠主要与骨骼结合,吸附在长骨深层的羟磷灰石晶体表面。

正常人血浆钠浓度为 135~142 mmol/L,红细胞中钠浓度为 9.61 mmol/L,白细胞中为 34.4 mmol/L,血小板中为 37.8 mmol/L;细胞内液中为 10 mmol/L,细胞间液和淋巴液中钠约为 140 mmol/L。

(二)吸收和代谢

钠随食物进入胃肠道后,在小肠上部几乎完全被吸收进入血液循环,并分泌到汗液和消化液中。分泌到胃肠道的钠大部分被重新吸收,而汗液中的钠则排出体外。钠主要从肾脏排出,如成人在凉爽的环境中,每日尿液中排出的钠为 100~140 mmol。肾脏可通过肾上腺皮质激素调节钠的代谢,如醛固酮减少时,肾小管对钠的重吸收减少,可使尿中钠的排出量增加,血钠降低。而饮食中无钠时,每日尿中钠的排出量可减少到 10 mmol。

(三)生理功能

(1) 调节体内水分与渗透压:钠主要存在于细胞外液,是细胞外液中的主要阳离子,约占阳离子总量的 90% 左右。钠对细胞外液渗透压调节与维持体内水量的恒定是极其重要的,当细胞内钠含量增高时,水进入细胞内,使水量增加,造成组织肿胀,引起组织水肿;反之,人体丢失钠过多时,致钠量降低,水量减少,水平衡改变。细胞外液钠量的降低,使水进入细胞,细内钾浓度被稀释,细胞外液容量下降,这些改变可能促使血压下降。

(2) 维持酸碱平衡:钠在肾小管重吸收时与 H^+ 交换,清除体内酸性代谢产物(如 CO_2),保持体液的酸碱平衡。钠离子总量影响着缓冲系统中碳酸氢盐的消长,因而对体液的酸碱平衡也有重要作用。

(3) 增强神经、肌肉兴奋性:细胞内外钠、钾、钙、镁等离子的适当浓度是维持神经、肌肉正常功能的必要条件,钠主要能增强神经、肌肉的兴奋性。

(4) 其他:钠与 ATP 的生成和利用、心血管功能、能量代谢都有关系,钠不足可影响其作用。此外,糖代谢、氧的利用也需有钠的参与。

(四) 缺乏与过多

一般情况下人体不易缺钠,但在禁食、少食、膳食钠限制过严以至摄入量非常低时;或因高温、重体力劳动而过量出汗,胃肠疾病如反复呕吐、腹泻使钠过量排出时;或利尿剂的使用抑制了肾小管重吸收钠而使钠丢失等均可引起钠的缺乏。血浆钠 < 135 mmol/L 时,即为低钠血症。但钠缺乏时血浆钠也可正常或升高,因为如果在丢失钠的同时也丢失水,或由于血容量减少而补充含钠的液体,也可使血浆钠水平保持或增加。

在钠缺乏早期,细胞外液减少、渗透压降低,细胞外液进入血液循环。随后,机体为保持细胞外液容量而保留更多的水分,而使钠的浓度下降,水进入细胞内,致细胞体积胀大,脑细胞发生肿胀。而血浆容量的缩减如未及时得到补偿,则可使血压下降,血液循环不足。为维持脑部血流的供应,内脏血管发生反射性收缩,肾血流量减少,肾小球滤过率降低。此外,血浆容量的减少使醛固酮分泌增加,钠在肾小管的重吸收更为完全。由于尿的浓缩不好,钠与氯化物极少,尿的比重很低。

钠缺乏的早期症状不明显,可出现食欲不振、倦怠、淡漠,甚至起立时昏倒。当失钠达 0.75～1.2 g/kg 体重时,可出现恶心、呕吐、视力模糊、心率加速、脉搏细弱、血压下降、肌肉无力或痉挛、疼痛反射消失,以至于淡漠、木僵、昏迷、外周循环衰竭、休克,最终可因急性肾衰竭而死亡。

过量摄入食盐(每日达 35～40 g)可引起急性中毒,出现水肿、血压上升、血浆胆固醇升高、脂肪清除率降低,胃黏膜上皮细胞破裂等。血浆钠 > 150 mmol/L 时称为高钠血症,可出现口渴、面部潮红、软弱无力、烦躁不安、精神恍惚、谵妄、昏迷、血压下降,严重者可致死亡。据报道,如误将食盐当作食糖加入婴儿奶粉中喂哺,可能引起中毒,甚至死亡。

钠摄入量过多还与高血压有关。20 世纪 70 年代的大量流行病学研究揭示了食盐摄入量和高血压发病率之间的关系。如美国阿拉斯加州的爱斯基摩人每日食盐摄入量仅为 4 g 左右,几乎没有高血压患者。而日本北部居民平均每日食盐摄入量 26 g,高血压发病率高达 38%,其中约 1/2 死于脑卒中(中风)。1988 年 WHO 一项国际性盐与高血压关系研究(Intersalt)的结果表明,个体尿钠排出量与血压呈显著正相关。其中 3 个中国人群尿钠排出量较高,如天津人的尿钠排出量平均为 245.6 mmol/24 h(相当于每日摄入盐 14.4 g),居全世界 52 个地区人群之首,广西南宁人为 169.2 mmol/24 h(相当于每日摄入盐 9.9 g),台湾人为 141.4 mmol/24 h(相当于每日摄入盐 8.3 g)。但研究也发现,人类对钠盐的敏感性是有差异的。有些人对盐比较敏感,而另一些人则不敏感。在高血压家族人群中对盐敏感的较普遍,而无高血压家族史者对盐不敏感的较普遍,提示高血压家族遗传可能与其对盐的敏感性有关。但多大剂量的钠可引起高血压尚不明确。Battarbee 等研究发现膳食中食盐含量与高血压的关系在不同人群之间较为明显,而在同一人群中没那么明显。

此外,长期摄入较多的食盐,可能增加发生胃癌的危险性。这被认为是由于盐可导致胃黏膜保护层的损伤,引起炎性反应,增加 DNA 合成和细胞增殖等。胃黏膜上皮的损伤对于幽门螺杆菌等致癌因素也有促进作用。

(五) 膳食参考摄入量与食物来源

人体对钠的生理需要量很低,我国成人每日膳食中钠的适宜摄入量(AI)为 2 200 mg。WHO 建议的食盐摄入量上限为 6 g/d。而中国膳食中平均每人每日食盐摄入量为 10~15 g,远远超出了人的生理需要。鉴于钠摄入过多可使部分人的血压升高,应提倡减少饮食中食盐的摄入量。一般成人食盐摄入量宜<10 g/d,最好是 6 g/d。高血压、冠心病、肾病、肝硬化等病人更需限制钠盐摄入量。

钠主要来自食盐(氯化钠),如烹调用盐、酱油(含 20% 食盐)、盐腌食品等。天然食物如绿叶蔬菜、鱼类等也含少量钠。

六、钾

(一) 体内分布

成人体内含钾 140~150 g,大部分在细胞内液中。血清钾的正常浓度为 3.5~5 mmol/L。

(二) 吸收和代谢

饮食中的钾进入小肠后大部分通过扩散作用被吸收,小部分通过主动耗能过程吸收。钾由血液和淋巴液转运,部分钾与蛋白质或糖原结合而进入细胞内。当机体需要能量时,糖原和蛋白质分解,钾可从细胞内释出。

大多数钾经肾脏排泄,仅有少量由肠道和皮肤排出。肾脏对体内钾的调节作用不如对钠的调节作用强,即使在不摄入钾的情况下,也有一定量的钾从尿中排出。胃液、胰液、胆汁和肠液中都含钾,故慢性腹泻可能造成钾的大量丢失。

(三) 生理功能

钾是细胞内液中主要的阳离子,与细胞外液中的钠离子等共同维持和调节渗透压。钾作为体内主要的碱性物质,对组织细胞中的酸碱平衡起着重要作用。钾与钠、钙、镁协同,维持神经肌肉的正常功能。钾与钙、镁的平衡,对维持心肌的兴奋性、传导性和自律性有重要影响。钾还参与体内氨基酸、葡萄糖、氧化磷酸化等多种代谢。

流行病学研究发现钾的摄入量与高血压呈负相关,即钾摄入量和尿钾排出量较高人群的高血压发病率较低。其作用机制可能与钾能激活钠泵,促进尿钠的排出,以及抑制肾素-血管紧张素系统,减弱交感神经活动等因素有关。

(四) 膳食参考摄入量与食物来源

我国成人每日膳食中钾的适宜摄入量(AI)为 2 000 mg。美国一般膳食中钾摄入量为 50~80 mmol/d,相当于氯化钾 3.7~5.9 g。

膳食中钾主要来源于植物性食物,蔬菜、水果、豆类等食物中钾含量都很丰富,一般不致缺乏。

七、氯

(一) 体内分布

成人体内含氯 82~100 g,占体重的 0.15%,主要以氯化钠、氯化钾的形式存在,广泛分布于全身。其中胃肠道分泌液和脑脊液中氯的浓度较高,血浆中为 90~106 mmol/L。除红细胞、胃黏膜细胞有较高的氯含量外,大多数细胞内氯含量都很低。

（二）吸收和代谢

膳食中的氯和钠一样,在小肠上部几乎完全被吸收,并经肾脏和皮肤排出。体内氯和钠的含量主要由肾脏调节,包括肾素-血管紧张素-醛固酮系统等。血中氯离子浓度一般随钠离子浓度而变化。如果出汗不太多,也没有腹泻,则摄入氯的98%以上从尿液中排出。

（三）生理功能

氯是细胞外液中主要的阴离子,与钠同样具有调节渗透压和酸碱平衡的作用。氯离子还是胃酸的主要成分,并在唾液中能激活唾液淀粉酶。

（四）食物来源

氯主要也是通过食盐(氯化钠)被摄入。除食盐、酱油、盐腌食品外,鱼类、肉类和植物性食物中也含氯。一般膳食中不易缺乏。

八、锌

（一）体内分布

成人体内含锌为 $2\sim2.5\,g$,主要分布于肌肉、骨骼和皮肤。眼组织的视网膜、脉络膜,前列腺以及精液中锌浓度较高。血液中的锌75%~85%存在于红细胞中,3%在白细胞中,12%~22%在血浆中。红细胞锌主要以碳酸酐酶和其他含锌金属酶类形式存在,血浆锌30%~40%与α-巨球蛋白结合,60%~70%与白蛋白结合。游离锌含量很低。

（二）吸收与代谢

食物中约30%的锌在小肠内被吸收,一部分通过肠黏膜后与血浆白蛋白结合,随血流分布于各组织器官,另一部分则储存在黏膜细胞中。肠黏膜细胞含锌量有调节锌吸收的作用。

膳食因素可影响锌的吸收。植酸、膳食纤维以及过多的铜、镉、钙和亚铁离子可妨碍锌的吸收,而维生素D、柠檬酸盐等则有利于锌的吸收。锌主要从肠道排出,尿中锌的排出量每日 $300\sim700\,\mu g$,汗液排出约 $500\,\mu g$。

（三）生理功能

(1) 参与酶的组成：锌是很多金属酶的组成成分或酶的激活剂,如碱性磷酸酶、碳酸酐酶、乙醇脱氢酶、乳酸脱氢酶、谷氨酸脱氢酶、胸腺嘧啶核苷激酶、羧肽酶等,已知的含锌酶或含锌蛋白超过200种。这些酶对维持人体的正常代谢有重要作用。

(2) 促进生长发育和组织再生：研究表明,锌是RNA聚合酶和DNA聚合酶呈现活性所必需的,与DNA、RNA和蛋白质的生物合成有关。因此人体的生长发育、伤口的愈合都需要锌的参与。

(3) 其他功能：锌能维持正常味觉,促进食欲;还可影响体内维生素A的代谢,如肝脏储存的维生素A的视黄醛的形成和构型转化;参与机体的免疫功能等。

（四）缺乏症

人体缺锌时可出现生长发育迟缓,食欲不振,味觉减退或有异食癖,性成熟推迟,第二性征发育不全,性功能低下,创伤不易愈合,免疫功能降低,易于感染等。孕妇缺锌还可导致胎儿畸形。此外,肠源性肢端皮炎,一种发生于婴儿的遗传性疾病,与锌吸收和代谢异常引起的缺锌有关。

（五）需要量与参考摄入量

人体代谢研究表明,成年人每日需 $12.5\,mg$ 锌。同位素研究发现每日锌的更新量为3~

4 mg。混合膳食中平均锌吸收率若按25%计算，则成人每日锌参考摄入量为15 mg。我国制定的每日锌的推荐摄入量（RNI）为：成人男性15 mg，女性11.5 mg；孕妇16.5 mg；乳母21.5 mg；14~17岁男性为19 mg，女性为15.5 mg。

（六）食物来源

动物性食物是锌的主要来源。牛、猪、羊肉中锌含量为20~60 mg/kg（ppm），蛋类为13~25 mg/kg，牛奶及奶制品为3~15 mg/kg，鱼及其他海产品约为15 mg/kg，牡蛎含锌量最高可达1 000 mg/kg以上。豆类与谷类中约为15~20 mg/kg，蔬菜、水果中锌含量很低，一般在10 mg/kg以下。此外，食物经过精制，锌的含量大为减少，如小麦磨成精白粉，去除胚芽和麦麸，锌含量约减少了4/5（由35 mg/kg减少到0.8 mg/kg）。

九、铁

（一）体内分布

铁是人体内含量最多的一种必需微量元素，总量为4~5 g。其中60%~75%存在于血红蛋白中，3%~5%在肌红蛋白中，1%在各种含铁酶类（细胞色素、细胞色素氧化酶、过氧化物酶与过氧化氢酶等）中，以上均为功能性铁。此外还有储存铁，以铁蛋白（ferritin）和含铁血黄素（hemosiderin）的形式存在于肝、脾和骨髓中，约占铁总量的25%。在人体器官组织中铁的含量以肝、脾为最高，其次为肾、心、骨骼肌和脑。

血红蛋白含有4个血红素和4个球蛋白链的结构，使铁稳定在亚铁状态，能与氧结合而不被氧化，在从肺输送氧到组织的过程中起关键作用。人体内血红蛋白含量随年龄、性别、营养状态、妊娠与哺乳以及疾病等因素而不同。一般情况下血液中血红蛋白含量，出生6个月至6岁为110 g/L，6~14岁为120 g/L，成年男性为130 g/L，成年女性为120 g/L，孕妇为110 g/L。低于此含量为缺铁性贫血。

肌红蛋白是由一个血红素和一个球蛋白链组成，仅存在于肌肉组织内。基本功能是在肌肉中转运和储存氧，在肌肉收缩时释放氧以满足代谢的需要。

细胞色素是以血红素为活性中心的含铁蛋白，卟啉环上侧链不同时，形成不同的血红素，血红素中的铁可在Fe^{2+}与Fe^{3+}间相互转变。通过其在线粒体中的电子传导作用，对呼吸和能量代谢有非常重要的影响，如细胞色素a、b和c是细胞通过氧化磷酸化作用产生能量所必需的。细胞色素在氧利用率高的组织（如心肌）中含量较高。对氧代谢副产物分子起反应的氢过氧化物酶也是血红素酶，此外还有多氢酸酶（参与三羧酸循环）、磷酸烯醇丙酮酸羧激酶（糖产生通路限速酶）、核苷酸还原酶（DNA合成所需的酶）等。

铁蛋白（ferritin）是体内铁储存的主要场所，几乎存在于每个细胞，但以肝实质细胞中含量最多，其余大部分存在于肌肉组织及网状内皮细胞中。肝脏内铁蛋白的基本作用是摄取铁，防止铁水解、聚合、沉淀，以及铁的动员、移出和被利用。因而铁蛋白主要是作为合成血红蛋白及其他生理功能所需铁的储备库，并将铁储存在蛋白质外壳内，使细胞内"游离"铁浓度不至于过高而产生有害作用。铁蛋白的摄铁作用还可防止红细胞破坏产生的、过多的铁所造成的氧化性损伤。此外，铁蛋白对免疫系统还有调节作用，对某些肿瘤细胞的生长有抑制作用。

含铁血黄素是无定形的、主要为氢氧化铁并凝结为无蛋白的棕色、颗粒状物质，含铁量约为35%。动物肝脏、脾脏所储存的含铁血黄素与铁蛋白几乎各占一半。

（二）吸收与代谢

食物中的铁有血红素铁和非血红素铁两种类型。非血红素铁主要以$Fe(OH)_3$络合物的形式存在于食物中,与其结合的有机分子有蛋白质、氨基酸和其他有机酸等。此型铁必须先与有机部分分离,并还原成为亚铁离子后才能被吸收。

膳食中存在的磷酸盐、植酸、草酸、鞣酸等可与非血红素铁形成不溶性的铁盐而阻止铁的吸收。此为谷类和某些蔬菜中铁吸收率低,浓茶可减少膳食中非血红素铁吸收的主要原因。蛋类中因存在一种磷酸糖蛋白——卵黄高磷蛋白(phosvitin)的干扰,铁吸收率也仅3%。碱或碱性药物可使非血红素铁形成难溶的氢氧化铁,阻碍铁的吸收。萎缩性胃炎以及胃大部分切除时,胃酸分泌减少也影响铁的吸收。

维生素 C 可将三价铁还原为亚铁离子,并可与其形成可溶性螯合物,故有利于非血红素铁的吸收。有研究表明,当铁与维生素 C 重量比为 1:5 至 1:10 时,铁吸收率可提高 3~6 倍。半胱氨酸也有类似作用。肉、鱼、禽类中含有肉类因子(meat factor)可促进植物性食品中铁的吸收,但肉类因子的化学本质目前尚不清楚。近年的研究还发现核黄素对铁的吸收、转运与储存也具有一定作用。当核黄素缺乏时,铁的吸收、转运以及肝、脾储铁均受阻。

血红素铁是血红蛋白及肌红蛋白中与卟啉结合的铁,可以卟啉铁的形式直接被肠黏膜上皮细胞吸收,在细胞内分离出铁并与脱铁铁蛋白结合。此型铁既不受植酸等抑制因素的影响,也不受维生素 C 等促进因素的影响,但胃黏膜分泌的内因子可促进其吸收。

血红素铁和非血红素铁的吸收均受小肠黏膜细胞的调节。被吸收入肠黏膜的铁与脱铁铁蛋白结合,形成铁蛋白储存在黏膜细胞中。当机体需要铁时,铁从铁蛋白中释出,随血液循环运往需铁组织。失去铁的脱铁铁蛋白又与新吸收的铁结合。当黏膜细胞中铁蛋白量逐渐达到饱和时,机体对铁的吸收量也逐渐减少。因此,当体内铁的需要量增大时,吸收也增加,反之则减少。

运铁蛋白(transferrin)或称铁传递蛋白是一类能可逆地结合 Fe^{3+} 的糖蛋白,在肝脏合成。运铁蛋白的主要功能是从小肠、肝脏和网状细胞等处转运铁到需铁的组织,血清含量约 2.5 g/L,半生期为 7 d,可在肝脏和肠道降解。运铁蛋白与铁结合,使铁成为可溶而适合于细胞摄取。结合铁的运铁蛋白与细胞表面专一受体结合,并进入细胞,将铁留在细胞内,失去铁的运铁蛋白返回细胞表面,并从受体上解离下来,回到循环中再与铁结合。正常成人大约只有 30%~40% 的运铁蛋白带有铁,不带铁的运铁蛋白又称为潜在的铁结合力。此外,运铁蛋白还有促进生长的作用,并与肿瘤的发生和发展有关。

成年人能吸收的铁相当于机体的丢失量。铁的丢失主要通过肠黏膜及皮肤脱落的细胞,其次是随汗和尿排出。其丢失量与体表面积成正比。体内衰老的红细胞破坏每日可释放 20~25 mg 铁,绝大部分在代谢过程中可反复被利用或储存。因而一般情况下铁的绝对丢失量很少。成年男子每日铁的丢失量约 1 mg,女子约为 1.4 mg。妊娠期妇女平均每日可吸收 4 mg 铁。

(三)生理功能

铁是组成血红蛋白的原料,也是肌红蛋白、细胞色素氧化酶、过氧化物酶、过氧化氢酶的组成成分,在体内氧和二氧化碳的转运、交换以及组织呼吸、生物氧化过程中起着重要作用。

(四)缺乏症和过量危害

膳食中可利用铁长期不足可导致缺铁和缺铁性贫血,多见于婴幼儿、孕妇和乳母。临床表现为食欲减退、烦躁、乏力、面色苍白、心悸、头晕、眼花、指甲脆薄、反甲、免疫功能下降。儿童还可出现虚胖,肝脾轻度肿大,精神不能集中而影响学习等。

正常情况下通过膳食途径不会引起铁过量。消化道吸收过多的铁主要为超量摄食含铁补剂及铁强化食品所致。当1次摄食铁量达到或超过 20 mg/kg 体重时即可出现急性铁中毒,最明显的表现是呕吐和血性腹泻,主要是铁局部作用引起的胃肠道出血性坏死的结果。

铁在人体内储存过多而引致潜在的有害作用已受到越来越多的关注。过量的铁可引起细胞成分如脂肪酸、蛋白质和核酸等的明显损伤,已知体内许多氧化还原反应都有铁化合物参与,如铁催化的 Fenton 反应产生活跃的羟自由基,后者可引起过氧化作用或细胞膜脂质和细胞内化合物的交联反应,致细胞老化或死亡。近年来的许多流行病学和动物实验研究显示,体内铁储存过多可能与心脏、肝脏疾病、糖尿病以及某些肿瘤有关。如铁通过催化自由基的生成、促进脂蛋白的脂质和蛋白质部分的过氧化反应形成氧化 LDL 等作用,参与动脉粥样硬化的形成。肝脏是铁储存的主要部位,铁过载可诱导脂质过氧化反应增强,导致机体氧化和抗氧化系统失衡,直接损伤 DNA。此外,含大量铁的肝细胞更易于被 HBV 感染,引致肝纤维化以及肝硬化,还可能增加肝细胞肿瘤发生的危险性。

(五)营养状况评价

机体缺铁可分三个阶段。

1. **铁减少期(ID)** 此时储存铁耗竭,血清铁蛋白(serum ferritin)浓度下降。血清铁蛋白是反映机体铁储存的指标,体内铁缺乏时血清铁蛋白降低。目前 WHO 及我国均以血清铁蛋白 <12 μg/L 为标准,但有研究认为诊断缺铁的标准可适当提高至 <30 μg/L。血清铁蛋白易受一些病理因素干扰而升高,如感染、炎症、结核病、肿瘤和肝病等。

2. **红细胞生成缺铁期(IDE)** 此时不仅血清铁蛋白下降,血清铁(serum iron)也下降,总铁结合力(TIBC)上升,同时红细胞游离原卟啉(FEP)上升。血清铁和总铁结合力的阳性率较高,但影响因素较多。正常人血清铁水平在一日中有很大变化,不同时间测定的结果变异极大。而且炎症、妊娠、口服避孕药均可影响血清铁的含量,因此不宜单独应用作为诊断缺铁的指标。总铁结合力较血清铁稳定,血清运铁蛋白饱和度 <15% 可作为红细胞生成缺铁期的判定指标之一应用于临床,而不宜用于缺铁的早期诊断。红细胞游离原卟啉是幼红细胞和网织红细胞合成血红蛋白过程中未能与铁结合的非血红素原卟啉而残留在新生的红细胞内,绝大多数非血红素原卟啉是和锌离子络合成锌原卟啉而并非"游离",只有 5% 的原卟啉未与金属离子络合。作为红细胞生成缺铁期的指标,采用 FEP/Hb 要优于 FEP。FEP 值可能受一些因素的影响,如铅接触、慢性病贫血、铁粒幼细胞贫血、珠蛋白生成障碍性贫血和严重溶血性贫血等。

3. **缺铁性贫血期(IDA)** 除上述指标变化外,血细胞比容(红细胞压积)(hematocrit)和血红蛋白下降。在评价人体铁营养状况时,仅检测血红蛋白及血细胞比容不能早期发现铁缺乏,故可同时选用上述几项指标(表1-24)。

运铁蛋白受体(serum transferrin receptors)是一种跨膜糖蛋白,在红系细胞表面表达,红系细胞运铁蛋白受体的表达水平和红系细胞内 Hb 合成时的铁代谢密切相关。铁缺乏时,该受体表达增加,铁充足时,受体表达减少。红系细胞表面的运铁蛋白受体可以脱落进入血液成为血清运铁蛋白受体,采用酶联免疫法(ELISA)可以测定。血清运铁蛋白受体是目前认为比较可靠的鉴定机体铁缺乏的指标,它不受性别、年龄、妊娠、炎症性疾病、感染以及其他慢性病的影响,而准确反应机体铁状况,在组织铁缺乏时,血清运铁蛋白受体的改变早于其他指标,且不需多个指标联合判定,并且可用于复合性缺铁的诊断。该指标生物变异小,实验方法一旦建立操作简单易行,标本用量少,无创伤性,适合人群铁营养状况的监测,尤其是对高危人群的筛检。目前,我国尚未将它确定为铁缺乏的公认指标,故目前尚无其正常值范围。

表 1-24 人体铁营养状况评价

检测指标	正常	ID	IDE	IDA
血清铁蛋白(μg/L)	60	<12	<12	<12
运铁蛋白饱和度	0.35	0.30	<0.15	<0.10
血清铁(μmol/L)	20	20	<10	<7
红细胞游离原卟啉(μmol/L)	0.54	0.54	1.8	3.6
血红蛋白(g/L)				
成年女性	≥120	≥120	≥120	<120
成年男性	≥130	≥130	≥130	<130
<7 岁	≥110	≥110	≥110	<110
孕妇	≥110	≥110	≥110	<110

（六）需要量与参考摄入量

成人铁的需要量按平均每日失铁量计算，妇女尚需加上月经失血损失的铁量。婴儿和儿童可根据平均体重增长来估算生长所需的额外的铁量。而铁的参考摄入量不仅包括生长所需要的铁和补偿丢失的铁，还应考虑不同食物中铁的吸收率。多数动物性食品中的铁吸收率较高，如鱼为 11%，血红蛋白为 25%，动物肌肉、肝脏为 22%，但蛋类为 3%。植物性食品中铁吸收率较低，如大米为 1%，玉米、黑豆为 3%，生菜 4%，大豆为 7%。故联合国粮农组织（FAO）和世界卫生组织（WHO）提出以膳食中动物性食品占总能量的比例来制订铁的参考摄入量（表1-25）。

表 1-25 FAO/WHO 专家组推荐的每日铁摄入量

人群	每日需要吸收的铁(mg)	每日铁摄入量(mg)		
		动物性食品(占总能量<10%)	动物性食品(占总能量10%~25%)	动物性食品(占总能量>25%)
婴儿				
0~4 个月	0.5	*	*	*
5~12 个月	1.0	10	7	5
儿童				
1~12 岁	1.0	10	7	5
13~16 岁(男)	1.8	18	12	9
13~16 岁(女)	2.4	24	18	12
月经期女子**	2.8	28	19	14
成年男子	0.9	9	6	5

*：母乳喂养是适宜的；**：无月经妇女摄入量同成年男子。

我国每日膳食中铁的适宜摄入量(AI)为：1~10 岁 12 mg；11~13 岁男性 16 mg，女性 18 mg；14~17 岁男性 20 mg，女性 25 mg；成年男性 15 mg，女性 20 mg。孕妇（孕 4~6 个月）25 mg，孕妇（孕 7~9 个月）35 mg，乳母 25 mg。在缺氧、受辐射、手术、创伤、失血、贫血、溶血以及口服避孕药、抗酸药时，铁的参考摄入量要相应增加。

（七）食物来源

膳食中铁的良好来源为动物肝脏、全血、肉鱼禽类，其次是绿色蔬菜和豆类，少数食物如黑木耳、海带、芝麻酱等含铁较丰富。常见食物中铁的含量如表 1-26 所示。

表 1-26　常见食物中的铁含量(mg/100g)

食物名称	含量	食物名称	含量	食物名称	含量
稻米(大米)	2.3	黑木耳	97.4	带鱼	1.2
小麦粉(标准粉)	3.5	发菜	99.3	鲫鱼	1.3
小麦粉(富强粉)	2.7	苔菜	283.7	水芹菜	6.9
小米	5.1	猪肉(瘦)	3.0	苋菜	5.4
玉米(黄)	2.4	猪肝	22.6	菠菜	2.9
黄豆	8.2	猪血	8.7	大白菜	0.9
豇豆	7.1	牛肝	6.6	干红枣	2.3
赤小豆	7.4	羊肝	7.5	葡萄干	9.1
绿豆	6.5	鸡肝	12.0	核桃仁	2.7
豆腐干	4.9	鸡蛋	2.3	西瓜子(炒)	8.2
腐乳(红)	11.5	鸡蛋黄	6.5	南瓜子(炒)	6.5
芝麻酱	9.8	蚌肉	50.0	花生仁(炒)	6.9

摘自:中国预防医学科学院营养与食品卫生研究所《食物成分表》,人民卫生出版社,1999。

十、硒

(一) 体内分布

人体内硒总量约为 13 mg,指甲、肝、肾、牙釉质中含量较高,血硒和发硒常可反映体内硒的营养状况。

(二) 吸收与代谢

硒主要在十二指肠被吸收,无机硒和有机硒的吸收率都在 50% 以上。人体似乎不是通过控制吸收,而是通过调节硒的排出量来维持体内硒含量的稳定。

吸收后的硒与血浆白蛋白结合,转运至各器官和组织。代谢后的硒大部分通过尿液排出,约为摄入量的 20%~50%,少量由肠道和汗中排出。当硒摄入量较高时,还可从肺部排出具有挥发性的三甲基硒化合物。

(三) 生理功能

(1) 抗氧化作用:硒是谷胱甘肽过氧化物酶(GSH-Px)的重要组成成分,GSH-Px 是由 4 个相同亚单位构成的四聚体酶,每个亚单位含 1 个硒原子。GSH-Px 能催化还原型谷胱甘肽(GSH)和过氧化物的氧化还原反应,使有害的过氧化物还原为无害的羟基化合物,从而保护细胞和组织免受损害。GSH-Px 与维生素 E 抗氧化的机制不同,两者可以互相补充,具有协同作用。

(2) 维护心肌结构和功能:动物实验发现硒对心肌纤维、小动脉及微血管的结构及功能有重要作用。中国学者发现缺硒是克山病的一个重要致病因素,而克山病的主要特征是心肌损害。

(3) 其他:硒参与辅酶 Q 的合成;可增加血中抗体含量,起免疫佐剂作用;对某些化学致癌物有阻断作用。白内障病人补充硒后,视觉功能有改善。

(四) 缺乏与过多

1935 年在我国黑龙江省克山县首先发现的克山病已被证实与硒缺乏有关。2~6 岁儿童和育龄妇女为易感人群,临床上可见心脏扩大,心功能不全和各种类型的心律失常。生化检查可见血浆硒含量和红细胞 GSH-Px 活力下降。服用亚硒酸钠对减少克山病的发病有明显的效果。

硒摄入过多可致中毒。我国湖北的恩施县、陕西的紫阳县由于水土中硒含量过高,造成粮食、蔬菜中硒含量过高,以致发生地方性硒中毒。主要表现为头发变干、变脆、断裂,眉毛、胡须、腋毛、阴毛脱落。肢端麻木,抽搐,甚至偏瘫。

(五)膳食参考摄入量与食物来源

我国每日硒的推荐摄入量(RNI)为:成人 50 μg,1~3 岁 20 μg,4~6 岁 40 μg,7~10 岁 35 μg,11~13 岁 45 μg,14 岁以上与成人相同。成年人硒的可耐受最高摄入量(UL)为每日 400 μg。

食物中硒的含量因地区而异。海产品、肝、肾、肉类为硒的良好来源,谷类含硒量随各地区土壤含硒量而异。蔬菜、水果中含量较低。精制食品的含硒量减少。此外,硒可挥发,烹调加热会造成一定的损失。

十一、碘

(一)体内分布

成人体内含碘 20~50 mg,其中 50% 分布于肌肉,20% 在甲状腺,10% 在皮肤,6% 在骨骼中,其余存在于其他内分泌腺及中枢神经系统。血液中的碘主要为蛋白结合碘(PBI),含量为 40~80 μg/L。

(二)吸收与代谢

饮食中的碘多为无机碘化物,在胃肠道可被迅速吸收,随血流送至全身组织。甲状腺摄碘能力最强,甲状腺碘含量为血浆的 25 倍以上,可用以合成甲状腺素(T4)和三碘甲状腺原氨酸(T3),并与甲状腺球蛋白结合而储存。

甲状腺素分解代谢后,部分碘被重新利用,其余主要经肾脏排出体外。

(三)生理功能

碘在体内主要参与甲状腺素的合成。甲状腺素的生理功能是维持和调节机体的代谢,促进生长发育尤其是早期神经系统的发育。它能促进生物氧化,协调氧化磷酸化过程,调节能量的转化。对蛋白质、碳水化合物、脂肪的代谢以及水盐代谢都有重要影响。

(四)缺乏与过多

饮食中长期摄入不足或生理需要量增加,可引起碘缺乏。缺碘使甲状腺素分泌不足,生物氧化过程受抑制,基础代谢率降低。并可引起甲状腺代偿性增生、肥大,出现甲状腺肿,多见于青春期、妊娠期和哺乳期。胎儿期和新生儿期缺碘还可引起克汀病,又称呆小症。患儿表现为生长停滞、发育不全、智力低下、聋哑,形似侏儒。

碘缺乏常具有地区性特点,称为地方性甲状腺肿。内地山区的土壤和水中含碘较少,食物碘的含量不高。有些食物还含有致甲状腺肿物质,可影响碘的吸收和利用,如洋白菜、菜花、苤蓝、萝卜、木薯等。长期食用这些食物,可增加缺碘地区甲状腺肿的发生率。20 世纪 80 年代确认碘缺乏不仅会引起甲状腺肿和少数克汀病发生,还可引起更多的亚临床克汀病人和智力低下的儿童发生,故 1983 年提出了用"碘缺乏病"(iodine deficiency disorders,IDD)代替过去的"地方性甲状腺肿"的提法。

缺碘地区可采用碘化食盐的方法预防缺乏病,即在食盐中加入碘化物或碘酸盐,加入量以 10 万份食盐加入 1 份碘化钾较为适宜。也可采用碘化油,即将含碘 30%~35% 的碘化油用食用油稀释至 6 万~30 万倍供食用。对高发病区,应优先供应海鱼、海带等富含碘的食物。

长期大量摄入含碘高的食物,以及摄入过量的碘剂,可致高碘性甲状腺肿。一般认为每日碘摄入量大于 2 000 μg 是有害的。

（五）膳食参考摄入量与食物来源

我国每日膳食中碘的推荐摄入量（RNI）为：成人 150 μg，孕妇、乳母 200 μg。美国科学院提出碘摄入量的安全范围为每人每日 50～1 000 μg。海产食物如海带、紫菜、发菜、淡菜、海参、干贝、海鱼、海虾、蚶等含碘丰富。

十二、铜

（一）体内分布

成人体内含铜总量为 100～150 mg，分布于各种组织器官。其中以肝和脑中含量最高，肾和心次之，在骨骼和肌肉中也有一定含量。肝和脾是铜的储存器官，胎儿肝中铜含量最高，出生后随年龄的增长而降低，儿童肝中铜含量约为成年人的 3 倍。

（二）吸收和代谢

铜在胃和小肠上部吸收，吸收率约为 30%。食物中的锌影响铜的吸收，锌铜之间的拮抗作用可能是由于竞争肠黏膜细胞中相同的载体蛋白所致。吸收后的铜 95% 形成铜蓝蛋白，5% 与白蛋白结合，在血液中转运。代谢后的铜 80% 经胆汁，16% 经肠黏膜排至肠道，4% 从尿液排出。遗传性缺陷如 Menke 综合征和肝豆状核变性（Wilson 氏病）属铜代谢障碍。前者补铜有良好疗效，后者由于铜吸收异常增加，必须减少铜的摄入量并增强铜的排泄。

（三）生理功能

铜在人体内主要以含铜金属酶的形式发挥作用。如细胞色素氧化酶（cytochrome oxidase）、超氧化物歧化酶（superoxide dismutase，SOD）、铜蓝蛋白、赖氨酰氧化酶、酪氨酸酶、多巴-β-羟化酶等。

（1）促进铁的吸收和转运：铜蓝蛋白可催化 Fe^{2+} 氧化为 Fe^{3+}，从而有利于肠黏膜细胞中储存铁的转运和食物铁的吸收。铜蓝蛋白还可能与细胞色素氧化酶一起促进血红蛋白的合成。膳食中缺铜时，铁的吸收转运和储存常减少，血红蛋白合成量下降。

（2）清除氧自由基：铜是 SOD 的成分，红细胞、脑和肝脏中的 SOD 能催化超氧离子成为氧和过氧化氢，从而保护细胞免受毒性很强的超氧离子的侵害。

（3）促进胶原蛋白形成：含铜的赖氨酰氧化酶所催化的胶原肽链上赖氨酸残基的氧化脱氨反应是胶原发生交联所必需的。缺铜时胶原蛋白和弹性蛋白的交联难以形成，影响胶原结构，导致骨骼脆性增加，血管损伤，皮肤弹性减弱。

（4）其他：缺铜动物可出现共济失调，可能与多巴-β-羟化酶活性下降有关。酪氨酸酶能催化酪氨酸转化为黑色素，缺铜时皮肤、毛发颜色变浅。此外，铜还与胆固醇及葡萄糖的代谢有关。

（四）缺乏症

长期缺铜可发生低色素小细胞性贫血，中性粒细胞减少，高胆固醇血症等。曾见于营养不良的婴幼儿和接受肠外营养的病人。铜缺乏症用铜剂治疗有效。

（五）膳食参考摄入量与食物来源

人体代谢试验表明，铜摄入量为 1.24 mg/d 时可达平衡状态。故一般认为成人每日铜参考摄入量为 2～3 mg。我国铜的适宜摄入量（AI）为：成人 2.0 mg，儿童 6 个月以内 0.4 mg，6 月龄至 11 月龄 0.6 mg，1～3 岁 0.8 mg，4～6 岁 1.0 mg，7～10 岁 1.2 mg，11～13 岁 1.8 mg，14 岁以上同成年人。

铜存在于各种天然食物中,人体一般不易缺乏。含铜较多的食物有牡蛎、肝、肾、猪肉、干豆类、龙虾、蟹肉、核桃、葡萄干等。牛奶中铜含量远低于母乳。

十三、氟

(一) 体内分布

氟是骨骼和牙齿中的正常成分,人体随着年龄的增长,不断吸收和储存氟。骨中氟含量可因食物和饮水中氟含量不同而有较大差异。

(二) 吸收与代谢

氟在胃肠道容易被吸收,食物中氟的吸收率为50%~80%,饮水中的可溶性氟几乎完全被吸收。高脂肪膳食有利于氟的吸收,而钙、镁、铝等可与氟结合成难溶性物质,因而阻碍其吸收。氟主要通过肾脏排出,约占排出总量的80%,肠道排出量占6%~11%。

(三) 生理功能

氟对骨组织和牙齿珐琅质的构成有重要作用。氟可部分取代羟磷灰石晶体中的羟基,形成溶解度更低、晶体颗粒较大和更加稳定的化合物氟磷灰石,可使牙齿光滑、坚硬、耐酸、耐磨,因而有防龋齿作用。

(四) 缺乏与过多

人体缺氟可增加龋齿的发病率,还可能与骨质疏松有关。适量的氟可减少尿钙排出,增加骨密度,有利于预防老年性骨质疏松症。

但长期摄入过量氟可致氟中毒。如骨中氟含量达到0.6%时,骨骼表面可呈现白垩样粗糙和变形,并造成韧带钙化,称为氟骨症。过量氟亦可使牙釉发生异常,如牙质变脆,牙表面粗糙,出现棕黄色或褐色斑块,称为氟斑牙。

(五) 食物来源

人体氟主要来源于饮水,饮水中氟的适宜量为1 mg/L。食物如海产品中也含氟,茶叶中含氟较多。我国成人每日氟的适宜摄入量(AI)为1.5 mg,可耐受最高摄入量(UL)为3.0 mg。

十四、铬

(一) 体内分布

铬广泛存在于人体各组织中,但含量甚微。成年人体内含铬总量约为6 mg,且随年龄的增长铬含量逐渐降低。

(二) 吸收与代谢

肠道对三价铬的吸收率较低,约为1%~2%,而食物中以GTF形式存在的活性铬其吸收率可提高至10%~25%。膳食因素可影响铬的吸收。研究表明,维生素C(抗坏血酸)能促进铬在人体内的吸收。给实验大鼠口服草酸盐或阿司匹林亦可增加铬的吸收。但膳食中的植酸和过多的锌则减少铬的吸收。

吸收后的铬主要储存在人的肝、脾、软组织和骨骼中,但即使在这些组织中铬的含量也仅为10 μg/kg(ppb)左右。铬代谢后主要通过肾脏排出,少量经胆汁从肠道排出体外,皮肤、汗腺也可有少量排泄。成年人每日补充200 μg铬时,其尿中排出率约为0.4%,占吸收总量的20%~40%。膳食中蔗糖、果糖等单糖较多时可增加尿铬的排出量,糖尿病患者尿铬排出率也较正常人快。

血清铬、尿铬和发铬可反映体内铬的营养状况,但由于含量低,测定的技术要求较高。

(三) 生理功能

铬是体内葡萄糖耐量因子(glucose tolerance factor, GTF)的重要组成成分。GTF 是由三价铬、烟酸、谷氨酸、甘氨酸和含硫氨基酸组成的活性化合物,它能增强胰岛素的生物学作用,可通过活化葡萄糖磷酸变位酶而加快体内葡萄糖的利用,并能促使葡萄糖转化为脂肪。一些临床研究表明,补充铬或 GTF 能改善非胰岛素依赖型糖尿病患者的葡萄糖耐量,降低血糖,增强周围组织对胰岛素的敏感性。

铬还影响脂类代谢,能抑制胆固醇的生物合成,降低血清总胆固醇和三酰甘油含量以及提高高密度脂蛋白胆固醇含量。老年人缺铬时易患糖尿病和动脉粥样硬化。

铬在核蛋白中含量较高,研究发现它能促进 RNA 的合成。铬还影响氨基酸在体内的转运。铬摄入不足时,实验动物可出现生长迟缓。

(四) 膳食参考摄入量与食物来源

美国营养标准推荐委员会 1989 年建议铬的安全和适宜摄入量成人为每日 50~200 μg。我国 2000 年制定的成人每日铬的适宜摄入量(AI)为 50 μg,可耐受最高摄入量(UL)为 500 μg。

铬的主要食物来源为粗粮、肉类和豆类。某些食物如黑胡椒、可可粉、深色巧克力等含有较多的铬,但因平时食用量较少而意义不大。而奶类、蔬菜、水果中铬的含量较少。食物中铬的生物利用率也应考虑,如啤酒酵母和畜肝中的铬以 GTF 等活性形式存在,能比其他食物中的铬更多地被人体吸收和利用。此外,食品加工也会影响铬的含量,如粮食和食糖经精制后,其中铬的含量大大降低。

(沈新南)

第二章 食物的营养价值

人体所需要的能量和营养素主要是从食物中获得。自然界供人类食用的食物有数百种,根据其来源可分为植物性食物和动物性食物两大类:前者包括谷类、豆类、蔬菜、水果等,主要提供能量、蛋白质、碳水化合物、脂类、大部分维生素和矿物质;后者包括肉类、蛋类、乳类等,主要提供优质蛋白质、脂类、脂溶性维生素、矿物质等。

各种食物由于所含能量和营养素的种类和数量能满足人体营养需要的程度不同,故营养价值有高低之分。含营养素种类齐全,数量及其相互比例适宜,易被人体消化吸收利用的食物,营养价值相对较高;所含营养素种类不全,或数量欠缺,或相互比例不适当,不易为机体消化吸收利用的食物,其营养价值相对较低。自然界的食物都各具特色,其营养价值各不相同。如谷类食物蛋白质中赖氨酸较少,其蛋白质营养价值较低,但谷类食物含有较多的矿物质、维生素、膳食纤维等,有利于预防一些慢性病;肉类中蛋白质组成适合人体的需要,其营养价值较高,但脂肪组成中饱和脂肪酸比例较高,对患有心血管疾病、血脂过高的人不利。营养素的种类和含量可因食物的种类、品系、部位、产地和成熟程度等不同而存在差异。因此,了解各种食物的营养价值,对保障人体健康具有十分重要的意义。

第一节 食物营养价值的评价及意义

食物的营养价值(nutritional value of food)是指食物中所含的各种营养素和能量满足人体营养需要的程度。食物营养价值的高低,取决于该食物所含的营养素的种类是否齐全,数量是否能满足人体的需要,各种营养素之间的比例是否适宜以及是否容易消化吸收并被机体利用等。当然,一种食物的营养价值在很大程度上还受储存、加工和烹调的影响。

一、食物营养价值的评价方法

1. 营养素的种类和数量 对某种食物进行营养价值评定时,应对该食物所含营养素的种类进行分析并确定其含量。一般来说,食物中所含营养素的种类和营养素的含量越接近人体需要,表示该食物的营养价值就越高。对营养素种类和含量的测定,可采用化学分析法、仪器分析法、微生物法、酶分析法等来测定食物中营养素种类和含量,但在实际工作中,常通过查阅食物成分表,计算食物中各种营养素的含量和它们之间的各种比值,初步评定食物的营养价值。

2. 营养质量指数 营养质量指数(index of nutritional quality, INQ)指营养素密度与能量密度之比,是 Hansen RG 在 1979 年推荐作为评价食物营养价值的指标。营养素密度指食物中某种营养素含量占参考摄入量的比,能量密度指该食物中所含能量占参考摄入量的比。其计算公式如下:

$$INQ = \frac{某营养素密度}{能量密度} = \frac{某营养素含量/该营养素参考摄入量}{所含能量/能量参考摄入量}$$

INQ=1,表示食物中该营养素与能量含量对该摄入量的人的营养需要达到平衡;INQ>1,表示食物中该营养素的摄入量高于能量,为营养价值高;INQ<1,表示此食物中该营养素的摄入量低于能量的摄入,长期食用此种食物可能发生该营养素的不足或能量过剩,其营养价值低。表2-1是以我国成年男子轻体力活动营养素的推荐摄入量为标准,计算出100g鸡蛋中几种主要营养素的INQ值。

表2-1 100g鸡蛋中营养素的INQ值

营养素	DRIs	含量	INQ值
能量(kcal*)	2 400	138.00	…
蛋白质(g)	75	12.70	2.94
维生素A(视黄醇)(μgRE)	800	310.00	6.74
维生素E(mg)	14	1.23	1.53
维生素B_1(mg)	1.40	0.09	1.12
维生素B_2(mg)	1.40	0.31	3.85
烟酸(mg)	14	0.20	0.25
铁(mg)	15	2.00	2.32
钙(mg)	800	48.00	1.04

*:1kcal=4.184kJ。

营养质量指数不仅体现了食物营养素的含量,而且包括了能量和营养素摄入量等因素,是一个具有个性化的综合指标,可用来评价食物营养价值、指导消费、科学调配平衡膳食和衡量强化食物的合理性等。

3. **食物利用率** 食物利用率是指食物进入体内后被机体消化、吸收和利用的程度。常用于整体食物或混合食物的营养评价。一般用动物饲养方法来测定,选用成长期的大鼠或小鼠,计算饲料利用和体重增加的多少。其代表的意义是摄入的食物有多少转化成动物的体重。该结果的百分数越高,说明该食物在体内越能够充分利用,具有较高的营养价值,反之则该食物的营养价值较低。食物利用率主要代表了对体重起作用的宏量营养素如食物能量、蛋白质、脂肪和碳水化合物的营养水平,常被作为新食物资源、婴幼儿食品的评价方法。计算公式如下。

$$食物利用率 = \frac{饲养期间动物的增重值(g)}{饲养期间总的饲料消耗量(g)} \times 100\%$$

从以上公式可见,食物利用率是用动物每消耗100g饲料,体重增加的克数表示。食物利用率越高,说明这种饲料的营养价值越高。

4. **食物的抗氧化能力** 食物的抗氧化能力,主要取决于食物中抗氧化物的含量。抗氧化物包括一些抗氧化维生素,如维生素E、维生素C、β-胡萝卜素和组成抗氧化酶的微量元素锌、铜、锰、硒等。此外,一些植物化学成分也是重要天然抗氧化物,如酚类、类黄酮、类胡萝卜素等。一般来说,食物的抗氧化能力越大,其营养价值相对较高。我国学者对常见蔬菜和水果的抗氧化能力进行了测定,其结果如表2-2所示。

表 2-2　常见蔬菜和水果的抗氧化能力 [FRAP 值:mmol/100 g(鲜重)]

名称	FRAP 值	名称	FRAP 值
藕	4.57 ± 0.07	山楂	13.42 ± 0.74
姜	2.24 ± 0.15	冬枣	6.98 ± 0.29
油菜	1.55 ± 0.13	番石榴	6.07 ± 0.69
豇豆	1.43 ± 0.07	猕猴桃	4.38 ± 0.20
芋头	1.03 ± 0.04	桑葚	4.11 ± 0.25
大蒜	0.87 ± 0.08	草莓	3.29 ± 0.30
菠菜	0.84 ± 0.03	玛瑙石榴	3.10 ± 0.12
甜椒柠檬	0.82 ± 0.03	芦柑	2.29 ± 0.13
豆角	0.75 ± 0.04	无子青皮橘子	2.19 ± 0.08
西兰花	0.71 ± 0.04	橙子	1.89 ± 0.19
青毛豆	0.71 ± 0.04	柠檬	1.43 ± 0.07
大葱	0.69 ± 0.05	樱桃	0.99 ± 0.21
白萝卜	0.60 ± 0.04	龙眼	0.94 ± 0.05
香菜	0.59 ± 0.02	菠萝果	0.87 ± 0.06
胡萝卜	0.55 ± 0.01	红香蕉苹果	0.80 ± 0.05

二、评价食物营养价值的意义

评价食物营养价值的意义在于:①全面了解各种食物的天然组成成分,包括各种营养素、非营养素类物质、抗营养因素等;提出现有主要食物的营养缺陷,并提出改进或创制新食品的方向,解决抗营养因素的问题,充分利用食物资源;②了解食物在加工烹调过程中营养素的变化和损失,采取相应的有效措施,合理的加工烹调,最大限度地保存食物中营养素的含量,提高食物的营养价值;③指导人们科学地选购食物以及合理配制平衡膳食,以达到增进健康、增强体质和预防疾病的目的。

第二节　植物性食物

植物性食物主要包括谷类、豆类及其制品、蔬菜、水果和菌藻类等。植物性食物是人类获取营养素的主要来源。因品种、生长地区、环境与条件等不同,每类食物的营养素含量和质量特点各不相同,了解它们各自的营养价值,可从中合理选择,合理利用,组成平衡膳食。

一、谷类

谷类包括大米、小麦、玉米、小米、高粱、莜麦、荞麦等。谷类是人体能量的主要来源,我国居民膳食中,约 66% 的能量、58% 的蛋白质来自谷类。此外,还供给较多的 B 族维生素和矿物质,故谷类在我国居民膳食中占重要地位。

(一)谷类籽粒的结构与营养素分布

谷类种子除形态大小不一样外,其基本结构是相似的,都是由谷皮、糊粉层、胚乳和谷胚四部分组成。

1. 谷皮　为谷粒的最外层,主要由纤维素、半纤维素等组成,含有一定量的蛋白质、脂肪和维生素,含较高的灰分。

2. 糊粉层 位于谷皮与胚乳之间,由厚壁细胞组成,纤维素含量较多,并含有较多的蛋白质、脂肪、维生素和矿物质,营养价值较高。如谷类加工碾磨过细,可使大部分营养素损失掉。

3. 胚乳 是谷类的主要部分,含有大量的淀粉和较多的蛋白质、少量的脂肪和矿物质。

4. 谷胚 位于谷粒的一端,富含蛋白质、脂肪、矿物质、B族维生素和维生素E。谷胚在谷类加工时容易损失。

(二) 谷类的主要营养成分及组成特点

1. 蛋白质 谷类蛋白质主要由谷蛋白(glutelin)、白蛋白(albumin)、醇溶蛋白(prolamin)和球蛋白(globulin)组成。谷类因品种和种植地点不同,蛋白质含量也不同,多数谷类蛋白质含量为7%~12%。其中稻谷中的蛋白质含量低于小麦粉,小麦胚粉含量最高,每100 g可达36.4 g,莜麦面的含量也较高。谷类蛋白质氨基酸组成中赖氨酸含量相对较低,因此谷类蛋白质生物学价值不及动物性蛋白质。大米蛋白质的生物学价值为77,小麦为67,大麦为64,小米为57,玉米为60,高粱为56。

2. 脂类 谷类脂肪含量多数为0.4%~7.2%,以小麦胚粉中最高,其次为莜麦面、玉米和小米,小麦粉较低,稻米类最低。谷类脂肪组成主要为不饱和脂肪酸,质量较好。从玉米和小麦胚芽中提取的胚芽油,80%为不饱和脂肪酸,其中亚油酸为60%,具有降低血清胆固醇,防治动脉粥样硬化的作用。

3. 碳水化合物 谷类碳水化合物含量最为丰富,主要集中在胚乳的淀粉细胞中,多数含量在70%以上。稻米中的含量较高,小麦粉中的含量次之,玉米中含量较低;在稻米中,籼米中的含量较高,粳米中较低。碳水化合物存在的主要形式为淀粉,以支链淀粉为主。目前可以通过基因工程改变谷类淀粉的结构,培育含直链淀粉高的品种,如含量高达70%的玉米。

4. 维生素 谷类中的维生素主要以B族维生素为主,如维生素B_1、维生素B_2、烟酸、泛酸、吡哆醇等,其中维生素B_1和烟酸含量较多,是我国居民膳食维生素B_1和烟酸的主要来源,维生素B_2含量普遍较低,在黄色玉米和小米中还含有较多的胡萝卜素,在小麦胚粉中含有丰富的维生素E。

谷类维生素主要分布在糊粉层和谷胚中,因此,谷类加工越细,上述维生素损失就越多。玉米含烟酸较多,但主要为结合型,不易被人体吸收利用,故以玉米为主食的地区居民容易发生烟酸缺乏病(癞皮病)。

5. 矿物质 谷类含矿物质为1.5%~3%,包括钙、磷、钾、钠、镁及一些微量元素,其中小麦胚粉中除铁含量较低外,其他矿物质含量普遍较高;在莜麦粉、荞麦、高粱、小米和大麦中铁的含量较为丰富;在大麦中,锌和硒的含量较高。谷类矿物质也主要分布在谷皮和糊粉层中。

(三) 谷类的合理利用

1. 合理加工 谷类加工有利于食用和消化吸收,但由于蛋白质、脂类、矿物质和维生素主要存在于谷粒表层和谷胚中,因此加工精度越高,营养素损失就越多,其中,影响最大的是维生素和矿物质。为了保持良好的感官性状和利于消化吸收,又要最大限度地保留各种营养素,1950年我国将稻米和小麦的加工精度规定为"九二米"和"八一粉",1953年又将精度降低为"九五米"、"八五粉",与精白米和精白面比较,此加工精度保留了较多的维生素、纤维素和矿物质,在预防营养缺乏病方面起到良好的效果。但近年来,人民生活水平不断提高,对精白米和精白面的需求日益增长,为保障人民的健康,应采取营养强化措施,改良加工方法,提倡粗细粮混食等方法来克服精白米、面营养的缺陷。

2. 合理烹调 烹调过程可使一些营养素损失,如大米淘洗过程中,维生素B_1可损失

30%~60%,维生素 B_2 和烟酸可损失 20%~25%,矿物质损失 70%。淘洗次数越多、浸泡时间越长、水温越高,损失越多。米、面在蒸煮过程中,B 族维生素有不同程度的损失,烹调方法不当时,如加碱蒸煮、炸油条等,则损失更为严重,因此稻米以少搓少洗为好,面粉蒸煮加碱要适量,且要少炸少烤。

3. 合理储存 谷类在一定条件下可以储存很长时间而质量不会发生变化,但当环境条件发生改变,如水分含量高、环境湿度大、温度较高时,谷粒内酶的活性增大,呼吸作用加强,使谷粒发热,促进真菌生长,导致蛋白质、脂肪分解产物积聚,酸度升高,最后霉烂变质,失去食用价值。故粮谷类食品应保持在避光、通风、阴凉和干燥的环境中储存。

4. 合理搭配 谷类食物蛋白质中的赖氨酸普遍较低,宜与含赖氨酸多的豆类和动物性食物混合食用,以提高谷类蛋白质的营养价值。

二、豆类及其制品

豆类可分为大豆类和除此之外的其他豆类。大豆类按种皮的颜色可分为黄、青、黑、褐和双色大豆五种。其他豆类包括蚕豆、豌豆、绿豆、小豆等。豆制品是由大豆或绿豆等原料制作的半成品食物,包括豆浆、豆腐、豆腐干等。

(一)豆类及其制品的主要营养成分及组成特点

1. 蛋白质 豆类是蛋白质含量较高的食品,为 20%~36%;其中大豆类最高,在 30% 以上;其他豆类,如绿豆、赤小豆、扁豆、豌豆等在 20%~25%;豆制品蛋白质含量差别较大,高者可达 16%~20%,如素鸡、豆腐干,低者只有 2% 左右,如豆浆、豆腐脑。

豆类蛋白质由球蛋白、白蛋白、谷蛋白及醇溶蛋白组成,其中球蛋白含量最高。蛋白质中含有人体需要的全部氨基酸,属完全蛋白,虽然赖氨酸含量较多,但甲硫氨酸含量较少,因此蛋白质的利用率相对较低。

2. 脂类 豆类脂肪含量以大豆类为高,在 15% 以上;其他豆类较低,在 1% 左右,其中绿豆、赤小豆、扁豆在 1% 以下;豆制品脂肪含量差别较大,豆腐、豆腐干等较高,豆浆等较低。

脂肪组成以不饱和脂肪酸居多,其中油酸占 32%~36%,亚油酸占 51.7%~57.0%,亚麻酸 2%~10%,此外尚有 1.64% 左右的磷脂。由于大豆富含不饱和脂肪酸,所以是高血压、动脉粥样硬化等疾病病人的理想食物。

3. 碳水化合物 其他豆类中的碳水化合物含量比大豆类高,多数含量在 55% 以上,其中如绿豆、豌豆、赤小豆等,含量在 65% 左右;大豆类含量中等,在 34% 左右;豆制品含量普遍较低,高者为 10% 左右,如豆腐干,低者在 5% 以下,豆浆中仅含 1%。大豆类碳水化合物组成比较复杂,多为纤维素和可溶性糖,几乎完全不含淀粉或含量极微,在体内较难消化,其中有些在大肠内成为细菌的营养素来源。细菌在肠道内生长繁殖过程中能产生过多的气体而引起肠胀气;其他豆类碳水化合物主要以淀粉形式存在,含有少量的糖类,如赤小豆,故食有甜味。

4. 维生素 豆类含有胡萝卜素、维生素 B_1、维生素 B_2、烟酸、维生素 E 等,与谷类相比,胡萝卜素和维生素 E 的含量较高,但维生素 B_1 的含量较低,烟酸含量差别不大。

在种皮颜色较深的豆类,胡萝卜素的含量较高,如黄豆、黑豆、青豆、绿豆等,青豆中胡萝卜素的含量可达 790 μg/100 g。干豆类几乎不含维生素 C,但经发芽成豆芽后,其含量明显提高,如黄豆芽,每 100 g 含有 8 mg 维生素 C。

5. 矿物质 豆类矿物质含量在 2%~4%,包括钾、钠、钙、镁、铁、锌、硒等。大豆中的矿物质含量在 4% 左右,其他豆类在 2%~3%,豆制品多数在 2% 以下。与谷类相比,钙、钾、钠等的含量较高,但微量元素含量略低于谷类。大豆类中铁的含量较为丰富,每100 g可达7～8 mg,而谷类中多在3 mg左右。

此外,豆类含有丰富的膳食纤维,每100 g可达10～15 g,其中黄豆中含量较高,每100 g含15.5 g,其次为黑豆和青豆,豆制品含量较少,多数不到1 g。

(二) 豆类及其制品的合理利用

不同加工和烹调方法,对大豆蛋白质的消化率有明显的影响。整粒熟大豆的蛋白质消化率仅为65.3%,但加工成豆浆可达84.9%,豆腐可提高到92%～96%。大豆中含有抗胰蛋白酶的因子,它能抑制胰蛋白酶的消化作用,使大豆难以分解为人体可吸收利用的各种氨基酸,经过加热煮熟后,这种因子即被破坏,消化率随之提高,所以大豆及其制品须经充分加热煮熟后再食用。

豆类蛋白质含有较多的赖氨酸,与谷类食物混合食用,可较好地发挥蛋白质的互补作用,因此豆类食物宜与谷类食物搭配食用。

豆类中膳食纤维含量较高,特别是豆皮,国外有人将豆皮经过处理后磨成粉,作为高纤维用于烘焙食品。据报道,食用含纤维的豆类食品可以明显降低血清胆固醇,对冠心病、糖尿病及肠癌也有一定的预防及治疗作用。提取的豆类纤维加到缺少纤维的食品中,不仅改善食品的松软性,还有保健作用。

三、蔬菜类

蔬菜按其结构及可食部分不同,可分为叶菜类、根茎类、瓜茄类、鲜豆类和菌藻类。不同种类蔬菜中所含的营养成分差异较大。

(一) 蔬菜的主要营养成分及组成特点

1. 叶菜类　主要包括白菜、菠菜、油菜、韭菜、苋菜等。蛋白质含量较低,一般为1%～2%,脂肪含量不足1%,碳水化合物含量为2%～4%,膳食纤维约1.5%。

叶菜类是胡萝卜素、维生素 B_2、维生素 C 和矿物质及膳食纤维的良好来源。绿叶蔬菜和橙色蔬菜维生素含量较为丰富,特别是胡萝卜素的含量较高,维生素 B_2 含量虽不很丰富,但在我国人民膳食中仍是维生素 B_2 的主要来源。国内一些营养调查报告表明,维生素 B_2 缺乏症的发生,往往与食用绿叶蔬菜不足有关。维生素 C 的含量多在 35 mg/100 g 左右,其中花菜、西兰花、芥蓝等含量较高,每 100 g 在 50 mg 以上;维生素 B_1、烟酸和维生素 E 的含量普遍较谷类和豆类低,与其水分含量高有关。矿物质的含量在1%左右,种类较多,包括钾、钠、钙、镁、铁、锌、硒、铜、锰等,是膳食矿物质的主要来源。

2. 根茎类　主要包括萝卜、胡萝卜、藕、山药、芋头、马铃薯、甘薯、葱、蒜、竹笋等。根茎类蛋白质含量为1%～2%,脂肪含量不足0.5%,碳水化合物含量相差较大,低者3%左右,高者可达20%以上。膳食纤维的含量较叶菜类低,约1%。胡萝卜中含胡萝卜素最高,每100 g 中可达4 130 μg。硒的含量以大蒜、芋头、洋葱、马铃薯等最高。

3. 瓜茄类　包括冬瓜、南瓜、丝瓜、黄瓜、茄子、番茄、辣椒等。瓜茄类因水分含量高,营养素含量相对较低。蛋白质含量为0.4%～1.3%,脂肪微量,碳水化合物0.5%～9.0%,膳食纤维含量1%左右。胡萝卜素含量以南瓜、番茄和辣椒中最高,维生素 C 含量以辣椒、苦瓜中较高。番茄中的维生素 C 含量虽然不很高,但受有机酸保护,损失很少,且食入量较多,是人体维生素 C 的良好来源。辣椒中还含有丰富的硒、铁和锌,是一种营养价值较高的食物。

4. 鲜豆类　包括毛豆、豇豆、四季豆、扁豆、豌豆等。与其他蔬菜相比,营养素含量相对较高。蛋白质含量为2%~14%,平均4%左右,其中毛豆和上海出产的发芽豆可达12%以上。脂肪含量不高,除毛豆外,均在0.5%以下;碳水化合物为4%左右,膳食纤维为1%~3%。胡萝卜素含量普遍较高,每100 g中的含量大多在200 μg左右,其中以甘肃出产的龙豆和广东出产的玉豆较高,达500 μg/100 g以上。此外,还含有丰富的钾、钙、铁、锌、硒等。铁的含量以发芽豆、刀豆、蚕豆、毛豆较高,每100 g中含量在3 mg以上。锌的含量以蚕豆、豌豆和芸豆较高,每100 g中含量均超过1 mg,硒的含量以玉豆、龙豆、毛豆、豆角和蚕豆较高,每100 g中的含量在2 μg以上。维生素B_2(核黄素)含量与绿叶蔬菜相似。

5. 菌藻类 菌藻类食物包括食用菌和藻类食物。食用菌是指供人类食用的真菌,有500多个品种,常见的有蘑菇、香菇、银耳、木耳等品种。藻类是无胚,自养,以孢子进行繁殖的低等植物,供人类食用的有海带、紫菜、发菜等。

菌藻类食物富含蛋白质、膳食纤维、糖类、维生素和微量元素。蛋白质含量以发菜、香菇和蘑菇最为丰富,在20%以上。蛋白质氨基酸组成比较均衡,必需氨基酸含量占蛋白质总量的60%以上。脂肪含量低,为1.0%左右。碳水化合物含量差别较大,干品在50%以上,如蘑菇、香菇、银耳、木耳等,鲜品较低,如金针菇、海带等,不足7%;胡萝卜素含量差别较大,在紫菜和蘑菇中含量丰富,其他菌藻中较低。维生素B_1和维生素B_2含量也比较高。微量元素含量丰富,尤其是铁、锌和硒,其含量约是其他食物的数倍甚至10余倍。在海产植物中,如海带、紫菜等中还含丰富的碘,每100 g海带(干)中碘含量可达36 mg。

(二) 蔬菜的合理利用

1. 合理选择 蔬菜含丰富的维生素,除维生素C外,一般叶部含量比根茎部高,嫩叶比枯叶高,深色的菜叶比浅色的高,因此在选择时,应注意选择新鲜、色泽深的蔬菜。

2. 合理加工与烹调 蔬菜所含的维生素和矿物质易溶于水,所以宜先洗后切,以减少蔬菜与水和空气的接触面积,避免损失。洗好的蔬菜放置时间不宜过长,以避免维生素氧化破坏,尤其要避免将切碎的蔬菜长时间地浸泡在水中。烹调时要尽可能做到急火快炒。有实验表明,蔬菜煮3 min,其中维生素C损失5%,10 min达30%。为了减少损失,烹调时加少量淀粉,可有效保护维生素C的破坏。

3. 菌藻食物的合理利用 菌藻类食物除了提供丰富的营养素外,还具有明显的保健作用。研究发现,蘑菇、香菇和银耳中含有多糖物质,具有提高人体免疫功能和抗肿瘤作用。香菇中所含的香菇嘌呤,可抑制体内胆固醇形成和吸收,促进胆固醇分解和排泄,有降血脂作用。黑木耳能抗血小板聚集和降低血凝,减少血液凝块,防止血栓形成,有助于防治动脉粥样硬化。海带因含有大量的碘,临床上常用来治疗缺碘性甲状腺肿。海带中的褐藻酸钠盐,有预防白血病和骨癌作用。

四、水果类

水果类可分为鲜果、干果和坚果。水果与蔬菜一样,主要提供维生素和矿物质。

(一) 水果的主要营养成分

1. 鲜果及干果类 鲜果种类很多,主要有苹果、橘子、桃、梨、杏、葡萄、香蕉和菠萝等。新鲜水果的水分含量较高,营养素含量相对较低。蛋白质、脂肪含量一般均不超过1%,碳水化合物含量差异较大,低者为5%,高者可达30%。维生素B_1(硫胺素)和维生素B_2(核黄素)含量不高,胡萝卜素和维生素C(抗坏血酸)含量因品种不同而异,其中含胡萝卜素最高的水果为柑、橘、杏和鲜枣;含维生素C丰富的水果为鲜枣、草莓、橙、柑、柿等。矿物质含量除个别水果外,相差不大,其中枣中铁的含量丰富,白果中硒的含量较高。

干果是新鲜水果经过加工晒干制成,如葡萄干、杏干、蜜枣和柿饼等。由于加工的影响,维生素损失较多,尤其是维生素 C。但干果便于储运,并别具风味,有一定的食用价值。

水果中的碳水化合物主要以双糖或单糖形式存在,所以食之甘甜。

2. 坚果 坚果是以种仁为食用部分,因外覆木质或革质硬壳,故称坚果。按照脂肪含量的不同,坚果可以分为油脂类坚果和淀粉类坚果,前者富含油脂,包括核桃、榛子、杏仁、松子、香榧、腰果、花生、葵花籽、西瓜子、南瓜子等;后者淀粉含量高而脂肪很少,包括栗子、银杏、莲子、芡实等。按照其植物学来源的不同,又可以分为木本坚果和草本坚果两类,前者包括核桃、榛子、杏仁、松子、香榧、腰果、银杏、栗子、澳洲坚果;后者包括花生、葵花子、西瓜子、南瓜子、莲子等。

大多数坚果可以不经烹调直接食用,但花生、瓜子等一般经炒熟后食用。坚果仁经常制成煎炸、焙烤食品,作为日常零食食用,也是制造糖果和糕点的原料,并用于各种烹调食品的加香。

坚果蛋白质含量多在 12%~22%,其中有些蛋白质含量更高,如西瓜子和南瓜子中的蛋白质含量达 30% 以上;脂肪含量较高,多在 40% 左右,其中松子、杏仁、榛子、葵花籽等达 50% 以上,坚果类当中的脂肪多为不饱和脂肪酸,富含必需脂肪酸,是优质的植物性脂肪。碳水化合物的含量较少,多在 15% 以下,但栗子、腰果、莲子中的含量较高,在 40% 以上。坚果类是维生素 E 和 B 族维生素的良好来源,包括维生素 B_1、维生素 B_2、烟酸和叶酸,黑芝麻中维生素 E 含量多可达 50.4 mg/100 g,在栗子和莲子中含有少量维生素 C。坚果富含钾、镁、磷、钙、铁、锌、硒、铜等矿物质,铁的含量以黑芝麻为最高,硒的含量以腰果为最多,在榛子中含有丰富的锰;坚果中锌的含量普遍较高。

(二) 水果的合理利用

水果除含有丰富的维生素和矿物质外,还含有大量的非营养物质,可以防病治病,也可致病。食用时应予注意。如梨有清热降火、润肺去燥等功能,对于肺结核、急性或慢性气管炎和上呼吸道感染患者出现的咽干喉疼,痰多而稠等有辅助疗效,但对产妇、胃寒及脾虚泄泻者不宜食用。又如红枣,可增加机体抵抗力,对体虚乏力,贫血者适用,但龋齿疼痛、下腹胀满、大便秘结者不宜食用。在杏仁中含有杏仁苷。柿子中含有柿胶酚,食用不当,可引起溶血性贫血、消化性贫血、消化不良、胃柿石等疾病。

鲜果类水分含量高,易于腐烂,宜冷藏。坚果水分含量低而较耐储藏,但含油坚果的脂肪酸不饱和程度高,易受氧化或滋生真菌而变质,应当保存于干燥阴凉处,并尽量隔绝空气。

第三节 动物性食物

动物性食物包括畜禽肉、禽蛋类、水产类和奶类。动物性食物是人体优质蛋白质、脂类、脂溶性维生素、B 族维生素和矿物质的主要来源。

一、畜禽肉

畜禽肉包括畜肉和禽肉,前者指猪、牛、羊等的肌肉、内脏及其制品,后者包括鸡、鸭、鹅等的肌肉及其制品。畜禽肉的营养价值较高,饱腹作用强,可加工烹制成各种美味佳肴,是一种食用价值很高的食物。

(一) 畜禽肉的主要营养成分及组成特点

1. 蛋白质　畜禽肉中的蛋白质含量一般为 10%~20%,因动物的种类、年龄、肥瘦程度以及部位而异。在畜肉中,猪肉的蛋白质含量平均在 13% 左右;牛肉、羊肉、兔肉、马肉、鹿肉和骆驼肉可达 20% 左右;狗肉约 17%。在禽肉中,鸡肉、鹌鹑肉的蛋白质含量较高,约为 20%;鸭肉约为 16%;鹅肉约为 18%。

动物不同部位的肉,因肥瘦程度不同,其蛋白质含量差异较大。例如,猪里脊肉蛋白质含量约为 20%,后臀尖肉约为 15%,肋条肉约为 10%,奶脯肉仅为 8%;牛里脊肉的蛋白质含量为 22% 左右,后腿肉约为 20%,腑肪肉约为 18%,前腿肉约为 16%;羊前腿肉的蛋白质含量约为 20%,后腿肉约为 18%,里脊和胸腑肉约为 17%;鸡胸肉的蛋白质含量约为 20%,鸡翅约为 17%。

一般来说,心、肝、肾等内脏器官的蛋白质含量较高,而脂肪含量较少。不同内脏的蛋白质含量也存在差异。家畜内脏中,肝脏含蛋白质较高,为 18%~20%,心、肾为 14%~17%;禽类的内脏中,肫的蛋白质含量较高,为 18%~20%,肝和心含蛋白质 13%~17%。

畜禽的皮肤和筋腱主要由结缔组织构成。结缔组织的蛋白质含量为 35%~40%,且其中绝大部分为胶原蛋白和弹性蛋白。骨是一种坚硬的结缔组织,其中的蛋白质含量约为 20%,骨胶原占有很大比例,为不完全蛋白质。

畜禽血液中的蛋白质含量分别为:猪血约 12%、牛血约 13%、羊血约 7%、鸡血约 8%、鸭血约 8%。畜血血浆蛋白质含有人体所需的必需氨基酸,营养价值高,其赖氨酸和色氨酸含量高于面粉,可以作为蛋白强化剂添加在各种食品和餐菜中;血细胞部分可应用于香肠的生产,其氨基酸组成与胶原蛋白相似。

2. 脂类　脂肪含量因动物的品种、年龄、肥瘦程度、部位等不同有较大差异,低者为 2%,高者可达 89% 以上。在畜肉中,猪肉的脂肪含量最高,羊肉次之,牛肉最低,兔肉为 2.2%。在禽肉中,火鸡和鹌鹑的脂肪含量较低,在 3% 左右;鸡和鸽子为 9%~14%;鸭和鹅达 20% 左右。

畜禽肉内脏脂肪的含量在 2%~11%,脑最高,为 10% 左右,猪肾、鸭肝、羊心和猪心居中,为 5%~8%,其他在 4% 以下。

动物脂肪所含有的必需脂肪酸明显低于植物油脂,因此其营养价值低于植物油脂。在动物脂肪中,禽类脂肪所含必需脂肪酸的量高于家畜脂肪;家畜脂肪中,猪脂肪的必需脂肪酸含量又高于牛、羊等反刍动物的脂肪。总的来说,禽类脂肪的营养价值高于畜类脂肪。

3. 碳水化合物　碳水化合物含量为 0%~9%,多数为 1.5%,主要以糖原的形式存在于肌肉和肝脏中。

4. 维生素　畜禽肉可提供多种维生素,主要以 B 族维生素和维生素 A 为主。内脏含量比肌肉中多,其中肝脏富含维生素 A 和维生素 B_2,维生素 A 的含量以牛肝和羊肝为最高,维生素 B_2 含量则以猪肝中最丰富。在禽肉中还含有较多的维生素 E。

5. 矿物质　矿物质的含量一般为 0.8%~1.2%,瘦肉中的含量高于肥肉,内脏高于瘦肉。铁的含量以猪肝和鸭肝最丰富,为 23 mg/100 g 左右。畜禽肉中的铁主要以血红素形式存在,消化吸收率很高。在内脏中还含有丰富的锌和硒,牛肾和猪肾的硒含量是其他一般食品的数十倍。此外,畜禽肉还含有较多的磷、硫、钾、钠、铜等。钙的含量虽然不高,但吸收利用率很高。

(二) 畜禽肉的合理利用

畜禽肉蛋白质营养价值较高,含有较多的赖氨酸,宜与谷类食物搭配食用,以发挥蛋白质的互补作用。为了充分发挥畜禽肉营养作用,应注意将畜禽肉分散到每餐膳食中,不应集中食用。

因畜肉的脂肪和胆固醇含量较高,且脂肪主要由饱和脂肪酸组成,食用过多易引起肥胖和高脂血症等疾病,因此膳食中的比例不宜过多。但是禽肉的脂肪含不饱和脂肪酸较多,故老年人及心血管疾病病人宜选用禽肉。内脏含有较多的维生素、铁、锌、硒、钙,特别是肝脏,维生素B_2和维生素A的含量丰富,因此宜经常食用。

二、蛋类及蛋制品

蛋类包括鸡蛋、鸭蛋、鹅蛋、鹌鹑蛋、鸽蛋、鸵鸟蛋、火鸡蛋、海鸥蛋及其加工制成的咸蛋、松花蛋等。蛋类的营养素含量不仅丰富,而且质量也很好,是一类营养价值较高的食品。

(一) 蛋的结构

蛋类的结构基本相似,主要有蛋壳、蛋清(蛋白)和蛋黄三部分组成。蛋壳位于蛋的最外层,在蛋壳最外面有一层水溶性胶状黏蛋白,对防止微生物进入蛋内和蛋内水分过度向外蒸发起着保护作用。当蛋生下来时,这层膜即附着在蛋壳的表面,外观无光泽,呈霜状,根据此特征,可鉴别蛋的新鲜程度。如蛋外表面呈霜状,无光泽而清洁,表明蛋是新鲜的;如无霜状物,且油光发亮不清洁,说明蛋已不新鲜。由于这层膜是水溶性,在储存时要防潮,不能水洗或雨淋,否则会很快变质腐败。蛋清位于蛋壳与蛋黄之间,主要是卵白蛋白,遇热、碱、醇类发生凝固,遇氯化物或某些化学物质,浓厚的蛋白则水解为水样的稀薄物。根据这种性质,蛋可加工成松花蛋和咸蛋。蛋黄呈球形,由两根系带固定在蛋的中心。随着保管时间的延长和外界温度升高,系带逐渐变细,最后消失,蛋黄随系带变化,逐渐上浮贴壳。由此也可鉴别蛋的新鲜程度。

(二) 蛋类的主要营养成分及组成特点

蛋中的微量营养素受到品种、饲料、季节等多方面因素的影响,但蛋中宏量营养素含量总体上基本稳定。

1. **蛋白质** 蛋白质含量一般在10%以上。全鸡蛋蛋白质的含量为12%左右,蛋清中略低,蛋黄中较高,加工成咸蛋或松花蛋后,略有提高。鸭蛋、鹅蛋和鹌鹑蛋的蛋白质含量与鸡蛋类似。

蛋清中所含的蛋白质种类超过40种,其中主要为卵清蛋白、卵伴清蛋白、卵黏蛋白、卵类黏蛋白等糖蛋白,其含量占蛋清总蛋白的80%左右。卵清蛋白也是一种含磷蛋白。此外,蛋清中还含有卵球蛋白、溶菌酶以及9%左右的其他蛋白质。

蛋黄中的蛋白质主要是与脂类相结合的脂蛋白和磷蛋白,其中低密度脂蛋白(LDL)占65%,卵黄球蛋白占10%,卵黄高磷蛋白占4%,高密度脂蛋白(HDL)占16%。LDL含脂类达89%,比重较低。HDL也称为卵黄磷脂蛋白,与卵黄高磷蛋白形成复合体而存在。卵黄高磷蛋白存在于蛋黄颗粒中,含磷量约为10%,包含了蛋黄中60%~70%的磷。此外还含有蛋黄核黄素结合蛋白,占0.4%左右,可与核黄素特异性地结合。

蛋白质氨基酸组成与人体需要最接近,因此生物价也最高,达94,是其他食物蛋白质的1.4倍左右。蛋白质中赖氨酸和甲硫氨酸含量均较高,与谷类和豆类食物混合食用,可弥补其赖氨酸或蛋氨酸的不足。蛋类蛋白质中还富含半胱氨酸,加热过度使半胱氨酸部分分解产生硫化氢,与蛋黄中的铁结合可形成黑色的硫化铁。煮蛋中蛋黄表面的青黑色和鹌鹑蛋罐头的黑色物质就来源于此。

2. 脂类 蛋清中含脂肪极少,98%的脂肪存在于蛋黄中。蛋黄中的脂肪几乎全部以与蛋白质结合的良好乳化形式存在,因而消化吸收率高。

鸡蛋黄中脂肪含量为28%~33%,其中中性脂肪含量占62%~65%,磷脂占30%~33%,胆固醇占4%~5%,还有微量脑苷脂类。蛋黄中性脂肪的脂肪酸中,以单不饱和脂肪酸油酸含量最为丰富,约占50%,亚油酸约占10%,其余主要是硬脂酸、棕榈酸和棕榈油酸,含微量的花生四烯酸。

蛋黄是磷脂的极好来源,所含卵磷脂具有降低血胆固醇的效果,并能促进脂溶性维生素的吸收。鸡蛋黄中的磷脂主要为卵磷脂和脑磷脂,此外尚有神经鞘磷脂。各种禽蛋的蛋黄中总磷脂含量相似。它们使蛋黄具有良好的乳化性质,但因含有较多不饱和脂肪酸,容易受到脂肪氧化的影响。

胆固醇含量极高,主要集中在蛋黄。鹅蛋黄含量最高,每100 g达1 696 mg;其次是鸭蛋黄;鸡蛋黄略低,但每100 g也达1 510 mg;鹌鹑蛋最低。全蛋含量为500~700 mg/100 g。加工成咸蛋或松花蛋后,胆固醇含量无明显变化。蛋清中不含胆固醇。

3. 碳水化合物 碳水化合物含量为1%~3%,蛋黄略高于蛋清,加工成咸蛋或松花蛋后有所提高。碳水化合物分为两种状态存在,一部分与蛋白质相结合而存在,含量为0.5%左右;另一部分游离存在,含量约0.4%。后者中98%为葡萄糖,其余为微量的果糖、甘露糖、阿拉伯糖、木糖和核糖。

4. 维生素 蛋中维生素含量十分丰富,且品种较为完全,包括所有的B族维生素、维生素A、维生素D、维生素E、维生素K和微量的维生素C。其中绝大部分的维生素A、维生素D、维生素E和大部分维生素B_1都存在于蛋黄中。鸭蛋和鹅蛋的维生素含量总体而言高于鸡蛋。此外,蛋中的维生素含量受到品种、季节和饲料中含量的影响。

5. 矿物质 蛋中的矿物质主要存在于蛋黄部分,蛋清部分含量较低。蛋黄中含矿物质为1.0%~1.5%,其中钙、磷、铁、锌、硒等含量丰富。

蛋中铁含量较高,但由于与蛋黄中的卵黄磷蛋白结合而对铁的吸收具有干扰作用,故而蛋黄中铁的生物利用率较低,仅为3%左右。

蛋中的矿物质含量受饲料因素影响较大。如饲料中硒含量上升,则蛋黄中硒含量增加,添加有机硒更容易在蛋黄中积累。添加有机锰可增加蛋黄当中的锰含量。饲料中锌和硒的含量极显著地影响蛋中硒的沉积,锌和碘也对硒的沉积产生显著影响。添加碘不仅能提高硒的吸收和转化,还能使蛋中碘含量上升。通过添加硒和碘的方法可生产富硒鸡蛋和富碘鸭蛋。目前市场上已有富硒蛋、富碘蛋、高锌蛋、高钙蛋等鸡蛋或鸭蛋销售。

(三) 蛋类的合理利用

在生鸡蛋蛋清中,含有抗生物素蛋白和抗胰蛋白酶。抗生物素蛋白能与生物素在肠道内结合,影响生物素的吸收,食用者可引起食欲不振、全身无力、毛发脱落、皮肤发黄、肌肉疼痛等生物素缺乏的症状;抗胰蛋白酶能抑制胰蛋白酶的活力,妨碍蛋白质消化吸收,故不可生食蛋清。烹调加热可破坏这两种物质,消除它们的不良影响。但是蛋不宜过度加热,否则会使蛋白质过分凝固,甚至变硬变韧,形成硬块,反而影响食欲及消化吸收。

蛋黄中的胆固醇含量很高,大量食用能引起高脂血症,是动脉粥样硬化、冠心病等疾病的危险因素,但蛋黄中还含有大量的卵磷脂,对心血管疾病有防治作用。因此,吃鸡蛋要适量。据研究,每人每日吃1~2个鸡蛋,对血清胆固醇水平既无明显影响,又可发挥禽蛋其他营养成分的功用。

三、水产类

水产动物种类繁多，全世界仅鱼类就有 2.5 万～3.0 万种，海产鱼类超过 1.6 万种。其中可供人类食用的水产资源加工而成的食品，称为水产食品，是蛋白质、矿物质和维生素的良好来源。

在种类繁多的海洋动物资源中，可供人类食用、具有食用价值的主要包括鱼类、甲壳类和软体类。

（一）鱼类

按照鱼类生活的环境，可以把鱼分为海水鱼（如鲱鱼、鳕鱼、狭鳕鱼等）和淡水鱼（如鲤鱼、鲢鱼等）；根据生活的海水深度，海水鱼又可以分为深水鱼和浅水鱼。

1. 鱼类主要营养成分及组成特点

（1）蛋白质：鱼类蛋白质含量为 15%～22%，平均为 18% 左右，其中鲨鱼、青鱼等含量较高，在 20% 以上。蛋白质主要分布于肌浆和肌基质；肌浆主要含肌凝蛋白、肌溶蛋白、可溶性肌纤维蛋白、肌结合蛋白和球蛋白；肌基质主要包括结缔组织和软骨组织，含有胶原蛋白和弹性蛋白。鱼类蛋白质的氨基酸组成较平衡，与人体需要接近，利用率较高，生物价可达 85%～90%，其中多数鱼类缬氨酸含量偏低。

除了蛋白质外，鱼还含有较多的其他含氮化合物，主要有游离氨基酸、肽、胺类、胍、季铵类化合物、嘌呤类和脲等。

（2）脂类：脂肪含量为 1%～10%，平均 5% 左右，呈不均匀分布，主要存在于皮下和脏器周围，肌肉组织中含量甚少。不同鱼种含脂肪量有较大差异，如鳕鱼含脂肪在 1% 以下，而河鳗脂肪含量高达 10.8%。

鱼类脂肪多由不饱和脂肪酸组成，一般占 60% 以上，熔点较低，通常呈液态，消化率为 95% 左右。不饱和脂肪酸的碳链较长，其碳原子数多为 14～22 个，不饱和双键有 1～6 个，多为 n-3 系列。

（3）碳水化合物：碳水化合物的含量较低，约为 1.5‰。有些鱼不含碳水化合物，如鲳鱼、鲢鱼、银鱼等。碳水化合物的主要存在形式为糖原。鱼类肌肉中的糖原含量与其致死方式有关，捕后即杀者糖原含量最高；挣扎疲劳后死去的鱼类，体内糖原消耗严重，含量降低。除了糖原之外，鱼体内还含有黏多糖类。这些黏多糖类按有无硫酸基分为硫酸化多糖和非硫酸化多糖，前者如硫酸软骨素、硫酸乙酰肝素、硫酸角质素；后者如透明质酸、软骨素等。

（4）维生素：鱼肉含有一定数量的维生素 A 和维生素 D，维生素 B_2、烟酸等的含量也较高，而维生素 C 含量则很低。一些生鱼制品中含有硫胺素酶和催化维生素 B_1 降解的蛋白质，因此大量食用生鱼可能造成维生素 B_1 的缺乏。鱼油和鱼肝油是维生素 A 和维生素 D 的重要来源，也是维生素 E（生育酚）的一般来源。

（5）矿物质：鱼类矿物质含量为 1%～2%，其中硒和锌的含量丰富，此外，钙、钠、氯、钾、镁等含量也较多。海产鱼类富含碘，有的海产鱼每千克含碘 500～1 000 μg，而淡水鱼每千克含碘仅为 50～400 μg。

2. 鱼类的合理利用

（1）防止腐败变质：鱼类因水分和蛋白质含量高，结缔组织少，较畜禽肉更易腐败变质，特别是青皮红肉鱼，如鲐鱼、金枪鱼，组氨酸含量高，一旦变质，可产生大量组胺，能引起人体组胺中毒。鱼类的多不饱和脂肪酸含量较高，所含的不饱和双键极易氧化破坏，能产生脂质过氧化物,对人体有害。因此打捞的鱼类需及时保存或加工处理,防止腐败变质。保存处理一般采用低温或食盐来抑制组织蛋白酶的作用和微生物的生长繁殖。低温处理有冷却和冻结两种方式。冷却是用冰冷却鱼体使温度降到 -1℃左右,一般可保存 5~15 d。冻结是使鱼体在 -40~-25℃的环境中冷冻,此时各组织酶和微生物均处于休眠状态,保藏期可达半年以上。以食盐保藏的海鱼,用盐量不应低于 15%。

(2) 防止食物中毒:有些鱼含有极强的毒素,如河豚,虽其肉质细嫩,味道鲜美,但其卵、卵巢、肝脏和血液中含有极毒的河豚毒素,若加工处理方法不当,可引起急性中毒而死亡。故无经验的人,千万不要"拼死吃河豚"。

(二) 甲壳类和软体动物类

主要包括虾、蟹、贻贝、扇贝、章鱼、乌贼、牡蛎等。其蛋白质含量多数在 15% 左右,其中螺蛳、河蚬、蛏子等较低,为 7% 左右,河蟹、对虾、章鱼等较高,在 17% 以上。脂肪和碳水化合物含量较低。脂肪含量平均为 1% 左右,其中蟹、河虾等较高,在 2% 左右,其他多在 1% 以下。碳水化合物平均为 3.5% 左右,其中海蜇、鲍鱼、牡蛎、螺蛳等较高,在 6%~7%,其他多数在 3% 以下。维生素含量与鱼类相似,有些含有较多的维生素 A、烟酸和维生素 E。在河蟹和河蚌中含有较多的维生素 A,在泥蚶、扇贝和贻贝中含有较多的维生素 E,维生素 B_1 的含量与鱼类相似,普遍较低。矿物质含量多在 1.0%~1.5%,其中钙、钾、钠、铁、锌、硒、铜等含量丰富。钙的含量多在 150 mg/100 g 以上,其中河虾高达 325 mg/100 g,钾的含量多在 200 mg/100 g 左右,在墨鱼中可达 400 mg/100 g。微量元素以硒的含量最为丰富,许多如海虾、海蟹、牡蛎、贻贝、海参等中,每 100 g 的含量都超过 50 μg,在牡蛎中高达 86.64 μg;铁的含量以鲍鱼、河蚌、田螺为最高,可达 19 mg/100 g 以上。在河蚌中还含有丰富的锰,高达 59.61 mg/100 g。

水产动物的肉质一般都非常鲜美,这与其中所含的一些呈味物质有关。鱼类和甲壳类的呈味物质主要是游离的氨基酸、核苷酸等;软体类动物中的一部分如乌贼类的呈味物质也是氨基酸,尤其是含量丰富的甘氨酸。贝类的主要呈味成分为琥珀酸及其钠盐。琥珀酸在贝类中含量很高,干贝中达 0.14%,螺为 0.07%,牡蛎为 0.05%。此外,一些氨基酸如谷氨酸、甘氨酸、精氨酸、牛磺酸以及 AMP、Na^+、K^+、Cl^- 等也为其呈味成分。

四、乳类及其制品

经常食用的是牛奶和羊奶。乳类经浓缩、发酵等工艺可制成奶制品,如奶粉、酸奶、炼乳等。乳类及其制品具有很高的营养价值,不仅是婴儿的主要食物,也是老弱病患者的营养食品。

(一) 乳类及其制品的营养成分及组成特点

乳类及其制品几乎含有人体需要的所有营养素,除维生素 C 含量较低外,其他营养素含量都比较丰富。某些乳制品加工时除去了大量水分,故其营养素含量比鲜乳的要高,但某些营养素受加工的影响,相对含量有所下降。

1. 乳类 乳类的水分含量为 86%~90%,因此它的营养素含量与其他食物比较时相对较低。

(1) 蛋白质:牛乳中的蛋白质含量比较恒定,约在 3.0%,羊奶中的蛋白质含量为 1.5%,低于牛乳,人乳中蛋白质含量为 1.3%,低于牛肉和羊乳。

传统上将牛乳蛋白质划分为酪蛋白和乳清蛋白两类。酪蛋白约占牛乳蛋白质的 80%,乳清蛋白约 20%。酪蛋白含有大量的磷酸基,能与 Ca^{2+} 发生相互作用,并具有特定的三级和四级结构。乳清蛋白是指乳清中的蛋白质,其中主要包括 β-乳球蛋白和 α-乳清蛋白,此外还有少量血清蛋白、免疫球蛋白等。牛奶的乳清蛋白中,α-乳清蛋白约占 19.7%,β-乳球蛋白占 43.6%,血清蛋白占 4.7%。

乳类蛋白质为优质蛋白质,生物价为 85,容易被人体消化吸收。

(2) 脂类:牛乳含脂肪 2.8%~4.0%。乳中磷脂含量约为 20~50 mg/100 ml,胆固醇含量约为 13 mg/100 ml。水牛奶脂肪含量在各种奶类中最高,为 9.5%~12.5%。随饲料的不同、季节的变化,乳中脂类成分略有变化。

牛乳中的脂类主要由三酰甘油组成,其中有少量的一酰甘油和二酰甘油、磷脂、鞘脂、固醇类。胆固醇的分布,3/4 溶于乳脂肪中,1/10 在脂肪球膜中,其他则与蛋白质结合磷脂则一半存在于脂肪球膜中,另一半以蛋白质复合物形式存在。

(3) 碳水化合物:乳类碳水化合物的含量为 3.4%~7.4%,人乳含量最高,羊乳居中,牛乳最少。

碳水化合物的形式为乳糖。由于乳糖可促进钙等矿物质的吸收,也为婴儿肠道内双歧杆菌的生长所必需,对于幼小动物的生长发育具有特殊的意义。但对于部分不经常饮奶的成年人来说,体内乳糖酶活性过低,大量食用乳及其制品可能引起乳糖不耐受的发生。用固定化乳糖酶将乳糖水解为半乳糖和葡萄糖可以解决乳糖不耐受问题,同时也可提高产品的甜度。

(4) 维生素:牛乳中几乎含有所有种类的维生素,包括维生素 A、维生素 D、维生素 E、维生素 K、B 族维生素和微量的维生素 C,只是这些维生素的含量差异较大。总的来说,牛奶是 B 族维生素的良好来源,特别是维生素 B_2。

乳类中的 B 族维生素主要是由胃中的微生物产生,其含量受饲料影响较小,但叶酸含量受到季节影响,维生素 B_{12} 含量受到饲料中钴含量的影响。维生素 D 含量与牛的光照时间有关,而维生素 A 和胡萝卜素的含量则与乳牛的饲料密切相关。放牧乳牛所产奶的维生素含量通常高于舍饲乳牛所产奶的含量。

脂溶性维生素存在于牛奶的脂肪部分中,而水溶性维生素存在于水相。乳清所呈现的淡黄绿色便是核黄素的颜色。脱脂奶的脂溶性维生素含量显著下降。

由于羊的饲料中青草比例较大,故而羊奶中的维生素 A 含量高于牛奶。羊奶中多数 B 族维生素含量比较丰富,但其中叶酸及维生素 B_{12} 含量低,如果作为婴幼儿的主食,容易造成生长迟缓及贫血,所以不适合作为 1 岁以下婴幼儿的主食。但对于成年人来说,由于饮食品种丰富,叶酸及维生素 B_{12} 有其他来源供应,故而影响不大。

(5) 矿物质:牛乳中的矿物质主要包括钠、钾、钙、镁、氯、磷、硫、铜、铁等,大部分与有机酸结合形成盐类,少部分与蛋白质结合或吸附在脂肪球膜上。其中碱性元素略多,因而牛乳为弱的成碱性食品。乳中的矿物质含量因品种、饲料、泌乳期等因素而有所差异,初乳中含量最高,常乳中含量略有下降。发酵乳中钙含量高并具有较高的生物利用率,为膳食中最好的天然钙来源。

2. 乳制品 乳制品主要包括炼乳、奶粉、酸奶等。因加工工艺不同,乳制品营养成分有很大差异。

(1) 炼乳:炼乳为浓缩奶的一种,分为淡炼乳和甜炼乳。新鲜奶经低温真空条件下浓缩,除去约 2/3 的水分,再经灭菌而成,称淡炼乳。因受加工的影响,维生素遭受一定的破坏,因此常用维生素加以强化。食用时按适当的比例冲稀后,其营养价值基本与鲜奶相同。淡炼乳在胃酸作用下,可形成凝块,便于消化吸收,适合婴儿和对鲜奶过敏者食用。

甜炼乳是在鲜奶中加约15%的蔗糖后按上述工艺制成。其中糖含量可达45%左右,利用其渗透压的作用可抑制微生物的繁殖。但因糖分过高,食用时需用大量水冲淡,营养成分相对下降,不宜供婴儿食用。

(2) 奶粉:奶粉是经脱水干燥制成。品种有全脂奶粉、脱脂奶粉、调制奶粉等。

全脂奶粉是将鲜奶浓缩除去70%~80%水分后,经喷雾干燥或热滚筒法脱水制成。喷雾干燥法所制奶粉粉粒小,溶解度高,无异味,营养成分损失少,营养价值较高。热滚筒法生产的奶粉颗粒大小不均,溶解度小,营养素损失较多,一般全脂奶粉的营养素约为鲜奶的8倍。

脱脂奶粉是将鲜奶先脱去脂肪,再经上述方法制成的。此种奶粉含脂肪仅为1.3%,脱脂过程使脂溶性维生素损失较多,其他营养成分变化不大。脱脂奶粉一般供腹泻婴儿及需要少油膳食的患者食用。

调制奶粉又称"母乳化奶粉",是以牛奶为基础,参照人乳组成的模式和特点,进行调整和改善,使其更适合婴儿的生理特点和需要。调制奶粉主要是减少了牛乳中的酪蛋白、三酰甘油、钙、磷和钠的含量,添加了乳清蛋白、亚油酸和乳糖,并强化了维生素 A、维生素 D、维生素 B_1、维生素 B_2、维生素 C、叶酸和微量元素铁、铜、锌、锰等。

(3) 酸奶:酸奶是在消毒鲜奶中接种乳酸杆菌并使其在所控制的条件下生长繁殖而制成。牛奶经乳酸菌发酵后,游离的氨基酸和肽增加,因此更易消化吸收。乳糖减少,使乳糖酶活性低的成人易于接受。酸奶中维生素 A、维生素 B_1、维生素 B_2 等的含量与鲜奶含量相似,但叶酸含量却增加了1倍左右,胆碱也明显增加。此外,酸奶的酸度增加,有利于维生素的保护。乳酸菌进入肠道可抑制一些腐败菌的生长,调整肠道菌相,防止腐败胺类对人体的不良作用。

(4) 干酪:干酪也称奶酪,为一种营养价值很高的发酵乳制品,是在原料乳中加入适量的乳酸菌发酵剂或凝乳酶,使蛋白质发生凝固,并加盐、压榨排除乳清之后的产品。

干酪中的蛋白质大部分为酪蛋白,经凝乳酶或酸作用而形成凝块。但也有一部分白蛋白和球蛋白被机械地包含于凝块之中。此外,经过发酵作用,奶酪中还含有肽类、氨基酸和非蛋白氮成分。除少数品种之外,大多数品种的蛋白质中包裹的脂肪成分占干酪固形物的45%以上,而脂肪在发酵中产生的分解物使干酪具有特殊的风味。奶酪制作过程中大部分乳糖随乳清流失,少量乳糖在发酵中起到促进乳酸发酵的作用,对抑制杂菌的繁殖有意义。

奶酪中含有原料中的各种维生素,其中脂溶性维生素大多保留在蛋白质凝块中,但水溶性的维生素部分损失,维生素 C 几乎全部损失。干酪的外皮部分 B 族维生素含量高于中心部分。

硬质干酪是钙的极佳来源,而软干酪含钙较低。镁在奶酪制作过程中也得到浓缩,在硬质干酪中约为原料乳含量的5倍。钠的含量因品种不同而异,农家干酪因不添加盐,钠含量仅为0.1%;而法国羊奶干酪中的盐含量可达4.5%~5.0%。

(二) 乳类及其制品的合理利用

鲜奶水分含量高,营养素种类齐全,十分有利于微生物生长繁殖,因此须经严格消毒灭菌后方可食用。消毒方法常用煮沸法和巴氏消毒法。煮沸法是将奶直接煮沸,设备要求简单,可达消毒目的,但对奶的理化性质影响较大,营养成分有一定损失,多在家庭使用。大规模生产时采用巴氏消毒法。巴氏消毒常用两种方法,①低温长时消毒法:将牛奶在63℃下加热

30 min；②高温短时消毒法：将牛奶在90℃加热1s。正确地进行巴氏消毒对奶的组成和性质均无明显影响，但对热不稳定的维生素如维生素C可损失20%~25%。

此外，奶应避光保存，以保护其中的维生素。研究发现，鲜牛奶经日光照射1 min后，B族维生素很快消失，维生素C也所剩无几。即使在微弱的阳光下，经6h照射后，B族维生素也仅剩一半，而在避光器皿中保存的牛奶不仅维生素没有消失，还能保持牛奶特有的鲜味。

（郭俊生）

第三章 生命周期特殊阶段人群的营养

第一节 孕妇与乳母营养

妊娠期和哺乳期妇女的营养,不仅要满足胎儿生长发育和乳汁分泌所需的各种营养素,而且要满足自身的营养素需求,达到预防母体和胎儿营养缺乏及某些并发症的目的。因此,保证妊娠期和哺乳期的合理营养对母体健康和下一代的正常身心发育有着重大的意义。

一、孕妇

(一)妊娠期的生理特点

妊娠期间,为适应和满足胎体在宫内生长发育的需求,母体自身会发生一系列的生理性变化,主要表现在如下几个方面。

1. 内分泌 妊娠期内分泌的主要改变是与妊娠相关激素水平的变化。

(1) 人绒毛膜促性腺激素(HCG):受精卵着床后HCG水平开始升高,在妊娠8~9周分泌达到顶峰,10周后开始下降。其主要生理作用一是刺激母体黄体分泌孕酮;二是通过降低淋巴细胞的活力,防止母体对胎体的排斥反应,达到安胎效果。

(2) 人绒毛膜生长素(HCS):HCS是胎盘产生的一种糖蛋白,它的主要生理作用是降低母体对葡萄糖的利用并将葡萄糖转给胎体;促进脂肪分解,使血中游离脂肪酸增多;促进蛋白质和DNA的合成。因此,有人把它称作妊娠期的生长素。

(3) 雌激素:胎盘分泌的雌激素包括雌酮、雌二醇和雌三醇。雌二醇刺激母体垂体生长激素细胞转化为泌乳素细胞,为分泌乳汁作准备,此外,它还调节碳水化合物和脂类代谢率,增加母体骨骼更新率。雌三醇的主要生理作用是通过促进前列腺素的产生而增加子宫和胎盘之间的血流量,并促进母体乳房发育。

(4) 孕酮:最初来源于黄体,之后来源于胎盘。孕酮松弛胃肠道平滑肌细胞,导致孕期胃肠功能改变,它还使子宫的平滑肌细胞松弛,以便于胎儿在子宫内着床。此外,孕酮还促进乳腺发育,并在妊娠期阻止乳汁分泌。

2. 血液

(1) 血容量:妊娠6~8周时,妊娠期妇女血容量开始增加,至妊娠32~34周时达顶峰,血容量比妊娠前增加35%~40%,并一直维持至分娩。血容量的增加包括血浆容积和红细胞数量的增加,血浆容积的增加大于红细胞数量的增加。与非妊娠妇女相比,血浆容积增加为45%~50%,红细胞数量增加为15%~20%,两者增幅比例失调,致使血液相对稀释。

(2) 血液成分:

1) 红细胞:由于血液稀释,妊娠期妇女的红细胞计数(约为3.6×10^{12}/L)和血红蛋白值

（约为 110 g/L）均低于非妊娠妇女的红细胞计数（约为 4.2×10^{12}/L）和血红蛋白值（约为 130 g/L），故妊娠妇女易出现生理性贫血。

2）白细胞：从妊娠 7 周开始升高，主要是中性粒细胞增多，淋巴细胞轻度增加，单核细胞和嗜酸粒细胞基本无变化。

3）血浆总蛋白：由于血液稀释，从妊娠早期血浆总蛋白就开始下降，至妊娠晚期血浆总蛋白水平由约 70 g/L 降至 60 g/L，主要是因为白蛋白水平从 40 g/L 降至 25 g/L 所致。血浆球蛋白的变化是 α_1 球蛋白含量增加约为 60%，α_2 球蛋白含量增加约为 50%，β 球蛋白的含量增加约为 35%，而 γ 球蛋白含量则下降约为 13%。

4）营养素：妊娠期血浆葡萄糖、氨基酸、铁以及大多数水溶性维生素均降低，如维生素 C、叶酸、维生素 B_6、维生素 B_{12} 和生物素等。与此相反，血浆中某些脂溶性维生素如维生素 E 和胡萝卜素的水平在妊娠期上升。

3. 肾脏　妊娠导致肾脏负担加重，肾小球滤过率增加约 50%，肾血浆流量增加约 75%，尿中的蛋白质代谢产物尿素、尿酸、肌酸、肌酐等排泄增多，尿中的葡萄糖、氨基酸、水溶性维生素的排出量增加，但尿钙的排出量减少。

4. 消化系统　妊娠期妇女受高水平雌激素的影响，牙龈肥厚，易患牙龈炎和牙龈出血。孕酮分泌增加可引起胃肠平滑肌张力下降、贲门括约肌松弛、消化液（胃酸、胃蛋白酶为主）分泌量减少，胃排空时间延长，肠蠕动减弱等，易出现恶心、消化不良、呕吐、胃反酸、便秘等妊娠反应。此外，由于胆囊排空时间延长，胆道平滑肌松弛，胆汁变黏稠、淤积、易诱发胆结石。另一方面，消化系统功能的上述改变，延长了食物在肠道内停留时间，使一些营养素的吸收期增强，如对钙、铁、叶酸、维生素 B_{12} 等的吸收都较未妊娠前有所增加，尤其是在妊娠的后半期。

5. 体重　妊娠期母体的体重发生明显变化，平均增重约 12 kg。妊娠早期增重较少，妊娠中期和妊娠晚期则幅度较大，每周稳定地增加 350~400 g。妊娠期体重增长包括两部分：一是妊娠的产物，如胎儿、羊水和胎盘；二是母体组织的增长，如血液和细胞外液的增加，子宫和乳腺的增大，为泌乳而储备的脂肪和其他营养物质。

体重增长是反映妊娠期妇女健康与营养状况的一项综合指标。若以体质指数（body mass index，BMI）作为指标，孕期适宜增加的体重应有所不同。一般而言，孕前消瘦者孕期增重应较一般妇女稍高，而超重和肥胖妇女孕期增重应稍少。不同的 BMI 妇女孕期适宜增重范围如表 3-1 所示。

表 3-1　按孕前 BMI 推荐的孕期体重增长范围

分　类	BMI	推荐体重增长范围（kg）
低	<19.8	12.5~18.0
正常	19.8~26.0	11.5~16.0
超重	26.0~29.0	7.5~11.5
肥胖	>29.0	6.0~6.8

（二）妊娠期的营养需要

1. 能量　适宜的能量对孕妇机体及正在发育的胎儿都很重要。孕妇除了维持自身所需能量外，还要负担胎儿的生长发育以及胎盘和母体组织增长所需要的能量。孕早期孕妇的基础代谢并无明显变化，到孕中期时逐渐升高，孕晚期基础代谢增高 15%~20%，因此，孕早期的能量摄入量与非孕妇女相同。中国营养学会建议妊娠期膳食能量推荐摄入量（RNI）为孕中、晚期在非孕妇女能量推荐摄入量的基础上每日增加 0.83 MJ(200 kcal)。由于不同地区、不同民族以及气候、生活习惯、劳动强度等的不同,对能量的供给可根据体重增减来调整。

2. 蛋白质　孕妇必须摄入足够数量的蛋白质以满足自身及胎儿生长发育的需要。足月胎儿体内含蛋白质 400~800 g,加上胎盘及孕妇自身有关组织增长的需要,共需蛋白质约 900 g,这些蛋白质均需孕妇在妊娠期间不断从食物中获得。中国营养学会建议孕妇蛋白质推荐摄入量(RNI)为在非孕妇女蛋白质推荐摄入量的基础上,孕早、中、晚三期每日分别增加 5、15、20 g。妊娠期膳食中优质蛋白质至少占蛋白质总量的 1/3 以上。

3. 脂类　妊娠过程中孕妇平均需储存 2~4 kg 脂肪,胎儿储存的脂肪可为其体重的 5%~15%。脂类是胎儿神经系统的重要组成部分,构成其固体物质的 1/2 以上。在脑细胞增殖、生长过程中需要一定量的必需脂肪酸,脑和视网膜中主要的多不饱和脂肪酸是花生四烯酸和二十二碳六烯酸,它们可由膳食中亚油酸和 α-亚麻酸转化而来。此外,人体脑细胞髓鞘化过程自胎儿期开始,直到出生后 1 年左右完成。在髓鞘化过程中,饱和脂肪酸和多不饱和脂肪酸对髓鞘和细胞膜的形成都有重要作用。

孕妇膳食中应有适量脂肪,包括饱和脂肪酸、n-3 和 n-6 多不饱和脂肪酸以保证胎儿和自身的需要。但孕妇血脂较平时升高,脂肪摄入总量不宜过多。中国营养学会推荐妊娠期膳食脂肪的供能百分比为 20%~30%,其中饱和脂肪酸、单不饱和脂肪酸和多不饱和脂肪酸分别为 <10%、10% 和 10%。n-6 和 n-3 多不饱和脂肪酸的比值为 4~6:1。

4. 矿物质

(1) 钙:钙是构成骨骼、牙齿的主要成分,胎儿从母体摄取大量的钙以供生长发育的需要。当妊娠期钙摄入量轻度或短暂性不足时,母体血清钙浓度降低,继而甲状旁腺激素的合成和分泌增加,加速母体骨骼和牙齿中钙盐的溶出,以维持正常的血钙浓度,满足胎儿对钙的需要量;当缺钙严重或长期缺钙时,血钙浓度下降,母亲可发生小腿抽筋或手足抽搐,严重时导致骨质软化症,胎儿也可发生先天性佝偻病。胎儿约需储留 30 g 钙,以满足骨骼和牙齿生长发育的需要。孕早期胎儿储钙较少,平均每日仅为 7 mg。孕中期开始增加至每日 110 mg,孕晚期钙储留量大大增加,平均每日可储留 350 mg。除胎儿需要外,母体尚需储存部分钙以备泌乳需要,故妊娠期钙的需要量增加,尽管孕期发生一系列复杂的内分泌和生理变化使钙的吸收增加,但我国人民膳食中钙摄入量普遍不足,再加上影响钙吸收的因素较多,故我国孕妇易发生钙缺乏。因此,孕妇应增加含钙丰富的食物,膳食中摄入不足时亦可适当补充一些钙制剂。钙的最好食物来源是奶及奶制品,另外虾皮、豆类和豆制品、芝麻、海带等也是钙的良好来源。中国营养学会建议妊娠期膳食钙每日适宜摄入量(AI)为:孕早期 800 mg,孕中期 1 000 mg,孕晚期 1 200 mg。

(2) 铁:妊娠期对铁的需要量大大增加:①由于妊娠期母体生理性变化,血红蛋白的增加量远低于血容量的增加,出现妊娠生理性贫血,这时为增加母体自身造血需要,需额外补充铁;②母体还要储备相当数量的铁,以补偿分娩时由于失血造成铁的损失;③胎儿除制造血液和肌肉组织需一定量的铁外,还必须在肝脏内储存一部分铁,以供婴儿出生后 6 个月之内对铁的需要量。因此,膳食铁摄入量不足,除易导致孕妇的缺铁性贫血外,孕期缺铁还可影响胎儿铁的储备,使婴儿较早出现缺铁及缺铁性贫血。一些研究认为,孕早期缺铁还与早产及低出生体重有关。

由于我国膳食中相当一部分铁来源于蔬菜、豆类等植物性食物中生物利用率较低的非血红素铁,因此孕期应注意补充一定量健康动物的肝脏、血、瘦肉等含有生物利用率较高的血红素铁的食物,必要时可在医生指导下加服铁剂。中国营养学会建议妊娠期膳食铁的每日适宜摄入量(AI)为:孕早期 15 mg/d,孕中期 25 mg/d,孕晚期 35 mg/d。

(3) 锌:妊娠期妇女摄入充足量的锌有利于胎体发育和预防先天性缺陷。胎儿对锌的需要在妊娠末期最高,此时胎盘主动转运锌量每日为 0.6~0.8 mg。血浆锌水平一般在妊娠早期就开始下降,直至妊娠结束,比非妊娠妇女低约 35%,故在妊娠期应增加锌的摄入量。近年来的流行病学调查表明,胎儿畸形发生率的增加与妊娠期锌营养不良及血清锌浓度降低有关。中国营养学会建议妊娠期膳食锌推荐摄入量(RNI):孕早期每日为 11.5 mg/d,孕中、后期为 16.5 mg/d。

(4) 碘:妊娠期妇女碘缺乏可能导致胎儿甲状腺功能低下,从而引起以生长发育迟缓,认知能力降低为标志的不可逆转的克汀病,这一表现在妊娠早期,通过纠正母亲碘缺乏就可以预防。妊娠中期基础代谢率开始增高,反映甲状腺素分泌增加和碘的需要量增加。中国营养学会建议妊娠期膳食碘的每日推荐摄入量(RNI)比妊娠前增加 50 μg/d,为 200 μg/d。

5. 维生素

(1) 维生素 A:妊娠期妇女缺乏维生素 A 与胎儿宫内发育迟缓、低出生体重及早产有关。但妊娠早期增加维生素 A 摄入应注意不要过量,因为大剂量维生素 A 可能导致自发性流产和胎儿先天畸形。胡萝卜素在人体内可转化成维生素 A,且相同剂量的胡萝卜素却无此不良作用。故中国营养学会及世界卫生组织(WHO)均建议孕妇通过摄取富含类胡萝卜素的食物来补充维生素 A。中国营养学会建议妊娠早期和妊娠中晚期维生素 A 的每日推荐摄入量(RNI)分别为:800 μgRE/d 和 900 μgRE/d,可耐受最高摄入量(UL)值为 2 400 μgRE/d。

(2) 维生素 D:维生素 D 可促进钙的吸收和钙在骨骼中的沉积。故妊娠期对维生素 D 的需要量增加,这一时期缺乏维生素 D 与孕妇骨质软化症及新生儿低钙血症和手足搐搦有关;但过量也可导致婴儿发生高钙血症。中国营养学会建议妊娠早期维生素 D 的推荐摄入量(RNI)与非孕妇女相同,为 5 μg/d(1 μg = 40 IU),妊娠中、晚期为 10 μg/d,UL 值为 20 μg/d。

(3) 维生素 E:妊娠期给予充足的维生素 E 可能对新生儿红细胞膜产生保护作用,从而减少新生儿溶血和溶血性贫血的发生。中国营养学会建议妊娠期妇女维生素 E 的每日适宜摄入量(AI)为 14 mg α-TE/d,与非孕妇女相同。

(4) B 族维生素:妊娠期缺乏或亚临床缺乏维生素 B_1 时,孕妇可能不出现明显的脚气病症状,而是导致新生儿有脚气病表现。维生素 B_1 缺乏也可影响胃肠道功能,尤其在妊娠早期由于早孕反应使食物摄入减少,易引起维生素 B_1 缺乏,从而导致胃肠功能下降,进一步加重早孕反应。

维生素 B_2 参与三羧酸循环及呼吸链中氧化还原反应,与能量代谢有关。维生素 B_2 缺乏的典型症状为"口腔生殖器综合征"。妊娠期维生素 B_2 缺乏还与胎儿生长发育迟缓、缺铁性贫血有关。

维生素 B_6 参与体内氨基酸、脂肪酸和核酸的代谢。维生素 B_6 缺乏时还常伴有多种 B 族维生素缺乏的表现,对皮肤、神经和造血系统等产生影响。临床上常用维生素 B_6 辅助治疗早孕反应,维生素 B_6 还与叶酸、维生素 B_{12} 联用预防妊娠高血压的发生。

叶酸不足与新生儿神经管畸形(无脑儿、脊柱裂等)的发生有关。补充叶酸可预防神经管畸形已得到多项研究的证实。一项对中国出生缺陷高危人群的应用性研究表明,妇女于孕前 1 个月和孕早期每日补充叶酸 400 μg 可有效地预防大多数神经管畸形的发生。需要注意的是,高剂量(>1 mg/d)的叶酸可掩盖维生素 B_{12} 缺乏的血液学指征,因此,并发维生素 B_{12} 缺乏的人不应高剂量补充叶酸。

中国营养学会建议妊娠期妇女每日维生素 B_1、维生素 B_2、维生素 B_6 和叶酸的每日推荐摄入量(RNI)分别为 1.5、1.7、1.9 mg 和 600 μgDFE(叶酸当量)。

(三) 妊娠期营养对母体和胎体的影响

(1) 妊娠期营养不良对母体的影响 妊娠期妇女营养素摄入不足时常常发生以下几种营养缺乏病。

1) 营养性贫血:包括缺铁性贫血和缺乏叶酸、维生素 B_{12} 引起的巨幼红细胞贫血。妊娠期发生贫血十分普遍(以缺铁性贫血为主),以妊娠末期患病率最高。主要原因是膳食铁摄入不足;来源于植物性食物的膳食铁吸收利用率差,吸收率仅为10%左右;母体和胎儿对铁的需要量增加;某些其他因素引起的失血等。2002年我国居民营养与健康状况调查报告指出,孕妇贫血患病率为22.5%,城市为18.4%,农村为24.5%。轻度贫血对孕妇影响不大,重度贫血时,可因心肌缺氧导致贫血性心脏病,如胎盘缺氧易发生妊娠高血压综合征及妊娠高血压综合征性心脏病,贫血还可降低孕妇、产妇抵抗力,易并发产褥感染,甚至危及生命。

2) 骨质软化症:维生素 D 的缺乏可影响钙的吸收,导致血钙浓度下降。为了满足胎儿生长发育所需要的钙,必须动用母体骨骼中的钙,结果使母体骨钙不足,引起脊柱、骨盆骨质软化,骨盆变形,重者甚至造成难产。

3) 营养不良性水肿:妊娠期蛋白质严重摄入不足所致。蛋白质缺乏轻者仅出现下肢水肿,严重者可出现全身水肿。此外,维生素 B_{12} 严重缺乏者亦可引起水肿。

4) 妊娠并发症:妊娠期营养与妊娠并发症有关。孕妇营养不良,如贫血、低蛋白血症、缺钙以及 BMI>24 均是妊娠高血压综合征的好发因素。

5) 分娩时子宫收缩乏力、难产以及产后出血、感染及母乳不足等问题。

(2) 妊娠期营养不良对胎儿和婴儿健康的影响 妊娠期妇女营养素摄入不足时,对胎体的不良影响以下述几种为主。

1) 低出生体重(low birth weight,LBW):LBW 指新生儿出生体重小于 2 500 g。LBW 儿的围生期死亡率为正常儿的4~6倍,不仅影响婴幼儿期的生长发育,还可影响儿童期和青春期的体能与智能发育,且与成年后慢性病的发生率增加有关。

2) 先天性畸形(congenital malformation):妊娠早期妇女因某些微量元素、维生素摄入不足或摄入过量,常可导致各种各样的先天畸形儿出生。例如:叶酸缺乏可导致神经管畸形发生,主要表现为无脑儿和脊柱裂;维生素 A 缺乏或过多可导致无眼、小头等先天畸形的发生。

3) 脑发育受损:胎儿脑细胞数的快速增殖期是从妊娠第30周至出生后1年左右,随后脑细胞数量不再增加而细胞体积增大。妊娠期的营养状况,尤其是妊娠后期母体蛋白质和能量的摄入量是否充足,直接关系到胎儿的脑发育,还可影响日后的智力发育。

4) 围生期婴儿死亡率增高。

5) 胎儿宫内生长发育迟缓:妊娠中、晚期的能量、蛋白质和其他营养素摄入不足,致使胎儿宫内生长发育迟缓,生产出低体重儿。而胎儿宫内生长发育迟缓与许多慢性病有关。

6) 巨大儿:巨大儿是指新生儿出生体重>4 000 g。巨大儿不仅在分娩中易造成产伤,还和成年后慢性病(如肥胖、高血压和糖尿病)的发生密切相关。

(四) 妊娠期妇女膳食指南

按妊娠生理过程及营养需要特点,孕妇膳食指南分为孕前期(孕前3~6个月)、孕早期(孕1~12周)、孕中(孕13~27周)末(孕28周至分娩)期三部分。

1. 孕前期妇女膳食指南

（1）多摄入富含叶酸的食物或补充叶酸：妊娠的前4周是胎儿神经管分化和形成的重要时期，此期叶酸缺乏可增加胎儿发生神经管畸形及早产的危险；由于怀孕的确定时间在妊娠发生的第5周以后，受孕者并没有发现自己怀孕；而研究表明孕妇在服用叶酸4周以后，体内叶酸缺乏的状态才明显改善，所以建议育龄妇女至少在孕前3个月开始，多摄入富含叶酸的食物或食用叶酸补充剂（400 μg/d）。

（2）常吃含铁丰富的食物：孕前期良好的铁营养是成功妊娠的必要条件，孕前缺铁易导致早产、孕期母体体重增长不足以及新生儿低出生体重。

（3）保证摄入加碘食盐，适当增加海产品的摄入：孕早期缺碘可增加新生儿发生克汀病的危险性。

（4）戒烟、禁酒：乙醇可以通过胎盘进入胎儿血液，造成胎儿宫内发育不良、中枢神经系统发育异常、智力低下等。

2. 孕早期妇女膳食指南

（1）膳食清淡、适口。清淡、适口的膳食能增进食欲，易于消化，有利于降低怀孕早期的妊娠反应，使孕妇尽可能多摄取食物，满足对营养的需求。

（2）少食多餐：怀孕早期反应较重的孕妇，不必像常人那样强调饮食的规律性，应根据孕妇的食欲和反应的轻重及时进行调整，采取少食多餐的办法，保证进食量。

（3）保证摄入足量富含糖类的食物：保证每日至少摄入150 g糖类（约合谷类200 g）。

（4）多摄入富含叶酸的食物并补充叶酸：受孕后每日应继续补充叶酸400 μg，至整个孕期。

（5）戒烟、禁酒：孕妇吸烟或经常被动吸烟可能导致胎儿缺氧和营养不良、发育迟缓。孕妇饮酒，乙醇可以通过胎盘进入胎儿血液，造成胎儿宫内发育不良、中枢神经系统发育异常、智力低下等，称为乙醇中毒综合征。

3. 孕中、末期妇女膳食指南

（1）适当增加鱼、禽、蛋、瘦肉、海产品的摄入量。

（2）适当增加奶类的摄入。

（3）常吃含铁丰富的食物。

（4）适量身体活动，维持体重的适宜增长。

（5）禁烟戒酒，少吃刺激性食物。

妊娠中、末期是胎儿生长发育及大脑发育迅速的阶段，母体自身也开始储存脂肪、蛋白质等，同时缺钙、缺铁等现象亦增多。在怀孕第4个月起，妊娠反应开始消失或减轻，食欲好转，必须增加能量和各种营养素，要做到全面多样，荤素搭配，如牛奶、鸡蛋、动物肝脏、瘦肉、鱼虾类、豆制品、新鲜蔬菜水果等，以及深色叶菜和水果，保证胎儿的正常生长。这一时期孕妇易发生便秘，应多食富含膳食纤维的食物。

妊娠中、末期膳食构成如下：

（1）谷类（米、面及各种杂粮）：每日350~450 g，是能量的主要来源并提供蛋白质及B族维生素。

（2）豆类及豆制品：每日50~100 g，可提供植物来源的优质蛋白质和丰富的矿物质。

（3）肉、禽、鱼等动物性食品：每日50~150 g，鸡蛋1~2个，是优质蛋白质、矿物质和维生素的丰富来源，有条件时还可经常食用动物肝脏、血以增加吸收率高的血红素铁的摄入。每周进食 1 次海产品,补充碘、锌等微量元素;每周进食 1 次(约 25 g)动物肝,补充维生素 A 和铁;每周进食 1 次鸡血或鸭血。

(4) 鲜奶:每日 250~500 ml,能提供优质蛋白质、钙及维生素。若食鲜奶出现腹胀及不适应者,可改食酸奶。

(5) 蔬菜与水果:蔬菜每日 400~500 g,水果每日 100~200 g,是膳食中矿物质、维生素和膳食纤维的主要来源。

(6) 烹调植物油:每日 15~20 g,盐、糖适量。

二、乳母

胎盘娩出后,产妇便进入以自身乳汁哺育婴儿的哺乳期。保证乳母的合理营养有利于母体自身健康的恢复及为婴儿的生长发育提供最佳食物。

(一) 哺乳期的生理特点

泌乳过程是一种复杂的神经反射,受神经内分泌因素的影响。乳汁的分泌受两个反射的控制,其一是产奶反射,婴儿吸吮乳头可刺激乳母垂体产生泌乳素,引起乳腺腺泡分泌乳汁,并存集在乳腺导管内;另一个反射是下奶反射,婴儿吸吮乳头时,可反射性地引起乳母垂体后叶释放缩宫素,后者引起乳腺周围肌肉收缩而出现排乳。

母乳分为三期:产后第 1 周分泌的乳汁为初乳,呈淡黄色,质地黏稠;富含大量的钠、氯和免疫蛋白,尤其是分泌型免疫球蛋白 A 和乳铁蛋白等,但乳糖和脂肪较成熟乳少。产后第 2 周分泌的乳汁称为过渡乳;过渡乳中的乳糖和脂肪含量逐渐增多,而蛋白质含量有所下降。第 2 周以后分泌的乳汁为成熟乳,呈乳白色,富含蛋白质、乳糖、脂肪等多种营养素。泌乳量少是母亲营养不良的一个指征。通常根据婴儿体重增长率作为奶量是否足够的指标。

(二) 哺乳对母亲健康的影响

1. 近期影响 包括:①减少产后子宫出血的危险性,促进子宫恢复;②避免发生乳房肿胀和乳腺炎;③延长恢复排卵的时间间隔:母乳喂养能够延长分娩后至恢复排卵的时间间隔,延迟生育。

2. 远期影响 包括:①哺乳有利于乳母体重尽快复原,预防产后肥胖;②哺乳使约 30 g 钙通过乳汁从乳母转运至胎儿,母体钙储存的重构建过程对于降低骨质疏松发病的危险性有重要意义;③母乳喂养可降低乳母以后发生乳腺癌和卵巢癌的危险性。

(三) 哺乳期的营养需要

1. 能量 乳母对能量的需要量较大,衡量乳母摄入能量是否充足,以泌乳量与母亲体重为依据。根据哺乳期每日泌乳量 700~800 ml,每 100 ml 乳汁含能量 280~320 kJ(67~77 kcal),母体转化乳汁的效率以 80% 计算,则母体为分泌乳汁应增加能量为 2 450~3 200 kJ(586~762 kcal)。由于孕期储存了一些脂肪,可用以补充部分能量。考虑到哺育婴儿的操劳及乳母基础代谢的增加,中国营养学会推荐的乳母每日能量推荐摄入量(RNI)应较正常妇女增加 2 090 kJ(500 kcal)。

2. 蛋白质 蛋白质摄入量的多少,对乳汁分泌的数量和质量的影响最为明显。乳母膳食中蛋白质的质和量不足时,乳汁分泌量将大为减少,并动用乳母组织蛋白以维持乳汁中蛋白质含量的恒定。正常情况下,每日从乳汁中排出的蛋白质约为 10 g,母亲摄入的蛋白质变成乳汁中的蛋白质的转换率约为 70%,蛋白质质量较差时,转换率更低。中国营养学会建议的乳母蛋白质的推荐摄入量(RNI)为在非孕妇女基础上每日增加 20 g。建议乳母多吃蛋类、乳类、瘦肉类、肝、肾、豆类及其制品,使蛋白质在量和质上能得到较好的保证。

3. **脂类** 婴儿的生长发育需要乳汁中提供的能量,而脂肪的产能较高,再加上由于婴儿中枢神经系统发育及脂溶性维生素吸收等的需要,乳母膳食中必需有适量脂肪,尤其是多不饱和脂肪酸。每日脂肪的摄入量以占总能量的 20%～30% 为宜。

4. **矿物质** 人乳中主要矿物质(钙、磷、镁、钾、钠)的浓度一般不受膳食的影响。微量元素中,碘和硒的膳食摄入量与其在乳汁中的浓度呈正相关,但乳母膳食对乳汁中的其他微量元素的影响还未见明确报道。

(1)钙:人乳中钙的含量较为稳定,每日从乳汁中排出的钙约为 300 mg。当乳母的钙供给不足就会动用自身骨骼中的钙来满足乳汁中钙含量,导致产妇出现腰腿酸痛,抽搐,甚至发生骨质软化症。为保证乳汁中正常的钙含量,并维持母体钙平衡,应增加乳母钙的摄入量。中国营养学会推荐乳母每日钙的适宜摄入量(AI)为 1 200 mg。除多食用富含钙质的食物(如乳类和乳制品)外,也可用钙剂、骨粉等补充。

(2)铁:人乳中铁含量低,这是由于铁不能通过乳腺输送到乳汁,增加乳母铁的摄入可以补充母体分娩时的消耗,纠正或预防乳母贫血的状态。但对乳汁中铁的增加并不明显。故为预防乳母发生缺铁性贫血,乳母的膳食中应注意铁的补充。中国营养学会推荐的乳母铁的适宜摄入量为 25 mg/d。

(3)碘和锌:乳汁中碘和锌的含量受乳母膳食的影响,且这两种微量元素与婴儿神经系统的生长发育及免疫功能关系较为密切。中国营养学会推荐的乳母碘和锌的每日推荐摄入量分别为:200 μg 和 21.5 mg,均高于一般妇女。

5. **维生素** 维生素 A 能部分通过乳腺,所以乳母维生素 A 的摄入量可影响乳汁中维生素 A 的含量。维生素 D 几乎不能通过乳腺,故母乳中维生素 D 含量很低。婴儿必须多晒太阳或补充鱼肝油等维生素 D 制剂。维生素 E 具有促进乳汁分泌的作用。中国营养学会推荐的乳母维生素 A、维生素 D 和维生素 E 的每日推荐摄入量(RNI)分别为 1 200 μgRE、10 μg 和 14 mg α-生育酚。水溶性维生素大多可通过乳腺,但乳腺可调控其进入乳汁的含量,达一定水平时不再增高。中国营养学会推荐的乳母维生素 B_1、维生素 B_2、烟酸和维生素 C 的每日推荐摄入量(RNI)分别为 1.8、1.7、18 mg 和 130 mg,高于一般妇女。

6. **水分** 乳母摄入的水量与乳汁分泌量有密切关系,乳母平均每日泌乳量为 0.8 L,故每日应从食物及饮水中比成人多摄入约 1 L 水。可通过多喝水和流质食物来补充乳汁中的水分。

(四)哺乳期的合理膳食原则

哺乳期的营养非常重要,要合理调配膳食,做到品种多样、数量充足、营养价值高,以保证婴儿与乳母都能获得足够的营养。

1. **产褥期膳食** 产褥期指从胎盘娩出至产妇全身器官除乳腺外恢复或接近正常未孕状态的一段时间,一般为 6 周。如无特殊情况分娩后 1 h 就可让产妇进食易消化的流质食物或半流质食物,如牛奶、稀饭、肉汤面、蛋糕等,次日起可进食普通食物。如果哺乳则要比平常膳食增加蛋白质 25～35 g,同时要多进汤汁食物,促进乳汁分泌,以及食用含膳食纤维多的食物以防便秘,餐次可每日 4～5 次。还要适量补充维生素和铁剂。

2. **哺乳期妇女膳食指南**

(1)增加鱼、禽、蛋、瘦肉及海产品摄入。供给足够的优质蛋白质,保证 1/3 以上来源于动物蛋白。

(2) 适当增饮奶类,多喝汤水。多食含钙丰富食品,奶制品、豆类、小鱼和小虾都含丰富的钙质。

(3) 产褥期食物多样,不过量。乳母的膳食不能太单一,不要偏食。注意粗细搭配,主副食合理分配。

(4) 忌烟酒,避免喝浓茶和咖啡。

(5) 科学活动和锻炼,保持健康体重。

第二节 婴幼儿营养

婴幼儿(0~3岁)生长发育迅速,是人一生生长发育的重要时期,合理营养将为一生的体力、智力发育打好基础,对成人慢性病的发生也具有预防作用。

一、婴幼儿的生理特点

1. 生长发育 婴幼儿的生长发育是机体各组织器官增长和功能成熟的过程,这一过程由遗传因素和环境因素的共同作用决定,其中营养因素是十分重要的一个方面。婴儿期指从出生到1周岁,该期是人类生命生长发育的第一高峰期,尤其是出生后前6个月的生长最快。幼儿期指从1周岁到3周岁。幼儿生长发育虽不及婴儿迅猛,但与成人比较亦非常旺盛。体重每年增加约2 kg,身高第二年增加11~13 cm,第三年增加8~9 cm,头围约以每年1 cm的速度增长。这一时期智能发展较快,语言、思维能力增强。

2. 消化和吸收 婴幼儿胃肠道及泌尿系统尚处于发育阶段,功能不够完善,对食物的消化、吸收和废物的排泄都受到一定的限制。

(1) 口腔:婴幼儿口腔狭小,口腔黏膜相当柔嫩,且血管丰富,易受损伤,故应特别注意保持婴儿口腔的清洁,不宜进食过热过硬的食物,避免损伤婴儿的口腔黏膜。婴儿双颊有发育良好的脂肪垫,有助于其吸吮乳汁。新生儿的涎腺发育尚不完善,唾液分泌量少,唾液中的淀粉酶的含量低,不利于消化淀粉。到3~4个月时涎腺逐渐发育完善,同时唾液内淀粉酶也逐渐增加,故4个月以下婴儿不适宜喂以谷类食物。

(2) 牙齿:乳牙6~8个月左右开始萌出,因牙齿的生长影响婴儿的咀嚼功能,故婴儿咀嚼食物的能力较差。

(3) 食管和胃:婴儿食管和胃壁的黏膜和肌层都较薄,弹性组织发育不完善,易受损伤。婴儿的食管较成人细且短,胃呈水平位,胃容量小,新生婴儿的胃容量仅25~50 ml,6个月时约为200 ml,1岁时为300~500 ml。由于胃幽门括约肌发育良好,贲门括约肌发育不良,加之自主神经调节功能差,故易引起幽门痉挛而出现溢乳和呕吐。婴幼儿肠管总长度约为身长的6倍,但胃肠道消化酶的分泌及蠕动能力远不如成人。

(4) 肠道:肠道相对较长,超过自身长度的6倍(成人仅为4倍),且固定性较差,易发生肠套叠。肠壁黏膜细嫩,血管和淋巴结丰富,透过性强,有利于营养物质的吸收。但肠壁肌肉较薄弱,肠蠕动较成人差,食物在肠腔内时间较长,一方面有利于食物的消化吸收,另一方面由于如大肠蠕动功能不能协调,可发生大便滞留或功能性肠梗阻。婴儿肠壁屏蔽功能较差,肠腔中微生物、毒素以及致敏物质可渗入肠壁至血流而致病。婴儿出生时已有乳糖酶和蔗糖酶,有利于乳糖和蔗糖的吸收。肠壁刷状缘已能产生肠激酶和肽酶,有助于蛋白质的消化和吸收。矿物质的吸收在出生时依赖被动吸收,出生后才逐渐发育为受体调节性主动吸收。

(5) 胰腺：婴儿的胰腺发育尚不成熟，所分泌的消化酶活力低，胰淀粉酶要到4个月以后才能达到成人水平，故需借助唾液中及母乳中的淀粉酶以消化淀粉类食物，因此，4个月以前婴儿不宜添加淀粉类辅食。胰脂肪酶的活力较低，出生时量少，第1周内增加5倍，1~9个月增加20倍，故婴儿脂肪消化能力较弱，但胰蛋白酶和胰凝乳酶在出生时已很充足。

(6) 肝脏：婴儿肝脏相对较大，新生儿时肝重占体重的4%（成人为体重的2%），10个月时增加1倍，1岁前肝脏常在右肋下1~2 cm处扪及。婴儿肝脏血管丰富，但肝细胞分化不全，肝功能较差，胆汁分泌较少，影响脂肪的消化吸收。

婴儿消化系统尚未发育成熟，胃容量小，各种消化酶活性较低，消化功能较弱，其消化功能与成人相比明显不全。若喂养不当，易发生腹泻而导致营养素丢失。

3. 脑和神经系统发育　婴儿出生时的脑重量约为370 g，占体重的1/8左右，6个月时脑重为600~700 g。大脑的发育尤其是大脑皮质细胞的增殖、增大和分化主要是在孕后期和出生后第一年内，尤其是出生后头6个月内，是大脑和智力发育的关键时期。

二、婴儿的营养需要

一方面婴幼儿时期生长发育迅猛，代谢旺盛，需要得到足量优质的营养素供给，以满足正常生理功能活动和生长发育的需要；另一方面婴幼儿的消化吸收功能尚不够完善，对营养素的吸收和利用受到一定的限制。因此，如果喂养不当，容易引起消化功能紊乱和营养不良，影响生长发育。婴幼儿的营养需要特点具体表现在如下几方面。

1. 能量　婴幼儿总能量消耗主要用于以下5个方面：①基础代谢。婴儿期的基础代谢所需能量约占总能量的60%，每千克体重每日约需要230 kJ(55 kcal)以后随着年龄增长逐渐减少。②食物特殊动力作用。婴儿期约占能量消耗的7%~8%，而较大儿童为5%左右。③活动所需。1岁以内婴儿活动较少，故用于肌肉活动等的能量需要量相对较低，平均每日每千克体重为62.8~82.7 kJ(15~20 kcal)。④组织生长合成过程消耗能量（储存能量）。为生长发育期小儿所特有的能量消耗，与生长速率成正比。每增加1 g新组织需要能量18.41~23.84 kJ(4.4~5.7 kcal)，如能量供给不足，可导致生长发育迟缓。出生头几月，生长所需能量占总消耗的25%~30%。⑤排泄消耗。为部分未经消化吸收的食物排出体外所需能量，约占基础代谢的10%。

2000年中国营养学会推荐婴幼儿能量摄入量(RNI)初生至12个月，不分性别，每日为397.48 kJ(95 kcal)/kg。能量摄入长期不足，可使生长迟缓或停滞；而能量摄入过多可导致肥胖。通常按婴儿的健康状况、是否出现饥饿的症状以及婴儿的体重增加可判断能量供给量是否适宜。

2. 蛋白质　婴幼儿需要足量优质的蛋白质，以维持机体蛋白质的合成和更新。膳食蛋白质供给不足时，婴幼儿可表现出生长发育迟缓或停滞、消化吸收障碍、肝功能障碍、抵抗力下降、消瘦、腹泻、水肿、贫血等症状。此外，因婴幼儿的肾脏及消化器官尚未发育完全，过高的蛋白质摄入也会对机体产生不利影响，常会引起便秘、肠胃疾病、口臭、舌苔增厚等现象。

母乳喂养时，婴儿蛋白质摄入量相当于每千克体重2 g，混合喂养时需要量相应增加。中国营养学会在2000年建议的蛋白质RNI婴儿为1.5~3.0 g/(kg·d)，1~2岁为35 g/d，2~3岁为40 g/d。

3. 脂类　脂肪是体内能量和必需脂肪酸的重要来源，摄入过多和过少对婴幼儿的生长发育都不利。脂肪摄入超过限度，会影响蛋白质和碳水化合物的摄入并影响钙的吸收；反之，脂肪摄入过低,会导致必需脂肪酸缺乏以及过量的蛋白质或碳水化合物摄入。中国营养学会推荐的婴幼儿每日膳食中脂肪能量占总能量的适宜比例 6 月龄以内为 45%~50%,6 月龄至 2 岁为 35%~40%,2 岁以上为 30%~35%。

必需脂肪酸为生长发育所必需,对婴幼儿神经髓鞘的形成和大脑及视网膜光感受器的发育和成熟具有非常重要的作用。婴幼儿对必需脂肪酸缺乏较敏感。亚油酸和 α-亚麻酸是两种必需脂肪酸,亚油酸的作用主要在促进生长发育,维持生殖功能和皮肤健康。α-亚麻酸在体内可转化为二十二碳六烯酸(DHA),后者可促进大脑发育和维持视觉功能。婴儿应供给数量充足和比例适宜的必需脂肪酸。婴幼儿缺乏必需脂肪酸,皮肤易干燥或发生脂溶性维生素缺乏。

4. 碳水化合物　供能占总能量的 40%~50%,随着年龄增长,碳水化合物供能占总能量的比例上升至 50%~60%。

5. 常量元素和微量元素　是人体必需的营养物质,在婴幼儿时期具有极为重要的作用。较容易缺乏的常量元素和微量元素有以下几种。

(1) 钙:婴儿出生时体内钙含量占体重的 0.8%,到成年时增加为体重的 1.5%~2.0%,这表明在生长过程中需要储留大量的钙。

(2) 铁:铁供应不足可以导致缺铁性贫血,患病高峰年龄主要是 6 月龄至 2 岁的婴幼儿。缺铁除了引起血液系统的改变,还影响婴幼儿行为和智力发育,严重贫血可以增加婴幼儿的死亡率。婴儿出生后体内有一定量的铁储备,可供 3~4 个月使用,母乳含铁量不高,婴儿在 4~6 个月后即需要从膳食中补充铁。

(3) 锌:锌对机体免疫功能、激素调节、细胞分化以及味觉形成等过程有重要影响。婴幼儿缺锌可表现为食欲不振、生长停滞、味觉异常或异食癖、认知行为改变等。

婴幼儿期常量元素和微量元素的参考摄入量见附录中国居民膳食营养素参考摄入量。

6. 维生素　维生素是维持人体生理过程所必需的一类有机化合物,几乎所有的维生素在缺乏时都会影响婴幼儿的生长发育,其中关系最为密切的有如下几种。

(1) 维生素 A:婴幼儿维生素 A 摄入不足可以影响体重的增长,并可出现上皮组织角化、干眼病、夜盲症等缺乏症状;但维生素 A 过量摄入可以引起中毒,表现出呕吐、昏睡、头痛、皮疹等症状。

(2) 维生素 D:维生素 D 对于婴幼儿的生长发育十分重要。维生素 D 缺乏可导致佝偻病,但应该注意的是长期过量摄入维生素 D 会引起中毒。

(3) 其他:B 族维生素中的维生素 B_1(硫胺素)、维生素 B_2(核黄素)和烟酸能够促进婴幼儿的生长发育,而且其需要量随能量需要量的增加而增高。人工喂养的婴幼儿还应该注意维生素 E 和维生素 C 的补充,尤其是早产儿更应该注意补充维生素 E。

婴幼儿期维生素参考摄入量见附录中国居民膳食营养素参考摄入量。

三、婴幼儿喂养

婴幼儿生长发育所需要的能量和营养素必需通过合理的喂养来获得,应该结合母亲的生理状态、婴幼儿生长发育特点以及胃肠道功能尚未完善的特点,确定科学的喂养方式。

1. 婴儿喂养方式　婴儿喂养方式可分为三种方式:母乳喂养(breast feeding)、人工喂养(bottle feeding)和混合喂养(mixture feeding)。

(1) 母乳喂养:母乳是 4~6 个月以内婴儿最适宜的天然食物,也是最能满足婴儿生长发育所需的营养品。母乳喂养的优点如下。

1)营养成分最适合婴儿的需要,消化吸收利用率高。母乳蛋白质含量低于牛奶,但利用率高,母乳以乳清蛋白为主,乳清蛋白在胃酸作用下形成的乳凝块细小而柔软,容易为婴儿消化吸收。母乳中必需氨基酸组成好,各种氨基酸的比例适当,牛磺酸含量较高,是牛乳的10倍;母乳中含有的脂肪颗粒小,并且含有乳脂酶,比牛奶中的脂肪更易被消化吸收,且含丰富的必需脂肪酸、长链多不饱和脂肪酸及卵磷脂和鞘磷脂等,比例适当,有利中枢神经系统和大脑发育;母乳中富含乳糖,有利于新生儿消化吸收;进入小肠后,促进乳酸杆菌生长,有效抑制大肠埃希菌等的生长;进入肠道内的乳糖还有助于铁、钙、锌等吸收;母乳中的矿物质含量明显低于牛乳,可保护尚未发育完善的肾功能,钙磷比例适宜(2:1),钙的吸收率高,母乳铁和锌的生物利用率都高于牛奶,其中母乳中铁的吸收率高达50%~70%,而牛乳仅为10%。

2)含有大量免疫物质,有助于增强婴儿抗感染的能力:母乳中的免疫物质有:各种免疫球蛋白,包括IgA、IgG、IgM、IgD,IgA占总量的90%,多为与糖蛋白相结合的分泌型IgA,具有抗肠道微生物和异物的作用;母乳中的多种免疫物质在婴儿体内构成了有效的防御系统,保护婴儿免受感染。

3)不容易发生过敏:牛乳中的蛋白质与人体蛋白质之间存在一定差异,再加上婴儿肠道功能的发育尚不完善,故牛乳蛋白被肠黏膜吸收后可作为过敏原而引起过敏反应。估计约有2%的婴儿对牛乳蛋白过敏,表现为湿疹、支气管哮喘及胃肠道症状,如呕吐及腹泻等。而母乳喂养儿极少发生过敏。

4)经济、方便、卫生。

5)促进产后恢复,增进母婴交流。

(2)人工喂养:因疾病其他或原因不能进行母乳喂养时,则可采用牛乳或其他代乳品喂养婴儿。完全人工喂养的婴儿最好选择婴儿配方奶粉。

对于一些患有先天缺陷而无法耐受母乳喂养的婴儿(如乳糖不耐症、乳类蛋白过敏、苯丙酮尿症等),需要在医生的指导下选择特殊婴儿配方食品:苯丙酮尿症患儿要选用限制苯丙氨酸的奶粉;乳糖不耐症的患儿要选用去乳糖的配方奶粉;对乳类蛋白质过敏的患儿则可选用以大豆为蛋白质来源的配方奶粉。

(3)混合喂养:母乳不足时,可用婴儿配方奶粉或其他乳品、代乳品补充进行混合喂养,其原则是采用补授法,即先喂母乳,不足时再喂以其他乳品;每日必须喂乳3次以上。让婴儿按时吮吸乳头,刺激乳汁分泌,防止母乳分泌量的进一步减少。

1)婴儿配方奶粉配制的要求:对婴儿来讲,除母乳外的其他乳汁,加牛乳、羊乳都有不可避免的缺陷,牛乳蛋白质中酪蛋白过高,不利于婴儿消化;牛乳脂肪中饱和脂肪酸太多、亚油酸太少而不能满足婴儿对亚油酸的需要。此外,牛乳中蛋白质、钙、钠、钾、氯和磷酸的高含量引起相当高的肾溶质负荷,与婴儿未成熟肾脏的能力不相适应。因此,对缺乏母乳喂养的婴儿建议选用配方奶粉。

大多数配方奶粉是参照母乳组成成分和模式对牛奶的组成进行调整,配制成适合婴儿生理特点并能满足婴儿生长发育所需的制品。增加脱盐乳清粉以降低牛奶或其他动物乳汁中酪蛋白的比例,使其接近母乳。

2)婴儿配方奶粉的使用:因母乳不足或母亲因工作或其他原因不能按时给婴儿哺乳时可采用混合喂养方式,即以配方奶粉作为母乳不足的补充物或每日替代1~2次母乳喂养。较好的方法是每次哺乳后加喂一定量的配方奶粉,可避免母乳分泌的逐渐减少。由于各种原因不能母乳喂养时测只能采用人工喂养。在配方奶粉的选用上,小于6月龄婴儿宜选用含蛋白质较低的(12%~18%)配方奶粉,而6月龄以上婴儿可选用含蛋白质大于18%的配方奶粉,并且6月龄以上婴儿还应逐渐添加各种断奶食物,以完成从乳类到其他食物的过渡。

2. 断奶过渡期喂养　断奶过渡期又称断乳期,是指母乳喂养的婴儿随着月龄的增大,逐渐添加除母乳外其他食物,减少哺乳量及喂哺次数,使婴儿从单纯靠母乳营养逐步过渡到完全由母乳外的其他食物营养的过程。这一过程通常从4月龄开始,持续6~8个月或更长,期间母乳照常喂养,直到断奶。断乳期的食品统称为婴儿辅助食品或断乳食品。

(1) 婴儿辅食食品种类:婴儿辅助食品一般可分为4类,即补充主食的淀粉类食物,补充蛋白质的动物性食物和豆类,补充维生素和矿物质的蔬菜水果以及补充能量的植物油和食糖。

(2) 婴儿辅助食品添加的顺序:① 新生儿2~4周起,首先添加鱼肝油1滴;② 5~6周添加含维生素C的果汁、菜汁。如人工喂养,应提前3~4周添加;③ 3~4个月添加含铁丰富的食物如蛋黄,先用1/4只,以后逐渐增加摄入量;④ 4~5个月,添加米糊、粥、水果泥、菜泥、蛋黄、鱼泥、豆腐及动物血;⑤ 6~9个月,添加饼干、面条、水果泥、菜泥、全蛋、肝泥和肉糜;⑥ 10~12个月,添加稠粥、烂饭、面包、馒头、碎菜及肉末。另外,为与肾溶质负荷相适应,婴儿1周岁前的食物应尽量避免含盐量或调味品多的家庭膳食。

添加辅助食品并不需要终止哺乳,母乳喂养时间至少应持续6个月,然后开始减少哺乳次数,逐渐过渡至8~12个月时完全断乳。断乳后的婴幼儿应继续饮用牛乳或其他奶制品。

(3) 婴儿辅助食品添加的原则:①由少到多,由细到粗,由稀到稠,次数和数量逐渐增加,待适应数日(一般为1周)后再增加新的品种,使婴儿有一个适应的过程;②应在婴儿健康、消化功能正常时添加辅助食品;③避免调味过重的食物(如高糖、盐和调味品的食物);④辅食应以小匙喂给婴儿。

3. 婴儿喂养指南

(1) 0~6月龄婴儿喂养指南:①纯母乳喂养;②产后尽早开奶,初乳营养最好;③尽早抱婴儿到户外活动或适当补充维生素D;④给新生儿和1~6月龄婴儿及时补适量维生素K;⑤不能纯母乳喂养,宜首选婴儿配方食品喂养;定期监测生长发育状况。

(2) 6~12月龄婴儿喂养指南:①奶类优先,继续母乳喂养;②及时合理添加辅食;③尝试多种多样食物,膳食少糖、无盐、不加调味品;④逐渐让婴儿自己进食,培养良好的进食行为;⑤定期监测生长发育状况;⑥注意饮食卫生。

(3) 幼儿膳食　幼儿膳食从婴儿期的以乳类为主过渡到以谷类为主,奶、蛋、鱼、禽、肉及蔬菜和水果为辅的混合膳食,但其烹调方法应与成人有别,幼儿合理膳食的原则包括以下三点。

1) 以谷类为主的平衡膳食:幼儿膳食应以含碳水化合物丰富的谷类食品为主,还应包括肉、蛋、禽、鱼、奶类和豆类及其制品,以供给优质蛋白质,每日供给牛奶或相应的奶制品不应少于350 ml。幼儿的每周食谱中应安排一次动物肝、动物血及至少一次海产品,以补充视黄醇、铁、锌和碘。

2) 合理烹调:幼儿主食以软饭、麦糊、面条、馒头、面包、饺子、馄饨等交替使用。蔬菜应切碎煮烂,瘦肉宜制成肉糜或肉末,易为幼儿咀嚼、吞咽和消化。硬果及种子类食物,如花生、黄豆等应磨碎制成泥糊状,以免呛入气管。幼儿食物烹调宜清蒸、切煮,不宜添加味精等调味品,以原汁原味最好。

3) 膳食安排:每日4~5餐,除三顿正餐外,可增加1~2次点心,进餐应该有规律。早餐宜安排含一定量糖类和蛋白质的食物,提供一日能量和营养素的25%;午餐应品种丰富并富含营养,提供一日能量和营养素的35%;晚餐能量为一日总能量的30%~50%,每日5%~10%的能量和营养素可以零食或点心的方式提供,如午睡后可以食用小量有营养的食物或汤水,但晚饭后除水果或牛奶外应逐渐养成不再进食的良好习惯,尤其睡前忌食甜食,以保证良好的睡眠,预防龋齿。夏日的水分补充宜用清淡的饮料或冲淡的果汁,但不可过量,忌在餐前补充以免影响正餐。

4. 1~3岁幼儿喂养指南　包括:①继续给予母乳或其他乳制品,逐步过渡到食物多样;②选择营养丰富、易消化的食物;③采用适宜的烹调方法,单独加工制作膳食;④在良好环境下规律进餐,重视良好饮食习惯的培养;⑤鼓励幼儿多做户外游戏与活动,合理安排零食,避免过瘦与肥胖;⑥每日足量饮水,少喝含糖高的饮料;⑦定期监测生长发育状况;⑧确保饮食卫生,严格餐具消毒。

第三节　儿童青少年营养

一、学龄前儿童营养

学龄前儿童(pre-school children)指的是3~6岁的儿童,与婴幼儿时期相比,此期生长速度减慢,各器官持续发育并逐渐成熟,供给其生长发育所需的足够营养,帮助其建立良好的饮食习惯,为其一生健康膳食奠定坚实的基础,是学龄前儿童膳食的关键。

(一)学龄前儿童的生理特点

(1)身高与体重稳步增长。与婴幼儿相比,学龄前儿童的体格发育速度相对减慢,但仍保持稳步地增长,这一时期每年体重增长约2 kg,每年身高增长5~7 cm。

(2)神经系统发育还在完善。3岁时神经系统的发育已基本完成,但脑细胞体积的增大和神经纤维的髓鞘化仍在继续。神经冲动的传导速度明显快于婴儿期。

(3)咀嚼及消化能力仍有限。尽管3岁时乳牙已出齐,6岁时第一颗恒牙可能已萌出,但这一时期的咀嚼及消化能力仍有限,远低于成人,尤其是对固体食物需要较长时间适应。因此这一时期还不能给予成人膳食,以免造成消化功能的紊乱。

(4)心理发育特点。3~6岁的儿童注意力分散,无法专心进食,在食物选择上有自我做主地倾向,且模仿能力极强,因此这一时期应特别注意培养小儿良好的饮食习惯。

(二)学龄前儿童的营养需要

足够的能量和营养素的供给是其生长发育的物质基础。蛋白质是构成人体组织的成分,也是活性物质的构成成分。

1. 能量与三大营养素　中国营养学会推荐的学龄前儿童能量的推荐摄入量(RNI)为5.43~7.1 MJ(1 300~1 700 kcal),男童高于女童。学龄前儿童蛋白质的推荐摄入量(RNI)为45~55 g/d,其中来源于动物性的蛋白质应占到一半。必需脂肪酸对儿童免疫功能和炎症反应的维持以及大脑和神经髓鞘的发育和形成具有重要作用。学龄前儿童由脂肪提供的能量由婴幼儿时期的35%~40%减少到30%~35%,但仍高于一般成年人。碳水化合物是学龄前儿童能量的主要来源,其供能比为50%~60%,且以复杂碳水化合物为主,避免糖和甜食的过多摄入。

2. 矿物质与维生素　钙是人体中骨骼和牙齿的重要组成成分,学龄前儿童的骨骼生长需要充足的钙。据估计,为满足学龄前儿童的骨骼生长,日均钙需要量为450 mg左右,考虑到钙的吸收率为 35%~40%,中国营养学会推荐的学龄前儿童钙的适宜摄入量(AI)为 800 mg/d。

缺铁性贫血是儿童期最常见的营养缺乏病之一。铁缺乏不仅影响儿童的生长发育,还对儿童的免疫力、行为和智力发育产生影响。学龄前儿童铁的适宜摄入量(AI)为 12 mg/d。

碘通过甲状腺素调节能量代谢、促进儿童的体格和智力发育。碘缺乏导致的克汀病以及碘过多导致的高碘性甲状腺肿都会对学龄前儿童产生严重的危害。学龄前儿童碘的推荐摄入量(RNI)为 90 μg/d。

儿童缺锌易导致生长迟缓。学龄前儿童锌的推荐摄入量为 12 mg/d。

维生素 A 缺乏也是发展中国家居民的普遍问题。学龄前儿童的维生素 A 的推荐摄入量(RNI)为 600 μgRE/d。尽管维生素 D 缺乏导致的佝偻病常见于 3 岁以下的婴幼儿,但学龄前儿童骨骼的生长仍需要维生素 D 作用下钙的积累,故也有学龄前儿童钙缺乏所导致的迟发性佝偻病,的学龄前儿童的维生素 D 的推荐摄入量为 10 μg/d(400 IU/d)。维生素 B_1、维生素 B_2 和烟酸是能量代谢过程中必需的营养素,它们的推荐摄入量(RNI)分别是 0.7 mg/d、0.7 mg/d 和 7 mg/d。

(三)学龄前儿童的合理膳食原则

《中国居民膳食指南》中关于学龄前儿童的膳食指南中特别强调了以下 8 点:①食物多样,谷类为主;②多吃新鲜蔬菜和水果;③经常吃适量的鱼、禽、蛋、瘦肉;④每日饮奶,常吃大豆及其制品;⑤膳食清淡少盐,正确选择零食,少喝含糖高的饮料;⑥食量与体力活动要平衡,保证正常体重增长;⑦不挑食、不偏食,培养良好饮食习惯;⑧吃清洁卫生、未变质的食物。

二、学龄儿童的营养

学龄儿童(school children)指的是 6~12 岁进入小学阶段的孩子,此期儿童体格仍维持稳步的增长。除生殖系统外的其他器官、系统,包括脑的形态发育已逐渐接近成人水平,而且独立活动能力逐步加强,可以接受成人的大部分饮食。

(一)学龄儿童的生理特点

处于学龄期的儿童生长迅速、代谢旺盛,每年体重增加 2~3 kg,身高每年可增高 4~7 cm。身高在这阶段的后期增长快些,故往往凭直觉认为他们的身体是瘦长型的。各系统器官的发育快慢不同,神经系统发育较早,生殖系统发育较晚,皮下脂肪年幼时较发达,肌肉组织到学龄期才发育加速。但从整体上讲是协调统一的。

(二)学龄儿童的营养需要

学龄期儿童处于生长发育阶段,基础代谢率高,活泼爱动,体力、脑力活动量大,故他们需要的能量(按每千克体重计)接近或超过成年人。由于学龄儿童学习任务繁重,思维活跃,认识新事物多,必须保证供给充足的蛋白质。如果蛋白质供给不足,可导致生长发育迟缓、体格虚弱,学习成绩低下。学龄儿童脂肪的适宜摄入量占总能量的 25%~30%。碳水化合物一直是人类膳食中提供能量的主要来源,更容易被机体吸收的能量。学龄前儿童膳食中碳水化合物适宜摄入量占总能量的 55%~65% 为宜。由于学龄儿童骨骼生长发育快,矿物质的需要量明显增加。机体中 99% 的钙、85% 以上的磷、60%~65% 的镁分布于骨骼、牙齿中,86% 的锌分布于骨骼、肌肉中,75% 以上的铁分布于血液和肌肉中,为使各组织器官达到正常的生长发育水平,必须保证供给充足的矿物质。铁缺乏除引起贫血外,还可降低学习能力和机体的抗感染能力。由于体内三大营养物质代谢反应十分活跃,学习任务重、用眼机会多,因此有关能量代谢、蛋白质代谢和维持正常视力、智力的维生素必须保证充足供给,比如维生素 A、维生素

E、维生素 B_1、维生素 B_2、维生素 B_6、维生素 B_{12}、叶酸和烟酸,尤其要重视维生素 A 和维生素 B_2 的供给。

(三) 学龄儿童的合理膳食原则

学龄儿童应该合理食用各类食物,取得平衡膳食。从进食量上看,一般男孩子的食量不应低于父亲,女孩子不低于母亲。此期,应引导孩子吃粗细搭配的多种食物,但富含优质蛋白质的鱼、禽、蛋、肉、奶类及豆类应该丰富一些,每日供给至少 300 ml 牛奶、1~2 个鸡蛋及其他动物性食物(如鱼、禽或瘦肉)100~150 g,谷类及豆类食物的供给为 300~500 g,以提供足够的能量及较多的 B 族维生素。充足的能量及丰富营养素的供给除满足儿童生长发育的需要外,也可提高其学习训练的效率、发展智力并保证大脑活动的特殊消耗。此外,学龄儿童应在老师协助下继续进行良好生活习惯及卫生习惯的培养,少吃零食,饮用清淡饮料,控制食糖的摄入,同时应重视户外活动。

三、青少年营养

青少年期一般指的是 12~18 岁这一阶段,包括青春发育期(adolescence)及少年期(juvenile),相当于初中和高中学龄期。

(一) 青少年的生理特点

1. **身高和体重的第二次突增期** 通常女生的突增期开始于 10~12 岁,男生略晚,开始于 12~15 岁。体重每年增加 2~5 kg,个别可达 8~10 kg,所增加的体重占其成人时体重的一半;身高每年可增高 2~8 cm,个别可达 10~12 cm,所增加的身高可占其成人时身高的 15%~20%。

2. **体成分发生变化** 在青春期以前男生和女生的脂肪和肌肉占机体的比例是相似的,分别为 15% 和 19%;进入青春期以后,女性脂肪增加到 22%,男性仍为 15%,而此时男生增加的瘦体重(即去脂体重)约为女生的 1.5~2 倍。

3. **性发育成熟** 青春期性腺发育逐渐成熟,性激素促使生殖器官发育,出现第二性征。

4. **心理发育成熟** 青少年的抽象思维能力加强、思维活跃,记忆力强,心理发育成熟,追求独立愿望强烈。心理改变可导致饮食行为改变,如追求独立常导致对家庭膳食模式的否定,对美的追求引起盲目节食等。

(二) 青少年的营养需要

青少年时期对各营养素的需要量在突增期时达到最大值,随着机体发育的不断成熟需要量逐渐有所下降。

生长发育中青少年的能量、蛋白质均处于正平衡状态,对能量、蛋白质的需要量与生长发育速率相一致,蛋白质提供的能量占总能量的 12%~14%,脂肪的摄入量占总能量的 25%~30%,碳水化合物的摄入量占总能量的 55%~65%。

青少年骨骼生长迅速,这一时期骨量的增加量占到成年期的 45% 左右。青少年期的钙营养状况决定成年后的峰值骨量,每日钙摄入量高的青少年的骨量和骨密度高于钙摄入量低者,进入老年期后骨质疏松性骨折的发病危险性降低。因此,11~18 岁青少年钙的适宜摄入量(AI)从儿童期的 800 mg/d 增加到 1 000 mg/d。青春期男生比女生在体内增加更多的肌肉,肌蛋白和血红蛋白需要铁来合成。而青春期女生还要从月经中丢失大量铁,需要通过膳食增加铁的摄入量。由于生长发育迅速,特别是肌肉组织的迅速增加以及性的成熟,青少年体内锌的储存量增多,需要增加锌的摄入量,肉类、海产品、蛋类等都是锌的良好来源。青春期碘缺乏所致的甲状腺肿发病率较高,故这一时期应注意保证碘的摄入。

其他的营养素推荐量参照附录中国居民膳食营养素参考摄入量。

(三) 青少年的合理膳食原则

《中国居民膳食指南》中关于儿童青少年的膳食指南中特别强调以下四点。

(1) 三餐定时定量,保证吃好早餐,避免盲目节食。一日三餐不规律、不吃早餐的现象在儿童青少年中较为突出,影响到他们的营养素摄入和健康。三餐定时定量,保证吃好早餐对于儿童青少年的生长发育、学习都非常重要。

(2) 吃富含铁和维生素 C 的食物。儿童青少年由于生长迅速,铁需要量增加,女孩加之月经来潮后的生理性铁丢失,更易发生贫血。即使轻度的缺铁性贫血,也会对儿童青少年的生长发育和健康产生不良影响,为了预防贫血的发生,儿童青少年应注意经常吃含铁丰富的食物和新鲜的蔬菜、水果等。

(3) 每天进行充足的户外运动。儿童青少年每天进行充足的户外运动,能够增强体质和耐力;提高机体各部位的柔韧性和协调性;保持健康体重,预防和控制肥胖;对某些慢性病也有一定的预防作用。户外运动还能接受一定量的紫外线照射,有利于体内维生素 D 的合成,保证骨骼的健康发育。

(4) 不抽烟、不饮酒。儿童青少年正处于迅速生长发育阶段,身体各系统、器官还未成熟,神经系统、内分泌功能、免疫功能等尚不十分稳定,对外界不利因素和刺激的抵抗能力都比较差,因而,抽烟和饮酒对儿童青少年的不利影响远远超过成年人。

合理膳食原则除了以上膳食指南中特别提出的四点以外,还包括以下三点。

(1) 多吃谷类,供给充足的能量。谷类是我国膳食中主要的能量和蛋白质来源,青少年的能量需要量大,每日需要 400~500 g 谷类食物,可因活动量大小而有所不同,而且宜选用加工较为粗糙、保留大部分 B 族维生素的谷类,条件允许时应适当选择杂粮及豆类。

(2) 保证足量的鱼、禽、蛋、奶、豆类和新鲜蔬菜、水果的摄入。蛋白质是组织器官增长及调节生长发育和性成熟的各种激素的原料,而且由于生长发育的机体对必需氨基酸要求较高,因此,供给的蛋白质中来源于动物和大豆的优质蛋白质应达 50% 以上,鱼、禽、蛋、奶及豆类是膳食中优质蛋白质的主要来源。其中鸡蛋除含优质蛋白质外还含有维生素 A、核黄素及卵磷脂等营养素;奶类除含优质蛋白质以外,还是维生素 A 及钙的良好来源。鱼、禽、肉、蛋每日供给量共 200~250 g,奶不低于 300 ml。新鲜蔬菜和水果,尤其深色蔬菜和水果是胡萝卜素、维生素 C、常量及微量元素的良好来源,每日蔬菜和水果的总供给量约为 500 g,其中绿色蔬菜类不低于 300 g。

(3) 平衡膳食,鼓励参加体力活动,避免盲目节食。儿童、青少年的膳食也应是平衡膳食,食物应该是多样化,以谷类为主,以供给充足的能量和各种营养素。鼓励青少年多参加体力活动,使其发育成健壮的体格。近年来,我国青少年肥胖率逐年增加,青少年尤其是女孩往往为了减肥而盲目节食,引起体内新陈代谢紊乱,抵抗力下降,严重者可出现低血钾、低血糖,甚至由于厌食而导致死亡。因此,对那些超重或肥胖的青少年,应引导他们通过合理控制饮食,少吃高能量的食物(如肥肉、糖果和油炸食品等),同时应增加体力活动,使能量摄入和消耗保持平衡,而不宜采用药物或,盲目节食等减肥方式,以影响青少年的正常生长发育。

第四节 老年营养

进入老年期,人体组织、器官的衰老是不可逆转的发展过程。随着年龄的增加,老年人器官功能逐渐衰退,容易发生代谢紊乱,患营养缺乏病和慢性非传染性疾病的危险性增加。人体衰老的进程受环境、遗传等因素的影响,而在诸多环境因素中,营养是极为重要的因素之一。平衡膳食、合理营养有助于延缓衰老、预防疾病。

一、老年人的生理代谢特点

(1) 基础代谢率下降。基础代谢率(BMR)随年龄增长而降低。日常活动耗能减少,故老年人能量供给应适当减少。如能量摄入过多,会发生超重和肥胖,易发生恶性肿瘤(结肠癌、乳腺癌、前列腺癌、胰腺癌等)、心脑血管疾病、糖尿病等;但能量供给不足易发生消瘦,易得呼吸系统疾病,故应维持能量平衡及保持健康体重。

(2) 心血管系统功能减退。老年人脂质代谢能力降低,易出现血脂升高。心血管的结缔组织弹性下降,出现动脉硬化,导致心肌供血量减少。

(3) 消化系统功能减退。由于牙齿脱落而影响食物的咀嚼;由于味蕾、舌乳头和神经末梢的改变而使味觉和嗅觉功能减退;胃酸、内因子和胃蛋白酶分泌减少使矿物质、维生素和蛋白质的生物利用率下降;胃肠蠕动减慢,胃排空时间延长,容易引起食物在胃内发酵,导致胃肠胀气;同时由于食糜进入小肠迟缓,而且因食物消化不全使粪便通过肠道时间延长,增加了肠道对水分的吸收,容易引起便秘;胆汁分泌减少,对脂肪的消化能力下降。此外,老年人肝脏体积缩小,血流减少,合成白蛋白的能力下降影响食物的消化和吸收。

(4) 体成分改变。随年龄增长,体内脂肪组织逐渐增加,而瘦体重逐渐减少;此外,脂肪在体内储存部位的分布也有所改变,有一种向心性分布的趋势,即由肢体逐渐转向躯干。体成分改变的具体表现为:①细胞量下降,突出表现为肌肉组织的重量减少而出现肌肉萎缩;②水分减少,主要为细胞内液减少;③骨矿物质减少、骨质疏松,尤其是钙减少,出现骨密度降低,尤其是女性在绝经期后由于雌激素分泌不足骨质减少更加明显,表现为骨痛、身高缩短、驼背及易发骨折等。

(5) 代谢功能下降。合成代谢降低,分解代谢增高,合成与分解代谢失去平衡,引起细胞功能下降。另外,随着年龄增高胰岛素分泌能力减弱,组织对胰岛素的敏感性下降而导致葡萄糖耐量下降。

(6) 体内氧化损伤加重。自由基对细胞的损害主要表现为对细胞膜的损害,尤其是亚细胞器如线粒体、微粒体及溶酶体的膜。由于膜上磷脂所含多不饱和脂肪酸(PUFA)量多,对自由基更为敏感。自由基作用于 PUFA 形成脂质过氧化产物,主要有丙二醛(malondialdehyde, MDA)和脂褐素,随着衰老的进程脂褐素在细胞中大量堆积,内脏及皮肤细胞均可发生,老年人心肌和脑组织中脂褐素沉着率明显高于青年人,如沉积于脑及脊髓神经细胞则可引起神经功能障碍。自由基除损害细胞膜产生脂质过氧化物以外,还可使一些酶蛋白质变性,引起酶的活性降低或丧失。

(7) 免疫功能下降。老年人胸腺萎缩,重量减轻,T 细胞数目明显减少,因此免疫功能下降,易患各种疾病。

二、老年人的营养需要

1. 能量 老年人由于基础代谢率降低、体力活动量减少和体内脂肪组织的比例增加,对能量的需要量相对减少。如果能量摄入过多,过剩的能量可转变为脂肪在体内储存而引起超重或肥胖。因此,能量摄入量应随年龄增长逐渐减少。老年人能量需要的多少主要以体重来衡量,能量的摄入量与消耗量以能保持平衡并可维持理想体重为宜。在控制总能量的摄入和维持理想体重的同时,必须注意保持其他营养素的充足和平衡。判断体重是否超标可以采用体质指数(body mass index,BMI)这一指标。

2. 蛋白质 老年人体内的分解代谢大于合成代谢,一般认为老年人体氮含量减少,机体蛋白质的合成率降低。老年人(59~70岁)单位体重的蛋白质合成率仅相当于青年人的72%,以每日每千克体重计蛋白质的合成率相当于青年人的63%。老年人的肌蛋白的分解率也比青年人低。蛋白质的合成能量差,而且对蛋白质的吸收利用率降低,容易出现负氮平衡;另一方面,由于老年人肝、肾功能降低,过多的蛋白质可增加肝、肾负担。因此,膳食蛋白质的摄入应质优量足,且以维持氮平衡为原则。一般认为蛋白质摄入量每日按 1.0~1.2 g/kg(体重),蛋白质供能占总能量的 12%~14% 比较适宜,优质蛋白质摄入占总量 40% 以上,多选用奶类、豆类、鱼虾类、禽类等。但畜肉类蛋白不宜摄入过多,否则会引起脂肪摄入增加。近年来发现大豆中含有异黄酮,对老年人的防心脑血管疾病更为适宜。

3. 脂肪 由于老年人胆汁分泌减少和酯酶活性降低而对脂肪的消化功能下降,因此,脂肪的摄入不宜过多。随着年龄的增加,人体内总脂肪明显增加。脂肪和胆固醇的摄入过多,易增加血中的胆固醇,特别是氧化的低密度脂蛋白胆固醇的增加,会损伤内皮组织造成动脉粥样硬化,增加心脑血管疾病的发生。脂肪的摄入量亦与结肠癌、乳腺癌、前列腺癌、胰腺癌的死亡率成正相关。近年来的研究表明:12~14 个碳的饱和脂肪酸易造成动脉粥样硬化;18 个碳的饱和脂肪酸不影响血清总胆固醇和低密度脂蛋白胆固醇。n-3 系多不饱和脂肪酸,如鱼油中含二十碳五烯酸(EPA)和二十二碳六烯酸(DHA),有降血黏度、防止血栓形成和防止粥样硬化的作用,鱼油还有一定的抑癌作用。因此老年人的脂肪摄入量以占总热能的 20%~30% 为宜。饱和脂肪酸、单不饱和脂肪酸、多不饱和脂肪酸之比例为 1:1:1,n-3 系脂肪酸与 n-6 系脂肪酸之比例为 1:4 为宜。胆固醇的摄入量宜 <300 mg/d。一些含胆固醇高的食物为动物脑子、鱼卵、蟹黄、蛋黄、肝、肾等食物,不宜多食。

4. 碳水化合物 老年人的糖耐量能力降低,血糖的调节作用减弱,容易发生血糖增高。过多的碳水化合物在体内还可转变为体脂肪。建议碳水化合物供给量以占总能量 55%~65% 为宜。碳水化合物不宜一次摄入过多,最好均匀分配至各餐,且每餐都要有一定量的蛋白质和脂肪,以免血糖过高。膳食纤维可以增加粪便的体积,促进肠道蠕动,对降低血脂、血糖和预防结肠癌、乳腺癌有良好作用。膳食纤维的适宜摄入量为 30 g/d,其主要来源为新鲜蔬菜、水果、菌菇类和粗杂粮。

5. 维生素 老年人由于进食量减少,消化功能衰退,对维生素的利用率下降;户外活动减少使皮肤合成维生素 D 的功能下降,加之肝、肾衰退导致活性维生素 D 生成减少,易出现维生素 A、维生素 D、叶酸及维生素 B_{12} 等缺乏。维生素 D 的补充有利于防治老年人的骨质疏松症。

随着年龄的老化,机体的抗氧化功能和免疫功能的下降,维生素 E 是一种天然的脂溶性抗氧化剂,能防止多不饱和脂肪酸氧化,预防体内过氧化物的生成,消除衰老的组织细胞中的脂质过氧化物——脂褐素有着积极的作用,且能改善皮肤的弹性,推迟性腺萎缩的发展,有延缓衰老的作用。

维生素 B_1、维生素 B_2 及烟酸是构成体内生化代谢重要的辅酶。维生素 B_1 缺乏可发生多发性神经炎为特征的脚气病。维生素 B_2 在中国膳食中最易缺乏,可引起口炎、唇炎和舌炎。烟酸的缺乏可出现癞皮病,在神经系统也可有肌肉震颤、腱反射亢进或丧失的现象。维生素 C 是水溶性的抗氧化剂。维生素 B_6 和维生素 C 对保护血管壁的完整性,改善脂质代谢和预防动脉粥样硬化方面有良好的作用。维生素 B_6 还能提高硒的生物利用率。叶酸和维生素 B_{12} 能促进红细胞的生成,对防止老年性贫血有利。叶酸有利于胃肠黏膜正常生长,有利于预防消化道肿瘤。叶酸、维生素 B_6 及维生素 B_{12} 能降低血中同型半胱氨酸,有防止动脉粥样硬化的作用。

因此,应保证老年人各种维生素的摄入量充足,以促进代谢、延缓机体功能衰退、增强抗病能力。

6. 矿物质　矿物质是体内具有重要生理功能的营养素,对维持老年人的健康非常重要。老年人的钙吸收率低,一般 <20%;对钙的利用和储存能力低、容易发生钙摄入不足或缺乏而导致骨质疏松症,因此钙的补充应适当充足。老年人对铁的吸收利用率下降且造血功能减退,血红蛋白含量减少,易出现缺铁性贫血。然而,铁摄入过多对健康也不利。碘与地方性甲状腺肿有关。锌是组成多种金属酶的重要成分。锌的缺乏会影响酶的活性,影响生理功能,如味蕾生长和食欲等。老年人的免疫功能低下与血锌含量低也有关。铜/锌比例和锌/镉比例都会影响高血压和冠心病的发病。硒与人的防癌抗衰老有关。铬为葡萄糖耐量因子的成分,有利于血脂和血糖的下降。近年来越来越多的研究发现,微量元素与心血管疾病及脑血管疾病有密切关系,其中铬和锰具有防治脂质代谢的失常和动脉粥样硬化的作用。镁有降低血管紧张度及缓解高血压的作用,镁还具有抗动脉粥样硬化的作用,这可能与改善脂质代谢和凝血机制,以及防治动脉壁损伤等功能有关。此外,镁对心肌的结构和功能也起良好的作用。钠与高血压发病有密切关系,也与脑卒中有关,老年人氯化钠摄入每日 <6 g 为宜,高血压、冠心病病人以5 g 以下为宜。钾与钠有拮抗作用,食物中的钾/钠比例,一般主张 1:5。

各类营养素推荐摄入量参照附录中国居民膳食营养素参考摄入量。

7. 水　老年人体内含水量逐渐下降,对失水和脱水的反应比其他年龄组迟钝,而水的代谢有助于其他物质的代谢以及代谢废物排出体外,若不适量增加饮水,会使血液黏滞度增加,易诱发血栓形成及心、脑疾患,还会影响肾脏的排泄功能。故老年人不应在感到口渴时才饮水,而应主动有规律地饮水,包括饮茶。每日饮水量按每千克体重计应达到 30 ml。

三、老年人的合理膳食原则

合理饮食是身体健康的物质基础,针对我国老人生理特点和营养需求,中国营养学会在一般人群膳食指南十条的基础上补充列出以下四条内容:①食物要粗细搭配,松软、易于消化吸收。②合理安排饮食,提高生活质量。③重视预防营养不良和贫血。④多做户外运动,维持健康体重。

结合以上膳食指南,老年人的合理膳食原则具体如下。

(1) 平衡膳食:维持能量摄入与消耗的平衡,饮食饥饱适中,维持健康体重,BMI 宜在18.5～23.9。

(2) 控制脂肪摄入,脂肪占总能量的 20%～30%。

(3) 蛋白质以优质蛋白质为主,荤素合理搭配,提倡多吃奶类、豆类和鱼类。每日牛奶一杯,大豆类及坚果食品 30～50 g。

（4）糖类以淀粉为主,重视膳食纤维和多糖类物质的摄入。

（5）保证充足的新鲜蔬菜和水果摄入,补充老年人机体所需的抗氧化营养素（β-胡萝卜素、维生素 E、维生素 C 和硒等）,新鲜蔬菜每日摄入量 300~500 g,水果 200~400 g。

（6）重视钙、铁、锌等的补充;食盐宜 <6 g/d。

（7）食物要粗细搭配,易于消化;烹调要注意色香味、柔软,不吃油炸、烟熏、腌制的食物。

（8）少食多餐,不暴饮暴食。

（9）不吸烟,不饮烈性酒,情绪乐观,适量户外运动。

（蔡美琴）

第四章 合理营养

第一节 膳食营养素参考摄入量

一、概述

合理营养是指人们通过膳食得到保证人体生理需要量的能量和营养素,并且在各种营养素间建立起一种生理上平衡。合理营养是健康的基础。达到合理营养的唯一途径是平衡膳食,通过科学饮食,平衡膳食,可获得人体生理所需的能量和营养素。

就人体对能量和营养素的需要量而言,因不同的人群、性别、年龄和劳动强度而不同。例如,孕妇或乳母需要额外的营养素,以保证胎儿正常发育或乳汁分泌的需要;儿童、青少年除了维持机体生理功能外,还需更多的营养素满足生长发育的需要。如果长期对某种营养素摄入不足,就可能引发相应的营养缺乏病,如果营养素摄入过多,又可能导致营养相关慢性病的发生或产生中毒危害。为了更好地指导人们合理营养,1988 年中国营养学会制订了我国膳食营养素供给量(recommended dietary allowance,RDA)标准。随着中国居民膳食模式和生活方式的改变,许多与营养相关慢性病的发病率正在逐年上升,并已成为居民死亡的主要原因。研究结果表明,膳食构成与某些慢性病的发生具有密切的关系。由于传统的 RDA 已不能满足防治慢性病的需要,中国营养学会在通过大量调查研究的基础上,对 RDA 进行了修订,并于 2000 年颁布了中国居民膳食营养素参考摄入量(dietary reference intakes,DRI)标准。

DRI 主要包括四个营养水平指标,即平均需要量(estimated average requirement,EAR)、推荐摄入量(recommended nutrient intake,RNI)、适宜摄入量(adequate intake,AI)和可耐受最高摄入量(tolerable upper intake level,UL)。

(一) 平均需要量(EAR)

EAR 是指某一特定性别、年龄及生理状况的群体对某营养素需要量的平均值。当营养素摄入量达到 EAR 的水平时,即可满足人群中 50% 个体的营养需要,但不能满足另外半数个体的需要。通过分析摄入量低于 EAR 个体的百分比,可用于评估群体中摄入不足的发生率。针对个体可以检查其摄入不足的可能性,如某个体的摄入量低于 EAR 两个标准差(deviation standard,SD),可断定未能达到该个体的需要量。

(二) 推荐摄入量(RNI)

RNI 是指可满足某一特定性别、年龄及生理状况群体中绝大多数个体 97% ~ 98% 的需要量水平,可作为个体每日摄入该营养素的目标值。长期摄入量达到 RNI 水平,可满足机体对该营养素的需要,保持健康和维持组织中有适当的营养素储备。制订 RNI 是以 EAR 为基础,如果已知 EAR 的标准差,RNI 则为 EAR 加两个标准差,即 RNI = EAR + 2sd,如果资料不充分,不能计算标准差时,一般设 EAR 的变异系数为 10%,RNI = 1.2 × EAR。

(三) 适宜摄入量(AI)

AI 是通过观察或实验获得的健康人群某种营养素的摄入量。当个体需要量的研究资料不足,不能计算 EAR 而求得 RNI 时,可设定 AI 来代替 RNI。AI 和 RNI 的相似之处是两者都能满足目标人群中几乎所有个体的需要,但 AI 的准确性远不如 RNI,可能高于 RNI。

(四) 可耐受最高摄入量(UL)

UL 是指平均每日可摄入某营养素的最高量,UL 是几乎对所有个体健康不产生危害的上限剂量。UL 一般包括膳食、强化食品和添加剂等各种来源的营养素之和,当个体摄入量超过 UL 时,即增加发生毒副作用的危险性。但应注意不能以 UL 来评估人群发生毒副作用的危险性。

二、确定营养素需要量和膳食营养素参考摄入量的方法

(一) 营养素需要量

营养素需要量(nutritional requirement)指个体为维持正常生理功能和机体健康,每日必须吸收该营养素的最低量,也称"生理需要量"。营养素生理需要量受年龄、性别、生理特点、劳动状况等多种因素的影响,即使在个体特征很一致的人群内,由于个体生理的差异,需要量也各不相同。

对"维持良好的健康状态"可有不同的标准,机体维持健康对某种营养素的需要量也不同,FAO/WHO 联合专家委员会提出三个不同水平的需要量,在制订需要量时需明确何种水平的需要量。

1. **基本需要量** 达到这种需要量时机体能够维持正常生长和繁育,但机体组织内很少或没有此种营养素的储备,如短期内膳食供给不足就可能造成缺乏。

2. **储备需要量** 为维持组织中储存一定水平该营养素的需要量,以便必要时用来满足机体的基本需要,以免短期摄入不足影响组织功能。

3. **为预防明显的临床缺乏症的需要量** 如预防缺铁性贫血机体对铁的需要,该需要量低于基本需要量。

(二) 确定营养素需要量的方法

确定营养素需要量主要通过动物实验研究、人体代谢研究、人群观察研究和随机性临床实验研究,每一种研究方法都有其优势和缺陷。

动物模型研究营养素需要量,可较好地控制营养素摄入水平、环境条件和遗传特性等,并能获得准确的数据。缺点是动物与人体需要的相关性不太清楚,动物的可行剂量及给予途径可能对人类不适用。

人体代谢研究多用于人体预防营养素缺乏病的需要量研究,在代谢病房中进行可严格掌握营养素的摄入和排出,并能重复取血等生物样品,以分析营养素摄入量和有关生物标志间的关系。其缺陷是实验期限为数月至数周,难以确定应用于长期的情况。研究中受试者的数目和营养素摄入水平有限。

人群观察研究是用流行病学的方法对人群进行观测,可较直接地反映人群的实际情况,并可用实验室方法加以证实,从而证明营养素摄入量和疾病风险的关系。近年来,由于实验技术迅速发展,相关生物标志物的研究可以更深入、准确地评估不同水平膳食营养素及非营养成分对健康的影响。但由于膳食的组分复杂,包括多种密切相关的因素,分析混杂因素的影响相当

困难,许多研究依靠受试者本人提供膳食资料,重复性较差。

随机性临床研究是将受试对象随机分成不同剂量组进行临床试验,可以限制人群观察研究中遇到的混杂因素的影响,如果例数足够,还可以控制未知的可能有关的因素,因而可以观察到在人群观察研究中不能发现的影响。不足之处是随机性临床研究的观察期相对较短,在此之前更长时间的营养素摄入情况可能对疾病的影响更大,尤其对慢性疾病而言。

因而,在探讨暴露因素和疾病的因果关系时要综合考虑各种证据,并对资料的质量及其形成的基础进行适当的审核。现以确定能量和蛋白质的推荐摄入量为例。

1. 成人能量推荐摄入量的确定　能量消耗主要用于基础代谢(basal metabolism, BM)、生活活动和劳动消耗及食物热效应作用。成人能量推荐摄入量计算时,将基础代谢能耗乘以体力活动水平(physical activity level, PAL)的乘积,来估算成人能量需要量。全天的 PAL = 24 h 内总能量消耗量/24 h 的基础代谢。2001 年中国营养学会专家委员会在制订中国居民膳食营养素参考摄入量时,将成年人的 PAL 分为轻、中、重 3 级,男性分别为 1.55、1.78 和 2.10,女性分别为 1.56、1.64 和 1.82。

2. 成人蛋白质推荐摄入量的确定

(1) 要因加算法:根据无氮膳食期间,机体不可避免从尿、粪、皮肤和精液等途径丢失的氮量,再乘以一定的安全系数,获得蛋白质的需要量。通过志愿者在实验条件下每日摄入足够能量、矿物质及各种营养素,但不含蛋白质的食物,测定每日从组织、肠道、皮肤、毛发中所有丢失的氮。22~77 岁成人,每日氮损失为 41~69 mg/kg,平均约为 53 mg/kg。

(2) 氮平衡法:用不同定量的氮给予一群志愿者,测定特定时间内个体从尿、粪便、皮肤、汗液等所排出的氮物质,将不同氮摄入及排出水平的结果代入直线回归方程中,求得氮处于零平衡的截距点,即为达到氮平衡之点,也就是机体的氮需要量。在需要量基础上再考虑个体差异,考虑食物蛋白质转变为机体蛋白质的效率等,求得蛋白质的推荐摄入量。

第二节　合理膳食结构

膳食结构是指膳食中各类食物的数量所占膳食的比重,以及各类食物所能提供能量及各种营养素的数量和比例。膳食结构的形成与社会经济文化、宗教信仰、营养知识水平等因素有关。通过膳食结构的分析与评价,可了解人们的膳食质量、饮食习惯、生活水平、环境资源等多方面情况,以及膳食结构与人体健康间的关系。一般情况下,一个国家或民族的膳食结构是相对稳定的,但也可因社会经济、文化的变化而改变,并可能影响到人群疾病谱的变化。

一、膳食模式

根据动物和植物性食物在膳食构成中的比例划分,总体上可将世界各国的膳食结构模式归纳为四种类型:东方膳食模式、西方膳食模式、日本膳食模式和地中海膳食模式。

(一) 东方膳食模式

该膳食模式主要以植物性食物为主,动物性食物偏少,大多数发展中国家如印度、巴基斯坦、孟加拉和非洲等国属此类型。该膳食模式的特点是谷物食物消费量大,平均每日 550 g 以上,动物性食物消费量少,平均每日 25~50 g。植物性食物提供的能量占总能量近 90%,动物性蛋白质一般占蛋白质总量的 10%~20%,甚至更低。平均能量摄入为 8.37~10.04 MJ,蛋白质仅 50 g 左右,脂肪仅 30~40 g,膳食纤维充足,来自动物性食物的营养素如铁、钙、维生素

A 摄入量常会出现不足。这类膳食模式容易造成蛋白质、能量营养不良,体质较弱,健康状况不良,劳动能力降低,但有利于血脂异常和冠心病等营养慢性病的预防。

(二) 西方膳食模式

该膳食模式以动物性食物为主,是大多数欧美发达国家如美国、西欧、北欧诸国的膳食模式。该膳食模式的特点为"三高一低"膳食(高能量、高脂肪、高蛋白质、低膳食纤维)。谷类食物消费量少,平均每日 150～200 g,动物性食物及糖类消费量多,平均每日肉类 300 g,食糖高达 100 g,奶和奶制品 300 g,蛋类 50 g,蔬菜和水果摄入偏少。平均能量摄入量高达 13.81～14.64 MJ,蛋白质 100 g 以上,脂肪 130～150 g。此膳食模式容易造成肥胖、高血压、冠心病、糖尿病等营养过剩性慢性病。

(三) 日本膳食模式

以日本为代表的动、植物食物较为平衡的膳食模式,其特点是动物性食物与植物性食物比例比较适当,谷类的消费量平均每日 300～400 g 左右,动物性食品消费量平均每日 100～150 g,其中海产品比例达到 50%,奶和奶制品 100 g 左右,蛋类 40 g 左右,豆类 60 g。能量和脂肪的摄入量均低于欧美发达国家,平均每日能量摄入约 8.37 MJ,蛋白质为 70～80 g,动物蛋白质约占总蛋白的 50%,脂肪 50～60 g。该膳食模式既保留了东方膳食的特点,又吸取了西方膳食的长处,食物清淡,蛋白质、脂肪和碳水化合物的供能较合适,膳食结构相对合理,有利于预防营养缺乏病和营养过剩性疾病。

(四) 地中海膳食模式

地中海膳食模式为意大利和希腊等地中海地区居民所特有的膳食模式,其特点以植物性食物为主,每月食用红肉(猪、牛和羊肉及其产品)的频率低,加之适量的谷类、水果、蔬菜、豆类、果仁、鱼、禽、少量蛋、奶酪和酸奶,食用油为橄榄油。可摄入较多的不饱和脂肪酸。地中海地区居民心脑血管疾病发病率很低与他们的膳食结构密切相关。

二、我国的膳食结构

(一) 我国膳食结构存在的问题

我国传统的膳食结构以植物性食物为主,谷类、薯类和蔬菜摄入量较高,肉类摄入量较低,奶类食物消费较少。其特点为高碳水化合物、高膳食纤维、低脂肪,属东方膳食模式,有利于血脂异常和冠心病等慢性病的预防,但容易出现营养不良。近 20 多年来,随着经济的发展和居民生活水平的提高,我国的膳食结构发生了较大的变迁,特别是城市和经济发达地区居民的膳食结构不尽合理,主要存在的问题如下。

1. 谷类食物消费偏低 20 多年来谷类食物摄入量持续下降,2002 年我国城市居民谷类供能比低达 48.5%,大城市更低,仅为 41.4%,明显低于平衡膳食要求的 55%～65%。

2. 蔬菜、水果摄入明显不足 平均每日蔬菜摄入量为 275 g,水果 45 g。低于平衡膳食中建议摄入蔬菜每日 300～500 g 和水果 200～400 g 的要求。

3. 动物性食物及油脂消费大幅增长 20 多年来全国动物性食物摄入量增长较快,居民平均每日畜禽肉类食物的摄入量为 78.6 g,动物脂肪和烹调油摄入量明显增加,膳食脂肪供能比达 35%,大城市高达 38.4%,超过 WHO 推荐的 25%～30%。

4. 奶类及豆类食物摄入不足 居民平均每日奶类制品的摄入量仅为 26 g,豆类食物 16 g。低于平衡膳食中建议每日摄入 300 g 奶类或奶制品,以及相当于干豆 30～50 g 的大豆或豆制品。

5. 盐和酱油摄入量偏高　食盐摄入量为 12 g,酱油摄入量为 9 g,显著高于平衡膳食中建议食盐摄入不超过 6 g 的要求。

由于我国膳食结构的变迁趋于高能量、高脂肪、低碳水化合物,加之体力活动日益减少,致使相关的一些慢性病如肥胖、高血压、糖尿病、心血管疾病、恶性肿瘤的患病率迅速上升。

（二）主要改善措施

（1）加强政府的宏观指导,尽快制定国家营养改善相关法规,将国民营养与健康改善工作纳入国家与地方政府的议事日程。

（2）发展农业生产、食品加工等的科学指导,更好地为改善营养与提高居民健康水平发挥作用。

（3）加强营养健康教育,倡导平衡膳食与健康的生活方式,提高居民自我保健意识,合理调节膳食结构,做到明智消费,合理营养,预防营养相关的慢性病。

三、中国 2001～2010 年食物与营养发展纲要

为指导我国食物与营养持续、协调发展,我国制定了食物与营养发展纲要,其中有关食物与营养发展的目标如下。

（一）2010 年食物与营养发展总体目标

（1）保障合理的营养素摄入量。人均每日摄入能量为 9 620 kJ(2 300 kcal),其中 80% 来自植物性食品,20% 来自动物性食品;蛋白质 77 g,其中 30% 来自动物性食品;脂肪 70 g,其提供能量占总能量的 25%;钙 580 mg,铁 23 mg,锌 12 mg;维生素 B_1 1.2 mg,维生素 B_2 1.4 mg,维生素 A 775 μg。

（2）保障合理的食物摄入量。人均每年主要食物摄入量为：口粮 155 kg,豆类 13 kg,蔬菜 147 kg,水果 38 kg,食用植物油 10 kg,食糖 9 kg,肉类 28 kg,蛋类 15 kg,奶类 16 kg,水产品 16 kg。

（3）保障充足的食物供给。2010 年全国主要食物生产总量的安全保障目标为粮食 5.7 亿吨,豆类 2 300 万吨,蔬菜 3.7 亿吨,水果 7 300 万吨,油料 3 400 万吨,糖料 1.3 亿吨,肉类 7 600 万吨,蛋类 2 700 万吨,奶类 2 600 万吨,水产品 5 000 万吨。

（4）降低营养不良性疾病发病率。5 岁以下儿童低体重发病率降至 5%,生长迟缓发病率降至 15%;孕妇和儿童贫血患病率分别降至 20% 和 15%;4 个月以内婴儿的母乳喂养达到普及;4 个月以上的婴儿应逐步补充各种辅助食品。

（二）2010 年城乡居民食物与营养发展目标

1. 城市居民　人均每日摄入能量 9 680 kJ(2 250 kcal),其中 75% 来自植物性食品,25% 来自动物性食品;蛋白质 80 g,其中 35% 来自动物性食品;脂肪 80 g,提供能量占总能量的 28%。人均每年主要食物摄入量为：口粮 135 kg,豆类 12 kg,蔬菜 160 kg,水果 52 kg,食用植物油 10 kg,食糖 10 kg,肉类 32 kg,蛋类 18 kg,奶类 32 kg,水产品 22 kg。

2. 农村居民　人均每日摄入能量 9 700 kJ(2 320 kcal),其中 84% 来自植物性食品,16% 来自动物性食品;蛋白质 75 g,其中 27% 来自动物性食品;脂肪 65 g,提供能量占总能量的 24%。人均每年主要食物摄入量为：口粮 165 kg,豆类 13 kg,蔬菜 140 kg,水果 30 kg,食用植物油 10 kg,食糖 8 kg,肉类 26 kg,蛋类 13 kg,奶类 7 kg,水产品 13 kg。

（三）食物与营养发展的重点领域、地区与群体

针对我国食物与营养发展现状和存在的问题,要优先发展奶类产业、大豆产业和食品加工业三个重点食物领域,努力解决好农村和西部两个重点地区以及少年儿童、妇幼、老年三个重

点人群的食物与营养发展问题。

1. **食物与营养发展的重点领域** 我国食物与营养发展的内容多、任务重、领域广,要在整体推进的基础上,把涉及食物与营养发展的难点和薄弱环节作为重点内容,优先发展。

(1) 奶类产业:加快发展奶业,提高居民奶类消费水平。扶持奶源基地建设,调整奶畜群结构,改善奶业基础薄弱的状况。加快发展乳制品加工业,支持开发新的奶产品,促进奶产品的升级换代。大力加强奶业科学研究,提高奶业发展的科技含量。尽快提高我国居民的奶类食品消费水平,到2010年居民的乳制品人均消费量比2000年要有大幅度增加。

(2) 大豆产业:大力发展大豆产业,促进大豆及其产品的生产和消费,提高大豆食品的供给水平。支持开展大豆资源、生产、精深加工等方面的科学研究。

(3) 食品加工业:优先支持对主食的加工,加快居民主食制成品食物的发展步伐,重点发展符合营养科学要求的方便食品、速冻食品。加快开展食品营养强化工作,重点推行主食品营养强化,减轻食物营养素缺乏的状况。

2. **食物与营养发展的重点地区** 食物与营养发展需要全民参与、协调发展。要把相对落后的地区作为重点,加大力度,努力推进。

(1) 农村地区:要加快农村经济发展,大力推进农业和农村经济结构的调整,切实增加农民收入,提高食品消费能力。重视农村营养改善,加强农村食物与营养发展的基础设施建设,改善食物购买与消费环境,开拓农村食物市场。力争到2010年广大农村地区营养状况有较大改善,农村居民生活质量不断提高。

(2) 西部农村地区:西部农村地区食物发展基础较差,食物资源丰富但未能充分开发利用。要加强食物发展基础设施建设,建立西部特色食物生产基地。提高农民收入水平,引导合理食物消费,降低西部地区农民营养不良的发生率。采取综合措施,促进西部地区农民食物与营养状况的不断改善。

3. **营养改善的重点人群** 营养改善是长期的任务,在注重各类人群营养改善的同时,要切实抓好弱势人群的营养改善工作。

(1) 少年儿童群体:提高民族整体素质的基础在少年儿童,要积极组织实施有关少年儿童营养改善的国家计划。优先保证这一群体的营养供给,提高身体素质。定期对少年儿童营养健康状况进行监测,实行有针对性的营养指导,使少年儿童从小形成良好的饮食习惯。建立贫困地区少年儿童营养保健制度,切实解决农村儿童营养不足和城市儿童营养不平衡的问题,力争到2010年减少一半,城市营养失调所占的比例减少1/3。

(2) 妇幼群体:妇女具有特殊的营养需要,婴幼儿正处于生命的早期,他们的营养状况关系到人体一生的健康。要加大妇幼群体营养改善的力度,逐步建立孕妇、婴儿营养保健制度,防止妇女尤其是孕妇、产妇、哺乳期妇女的营养失衡。在全面普及母乳喂养的基础上,针对妇幼群体的特殊需要,大力开发适合妇幼群体消费的系列食品,加强对妇幼食品的市场管理。重点搞好3岁以下幼儿的营养改善,为提高中华民族新一代的身体素质打下良好基础。

(3) 老年人群体:我国60岁以上老年人比例逐渐增大,要建立老年人营养保障制度,关心老年人膳食营养,做好孤寡老人的膳食供给,加强对老年人的营养保障工作。研究开发适合老年人消费的系列食品,重点发展营养强化食品和低盐、低脂、低能量食品。减少老年人营养性疾病的发生率,提高老年人的生活质量和健康水平。

(四) 促进食物与营养发展的政策措施

(1) 调整结构,提高食品综合供给能力。

1) 调整农业结构,提高食物质量:在稳定粮食生产能力的基础上,着力优化食物品种,优化食物品质,优化食物布局促进粮食生产效益大幅度增长。

2) 加强管理,加快食品工业发展:调整食品工业结构,建立现代化食品工业体系,严格控制对人们身心健康危害较大的烟草业、烈性酒的发展。

3) 加强食物市场体系建设,提高食物国际竞争力:参照国际贸易规则,采用国际标准进行食物生产、加工,发展外向型食品产业,加强优势食品出口的生产。加强对食品进出口的检验检疫。

(2) 加强法制建设,保护食物资源环境。

1) 加强食物与营养法制建设,完善食物与营养标准体系:加快食物和营养立法步伐,制定食品管理法规,保证食品安全卫生与人民身体健康。抓紧制定有关营养师、营养标识、儿童营养等方面的法规,把居民营养改善工作纳入法制化轨道。加快食品流通体系的法制建设,规范企业行为,保护生产者与消费者的权益。

2) 保护食物资源环境,保障食物质量、安全与卫生。大力发展无污染、安全优质、营养丰富的食物生产,加快发展绿色食品和有机食品。积极稳妥地发展高质量、高效能的保健食品,满足城乡多层次、多样化的需要。建立健全食物质量、安全与卫生检验检测体系,加强对食物全过程的监督管理,提高食物质量,确保食物安全与卫生。

(3) 依靠科技进步,提高全民营养意识。

1) 加强科技研究,提高食物与营养发展的科技水平。

2) 全面普及营养知识,提高全民营养意识。

(4) 改善居民营养结构,保障我国食物安全。

1) 实施有关营养改善行动计划:继续和规范实施国家营养改善行动计划、国家大豆行动计划、国家学生饮用奶计划等。积极推广学生营养午餐,作为国民营养改善的一项重要工作,力争到2010年,全国大中城市有一半以上的中小学生吃上学生营养午餐。在经济落后地区,采取不同形式,保障居民营养供给。对发生严重营养不良的地区,当地政府要及时采取营养改善措施。

2) 加强营养监测,建立食物安全保障系统:建立和完善食物与营养监测系统,坚持重点监控与系统监测相结合,监测不同地区、不同人群的营养状况。加强食物信息建设,建立我国食物安全与早期预警系统。

3) 加强对食物与营养工作的领导:《中国2001~2010年食物与营养发展纲要》的实施由农业部牵头协调,国务院各部门要紧密协作,积极配合,分级管理,部门分工配合,加快我国食物与营养管理体制的改革,建立现代食物发展管理体制,保证食物与营养发展目标的顺利实现。

第三节 膳食指南

近20多年来,我国居民的营养状况虽然有了明显的改善,但由于人们膳食结构和生活方式的改变,造成某些慢性病的发病率增高,而在一些贫困地区,仍然存在营养不良的问题,目前我国正面临着营养不良和营养过剩的双重挑战。对此,卫生部委托中国营养学会,对1997年中国营养学会修订的《中国居民膳食指南》进行修改,制订了《中国居民膳食指南(2007)》,以下简称《指南》,并于2008年1月15日由卫生部新闻发布会正式公布。新的《指南》以最新的科学知识为基础,结合我国居民膳食营养状况及存在的营养问题,提出平衡膳食的指南,对指导我国居民营养与健康具有重要的意义。《指南》主要分为三个部分:①一般人群膳食指南(适合6岁以上的正常人群);②特定人群膳食指南(孕妇、乳母、婴幼儿、学龄前儿童、儿童青少年和老年人群);③中国居民平衡膳食宝塔。

一、中国居民膳食指南要点

(1) 食物多样,谷类为主,粗细搭配:各种食物所含的营养成分不完全相同,每种食物都至少可提供一种营养物质,但不能提供人体所需的全部营养素,平衡膳食必须由多种食物组成,才能满足人体各种营养需求,所以,提倡食物多样化。

谷类食物是中国传统膳食的主食,也是人体能量的主要来源。粗细搭配是指多吃一些粗粮,如小米、高粱、玉米、荞麦、燕麦等。稻米、小麦不要研磨得太精,以免表层所含的维生素、矿物质等营养素和膳食纤维大部分流失。坚持谷类为主,粗细搭配,可避免高能量、高脂肪和低碳水化合物膳食的弊端。对营养过剩引起的心脑血管疾病、糖尿病等慢性疾病具有预防作用。

(2) 多吃蔬菜水果和薯类:蔬菜和水果的能量低,主要提供维生素、矿物质、膳食纤维和植物化学物。深色蔬菜(深绿色、红色、橘红色、紫红色)富含β-胡萝卜素,是我国居民维生素A的主要来源。水果中还含果酸、柠檬酸、苹果酸等有机酸,能刺激人体消化液分泌,增进食欲,有利于消化。丰富的膳食纤维,有利于促进肠道蠕动,降低血糖和胆固醇等作用。多吃蔬菜、水果和薯类,可预防便秘、血脂异常、糖尿病、动脉粥样硬化等疾病。

(3) 每日吃奶类、大豆或其制品:奶类营养成分齐全,容易消化吸收,属优质蛋白质。奶类的碳水化合物主要为乳糖,能促进钙、铁、锌等矿物质的吸收。牛奶中钙含量丰富,是钙的良好来源。儿童青少年每日饮奶有利于生长发育,中老年人饮奶可以减少骨质丢失,预防骨质疏松症。

大豆是植物类优质蛋白质的重要来源,大豆营养丰富,富含必需脂肪酸、B族维生素、维生素E、磷脂和膳食纤维等营养素,还含有异黄酮等多种植物化学成分,要求每日摄取大豆或其制品。

(4) 常吃适量的鱼、禽、蛋和瘦肉:鱼、禽、蛋和瘦肉均属于动物性食物,也是优质蛋白、脂类、脂溶性维生素、B族维生素和矿物质的良好来源。但动物性食物一般含有较多的饱和脂肪和胆固醇,摄入过多可能增加患心血管病的危险性。鱼类脂肪含量相对较低,且含有较多的多不饱和脂肪酸,对血脂异常和心脑血管病等有预防作用。蛋类富含优质蛋白质,各种营养成分比较齐全,是理想的优质蛋白质来源。畜肉类一般含脂肪较多,能量高,但瘦肉脂肪含量较低,铁含量高且吸收利用好。肥肉和荤油为高能量和高脂肪食物,摄入过多会引起肥胖,血脂水平升高,增加动脉粥样硬化等慢性病发生的危险性,所以应当少吃肥肉和荤油。

(5) 减少烹调油用量,吃清淡少盐膳食:烹调油是提供脂肪的重要来源。脂类是构成大脑、神经系统的主要成分。脂溶性维生素A、维生素D、维生素E、维生素K的吸收利用也离不开脂肪。同时也是必需脂肪酸亚油酸和亚麻酸的主要来源。经烹调油烹制的食物不仅可改善口味,还能促进食欲和增加饱腹感。

但摄入过多的烹调油和动物脂肪,是发生肥胖、高脂血症的主要原因。长期血脂异常又增加发生脂肪肝、动脉粥样硬化、冠心病、胰腺炎、胆囊炎等疾病的危险性。因此,为预防慢性疾病的发生,应减少烹调油用量。

食盐的主要成分是氯化钠,具有调节体内水分,增强神经肌肉兴奋性,维持酸碱平衡和血压正常的功能。过多摄入食盐,可增加高血压的风险。因此,建议居民应吃清淡少盐的膳食。

(6) 食不过量,天天运动,保持健康体重:随着人们经济条件的改善和生活方式的改变,身体活动逐渐减少,进食量相对增加,较难控制健康的体重。我国超重和肥胖的发生率正在逐年增加,也是导致慢性病发病率增高的主要原因,所以,保持健康体重,首先要合理控制饮食。

运动不仅有助于保持健康体重,还能够降低冠心病、糖尿病、骨质疏松等慢性疾病及某些癌症的风险。同时,运动有助于调节心理平衡,有效消除压力,缓解抑郁和焦虑症状,改善睡眠。要养成天天运动的习惯,坚持每日多做一些消耗能量的活动。

(7) 三餐分配要合理,零食要适当:合理安排一日三餐的时间和食量。早餐提供的能量应占全日总能量的25%~30%,午餐应占30%~40%,晚餐应占30%~40%,可根据劳动强度进行适当调整。坚持每日吃早餐并保证其营养充足,午餐要吃好,晚餐要适量。

零食可作为一日三餐之外的营养补充,但要注意适量和合理选择零食。

(8) 每日足量饮水,合理选择饮料:水是一切生命必需的物质,参与体内物质代谢、调节体温及润滑组织等。当失水达到体重的2%时,会感到口渴,出现尿少;失水10%时出现烦躁、全身无力、血压下降、皮肤失去弹性;失水超过体重的20%时会引起死亡。健康成人每日约需水2 500 ml,每日饮水至少1 200 ml,高温或强体力劳动者,应适当增加。

饮料品种繁多,合理选择饮料对健康很重要。饮料的主要功能是补充人体所需的水分,但是很多饮料产品含糖量高,过多饮用将增加能量的摄入,造成体内能量过剩,应该合理选择饮料。

(9) 饮酒应限量:酒含有能量,特别是高度白酒能量较高。无节制的饮酒会使食物摄入量减少,并发生急、慢性乙醇中毒、酒精性脂肪肝,严重时造成酒精性肝硬化。过量饮酒还增加患高血压、脑卒中等疾病的危险性,也是导致发生意外事故和暴力的主要原因,应该严禁酗酒。若饮酒应饮用低度酒,并适当的限量,建议成年男性一日饮用酒的乙醇量不超过25 g,成年女性一天饮用酒的乙醇量不超过15 g。孕妇和儿童青少年应忌酒。

(10) 吃新鲜、卫生的食物:食物放置时间过长就会变质,可能产生对人体有毒有害的物质。吃新鲜、卫生的食物是防止食源性疾病,确保食品安全的根本措施。为保持食物新鲜,应合理储藏,冷藏温度4~8℃适于短期储藏,当温度低达-12℃~-23℃,适于较长时间储藏。

二、特定人群膳食指南

(一) 中国孕期妇女和哺乳期妇女膳食指南

孕期营养状况直接关系到胎儿生长发育及成年后的健康。孕期对能量和各种营养素的需要量均需适当增加,为了满足孕期对各种营养素的需要,孕妇的食物摄入量需相应增加,科学饮食,合理营养尤为重要。

1. **孕前期妇女膳食指南** 为降低出生缺陷、提高生育质量、保证妊娠的成功,夫妻双方都应做好孕前的营养准备。育龄妇女在计划妊娠前3~6个月应接受特别的膳食和健康生活方式指导,调整自身的营养、健康状况和生活习惯,使之尽可能都达到最佳状态。在一般人群膳食指南10条的基础上,孕前期妇女的膳食指南需增加以下4条:①多摄入富含叶酸的食物或补充叶酸;②常吃含铁丰富的食物;③保证摄入加碘食盐,适当增加海产品的摄入;④戒烟、禁酒。

2. **孕早期妇女膳食指南** 孕早期妊娠反应常影响消化功能,多数妇女怀孕早期可出现恶心、呕吐、食欲下降等症状。因此,怀孕早期的膳食应富营养、少油腻、易消化及适口。妊娠头

4周是胎儿神经管分化形成的重要时期,预防胎儿神经管畸形极为重要。要求在一般人群膳食指南10条基础上,孕早期妇女膳食指南还应补充以下5条:①膳食清淡、适口;②少食多餐;③保证摄入足量富含碳水化合物的食物;④多摄入富含叶酸的食物并补充叶酸;⑤戒烟、禁酒。

3. 孕中、末期妇女膳食指南　从孕中期开始直至分娩,胎儿进入快速生长发育期,母体的子宫、乳腺等生殖器官也逐渐发育,并且母体还需要为产后泌乳储备能量及营养素。因此,孕中、末期均需要相应增加食物量,以满足孕妇显著增加的营养素需要。在一般人群膳食指南10条的基础上,孕中、末期妇女膳食指南还增加以下5条:①适当增加鱼、禽、蛋、瘦肉、海产品的摄入量;②适当增加奶类的摄入;③常吃含铁丰富的食物;④适量身体活动,维持体重的适宜增长;⑤禁烟戒酒,少吃刺激性食物。

4. 哺乳期妇女膳食指南　哺乳期一方面需补偿妊娠、分娩时所损耗的营养素储备,促进机体恢复。另一方面还要分泌乳汁哺育婴儿。为了合理膳食,保证充足的营养供给。在一般人群膳食指南10条的基础上,哺乳期妇女膳食指南需增加以下5条:①增加鱼、禽、蛋、瘦肉及海产品摄入;②适当增饮奶类,多喝汤水;③产褥期食物多样,不过量;④忌烟酒,避免喝浓茶和咖啡;⑤科学活动和锻炼,保持健康体重。

(二) 中国婴幼儿及学龄前儿童膳食指南

1. 0～6月龄婴儿喂养指南　0～6月龄婴儿是处于快速生长发育阶段,对婴幼儿进行科学喂养,将有助于婴儿的生长发育及后续生命的健康发展。母乳喂养是婴儿最理想的天然食品,初乳含有丰富的免疫活性物质,对婴儿防御感染及初级免疫系统的建立十分重要。注意适当补充维生素D和晒太阳,预防佝偻病的发生。0～6月龄婴儿喂养指南:①纯母乳喂养;②产后尽早开奶,初乳营养最好;③尽早抱婴儿到户外活动或适当补充维生素D;④给新生儿和6月龄婴儿及时补充适量维生素K;⑤不能用纯母乳喂养时,宜首选婴儿配方食品喂养;⑥定期监测生长发育状况。

2. 6～12月龄婴儿喂养指南　6个月的婴儿,在母乳喂养的基础上,应及时合理添加辅食,以补充营养的需要。6～12月龄婴儿喂养指南:①奶类优先,继续母乳喂养;②及时合理添加辅食;③尝试多种多样的食物,膳食少糖、无盐、不加调味品;④逐步让婴儿自己进食,培养良好的进食行为;⑤定期监测生长发育状况;⑥注意饮食卫生。

3. 1～3岁幼儿喂养指南　1～3岁的幼儿正处在快速生长发育的时期,对各种营养素的需求相对较高,幼儿的机体功能尚需逐步发育完善,对外界不良刺激的防御能力较弱,膳食安排不能完全按照成人,需要特别关照。1～3岁幼儿喂养指南:①给予母乳或其他乳制品,逐步过渡到食物多样;②选择营养丰富、易消化的食物;③采用适宜的烹调方式,单独加工制作膳食;④在良好环境下规律进餐,重视良好饮食习惯的培养;⑤鼓励幼儿多做户外游戏与活动,合理安排零食,避免过瘦与肥胖;⑥每日足量饮水,少喝含糖高的饮料;⑦定期监测生长发育状况;⑧确保饮食卫生,严格餐具消毒。

4. 学龄前儿童膳食指南　学龄前儿童膳食指南:①食物多样,谷类为主;②多吃新鲜蔬菜和水果;③经常吃鱼、禽、蛋、瘦肉;④每日饮奶,常吃大豆及其制品;⑤膳食清淡、少盐,正确选择零食,少喝含糖高的饮料;⑥食量与体力活动要平衡,保证正常体重增长;⑦不挑食、不偏食,培养良好饮食习惯;⑧吃清洁卫生、未变质的食物。

(三) 中国儿童青少年膳食指南

儿童青少年在青春期生长发育速度加快,对各种营养素的需要明显增加,应给予充足的营养,确保体格和智力的正常发育。因此,在一般人群膳食指南10条基础上,还应增加以下

4条:①三餐定时定量,保证吃好早餐,避免盲目节食;②吃富含铁和维生素C的食物;③每天进行充足的户外运动;④不抽烟、不饮酒。

(四) 中国老年人膳食指南

老年人器官功能逐渐衰退,容易发生代谢紊乱,导致营养缺乏病和慢性非传染性疾病。合理饮食对改善老年人的营养状况、增强抵抗力、预防疾病具有重要的作用。所以,在一般人群膳食指南10条的基础上还需增加以下4条:①食物要粗细搭配、松软、易于消化吸收;②合理安排饮食,提高生活质量;③重视预防营养不良和贫血;④多做户外活动,维持健康体重。

三、中国居民平衡膳食宝塔

中国居民平衡膳食宝塔共分5层,包含每日应吃的主要食物种类,一定程度上反映出各类食物在膳食中的地位和应占的比重。谷类食物位居底层,建议每人每日吃 250~400 g;蔬菜和水果居第2层,每日分别 300~500 g 和 200~400 g;鱼、禽、肉、蛋等动物性食物位于第3层,每日吃 125~225 g;奶类和豆类食物合居第4层,每日应吃相当于鲜奶 300 g 的奶类及奶制品和相当于干豆 30~50 g 的大豆及制品;第5层塔顶是烹调油和食盐,每日烹调油不超过 25 g 或 30 g,食盐不超过 6 g。

同时,增加了水和身体活动的形象,强调足量饮水和增加身体活动的重要性。在温和气候条件下生活的轻体力活动的成年人每日至少饮水 1 200 ml(约6杯),在高温或强体力劳动的条件下应适当增加。应改变久坐少动的不良生活方式,养成天天运动的习惯,坚持每日多做一些消耗体力的活动。建议成年人每日进行累计相当于步行 6 000 步以上的身体活动,如果身体条件允许,最好进行 30 min 中等强度的运动。

第四节 食谱编制

一、食谱编制原则

编制食谱的目的是为了保证机体对能量和各种营养素的需要,并将食物原料配制成可口的饭菜,适当地分配在一日的各个餐次中去。制订食谱是有计划地调配膳食,保证膳食多样化和合理膳食制度的重要手段。

二、食谱编制方法

(1) 按用膳者的年龄、性别、劳动性质和强度、身体状况和其他有关因素,定出每人每日所需的总能量及三大营养素的合适比例。如某一普通饮食的病人每日所需总能量为 9 204.8 kJ (2 200 kcal),假定蛋白质占 12%,脂肪占 20%~30%,碳水化合物占 58%~68%。则每日所需的蛋白质为 2 200×(12/100)÷4=66(g);脂肪重量为 2 200×(20 或 30/100)÷9=49~73(g);碳水化合物重量为 2 200×(58 或 68/100)÷4=319~374(g)。

(2) 计算主食的重量 因一般主食即粮食每100 g 约产能量 350 kcal(1 464 MJ),故主食重量的换算方式为 319×4×100/350=365 g 或 374×4×100/350=427(g)。

(3) 计算每日副食数量 参考中国居民膳食指南及平衡膳食宝塔以及用膳者的情况,初步决定每人每日可以供应的肉、鱼、禽、蛋、豆类及其制品的数量,并计算其中蛋白质、脂肪、碳水化合物含量,然后加以调整。如条件许可,动物性食物和豆类所提供的蛋白质应达一日蛋白总量的 1/3,其余由粮食供给。每人每日进食蔬菜量中绿叶菜类占 50%。由于各种蔬菜各有其不同的营养特点,故以少量多品种的方式进行配制。

(4) 主食和菜肴的配制:要求既要符合营养原则,又要有良好的感官性状和符合多样化的原则。普饭主食要粗细搭配、粮豆混合,有米有面;副食要有菜有汤,荤素兼备。全日各餐食物的比配,一般情况下最好午餐最多,早餐和晚餐较少。通常早餐应占全日热能的 25%～30%,午餐占 40%,晚餐占 30%～35%。有的病人有一日三餐、四餐、五餐、六餐制。按时按质足量供应。

在一日食谱的基础上进一步制订一周或一旬的食谱时,应使每日的菜肴有变化,尽量不重复。食物数量不必按每日食谱计算,只要先确定一个食品消费的基本数字进行调配。主要方法是以粮换粮,以豆抵豆,以蔬菜顶蔬菜,同时经常改变烹调方法。

第五节 营养教育

一、概述

营养教育已被各国政府和营养学家作为改善人民营养状况的主要手段。世界卫生组织(WHO)把营养教育定义为:"营养教育是通过改变人们的饮食行为而达到改善营养状况目的的一种有计划活动。"美国饮食协会把营养教育定义为:"营养教育是依个体的需要及食物的来源,通过认识、态度、环境作用以及对食物的理解过程。形成科学的、合理的饮食习惯,从而达到改善人民营养状况的目的。"

二、社区营养教育的目的

营养教育的目的是提高人群对营养与健康的认识,做到科学饮食,合理营养,促进社区人群的营养健康状况和生活质量。我国农村儿童营养监测与改善调查结果表明,农村儿童生长发育迟缓,缺铁性贫血、佝偻病等营养缺乏病均有不同程度的发生。另一方面,随着社会经济不断发展和人们生活水平的提高,由于缺乏科学的营养知识,不良的生活习惯和饮食行为,导致了慢性疾病患病率的逐年增高,尤其城市儿童肥胖,成人高血压、糖尿病、冠心病、脑卒中和癌症的患病率明显增加。而大量研究表明,营养教育的特点是途径多、成本低、覆盖面广,是一项对提高广大群众的营养知识水平,合理调节膳食结构,预防营养缺乏病和慢性疾病行之有效的措施。

三、社区营养教育的方法

(一) 营养教育交流模式
1. 单向交流　单向传播信息,缺乏互动与反馈。
2. 双向交流　双方面对面交流,能够互动及信息反馈。
3. 大众交流　通过报纸、广播、电视、电脑(互联网)等途径,具有多向性。
4. 参与式交流　所有的参与者都有同等的机会表达各自意见、感受及经验。
(二) 营养教育的方法
(1) 设计:营养教育计划的制订应通过专题小组讨论的方式,了解教育对象的需要和接受能力,有针对性地设计营养教育计划,这是营养教育取得成功的基本原则。营养教育的设计应掌握以下七个方面的情况。

1) 确定谁是教育对象,他们的问题是什么?以学生不吃早餐为例,发现不吃早餐的问题在小学生中比较突出,确定教育对象是小学生。他们的问题大部分因起床迟,或父母工作忙照顾不周而经常不吃早餐。

2) 教育计划的目的是什么?首先要明确教育计划的目的,例如教育计划的目的是通过宣传营养知识,了解不吃早餐的危害,纠正不良的饮食行为,目的提高小学生的早餐就餐率达80%。

3) 哪些知识应宣传给教育对象?要求教育对象了解营养需要量、营养与健康、合理的膳食结构和饮食行为。

4) 宣传这些知识的对象有多少?例如宣传对象为某社区内小学生约5 000名。

5) 他们还需要了解哪些信息?例如吃零食和吃保健食品等问题的相关信息。

6) 制订什么目标能衡量项目的成功与否?例如要求早餐就餐率增加达80%以上。

7) 如何进行评价?例如学生吃早餐率、体重、身高、学习成绩的变化等。

(2) 选择教育途径和资料:根据计划的设计,选择适宜的交流途径和制作有效的教育材料。事先在调查研究的基础上,明确的教育目标和对教育对象的认识,才能制作出对教育对象有针对性的教育材料,为此需要考虑以下几个方面。

1) 是否有现存的可选用的营养宣教材料。能收集到与不吃早餐相关的营养宣传材料可直接选用。如果收集不到,可以设计制作,如小册子、挂图、宣传传单等。

2) 向教育对象进行营养宣教的最佳途径是哪种?如个体传播,面对面交流、讲课、大众传播(广播、报刊、杂志、电视、电影等)。

3) 营养宣教的内容最适合哪种宣传途径?(如小册子、幻灯、录像带、讲课等)

(3) 准备营养教育资料和预试验:根据要求编写相关营养教育材料。宣传材料的编写要求内容科学,通俗易懂,图文并茂。为了宣传材料内容准确、合适,在大多数设计工作已经完成后,需要将准备好的宣传材料进行预试验,以便得到教育对象的反馈意见,进行修改完善,这时需要收集下列资料。

1) 了解教育对象对这些资料的反应?有什么意见和要求?对宣教内容、形式、评价等有何修改意见?

2) 了解教育对象能否接受这些信息?能否记住宣传的要点?能否认可这种宣传方式?一般可采用专题讨论,问卷调查了解有关情况。

3) 根据教育对象的反应,需要对教育资料的形式做出哪些修改?例如宣教材料中宣传多吃动物性食物,画面是猪肉等食物,引起某些忌食猪肉的宗教人士的不满,需要进行修改。

4) 信息如何推广?材料如何分发?如何追踪执行?

(4) 营养教育实施:实施营养教育计划,包括制定宣传材料和活动时间表,让每个工作者都明白自己的任务,并通过所确定的传播途径把计划中要宣传的营养内容传播给教育对象。在教育传播的过程中,要观察教育对象对宣传材料有何反应?他们是否愿意接受还是反对这些新知识?如果反对,原因是什么?按每一步骤查找原因,以便及时进行纠正。

(5) 营养教育评价:分析营养教育计划活动的每一步骤,评价时应包括以下内容。

1) 该计划的目标是否达到了?例如学生早餐就餐率是否达到80%~100%。

2) 实施营养教育带来了什么改变?产生了什么效果?学生是否认识到吃早餐的重要性?做到按时吃早餐,体重和身高等是否有改善?

3）每一阶段活动的执行是否按计划进行？（包括工作内容、要求、经费使用进度等）
4）营养计划有效果或无效果的原因是什么？
5）根据执行中存在的问题，对原计划是否需要进行补充？
6）取得了哪些成功的营养教育经验？

总结与评价的重点是目标人群的营养知识、态度、信息和行为的变化。项目目标是评价的中心问题，总结评价可分为：①近期效果，即目标人群的知识、态度、信息、服务的变化；②中期效果，主要指行为和危险目标因素的变化；③远期效果，指人们营养健康状况和生活质量的变化，例如反映营养状况的有身高、体重变化，影响到生活质量变化的指标有劳动生产力、智力、寿命、精神面貌的改善，以及降低卫生保健医疗成本等指标。通过不同阶段的评价，总结项目的成功与否，并将取得的经验总结归纳，以便进一步推广。

（蔡云清）

第五章 营养评价方法

一、营养评价概述

营养评价是指运用科学的方法,在了解某一人群或个体的膳食摄入、营养相关生理生化指标、体格形态和体征表现的基础上,判断该人群或个体在某一时间断面的营养状况及其变化规律。对人群的营养评价常应用于公共卫生领域;对个体的营养评价多应用于临床、预防保健服务和健康管理领域,对个体的食物、营养素摄入、生活方式和医疗史等相关的主、客观资料进行评估。营养评价是合理制订治疗、护理或干预计划的基础,通过合理的营养评价,能帮助了解评价对象的营养状态,发现营养不平衡的情况及与疾病之间的关系,提出改善的建议和措施,使人群或个体获得更健康的状态。

二、营养评价的要素

营养评价需要的资料可分为四大类:人体测量学资料、生化资料、临床资料和膳食资料。

(一) 人体测量学资料

人体测量学资料反映机体骨骼、肌肉和脂肪含量,可用于评价儿童青少年期的生长发育水平和成人期体重的增减。体重、身高和皮褶厚度是最常用的测量指标,被世界卫生组织列为营养调查的必测项目。

1. 身高和体重　早在1836年,就已经有研究者开发了代表健康状态的身高体重表,供人们参考比较。1942年大都会生命保险公司(Metropolitan Life Insurance Company)根据投保人的资料和体重与疾病、死亡率的关系,制订了"理想身高体重"表。但是"理想体重"并没有明确的定义,能否作为个体体重正常的判断标准,存在疑问。因此,身高体重仅可作为参考,进行资料的收集和评估时还要包括其他测量指标。

身高、体重还可用来估计个体每日能量需要量。人们已经通过解剖学研究建立了相应的公式,其中Harris-Benedict公式最常用。但对于肥胖者的能量需要量的估计方法存在争论。因为体脂比肌肉代谢活性差,需要能量较少,如果个体的目前体重超过了年龄身高别理想体重的125%,那么用体重估计能量需求会造成高估。

为了进一步描述个体的体型特征,骨架大小也可用于个体营养状况的简单评价。评估骨架大小可以通过许多方法,以一个简单的方法为例,将非惯用手的拇指、示指环绕惯用手腕部,如果两指可接触为骨架大小中等,两指不能接触为骨架较大,两指可重叠,则骨架较小。判断骨架大小是将体重归因于不同机体成分的一种尝试。但是,骨架大小可用来识别骨骼较大的个体,却不能区分体内的肌肉和脂肪成分。肌肉成分代谢活跃,而体脂肪与疾病关系密切,为了评估体脂成分,人们提出了体质指数BMI(body mass index)。BMI是一个调整了身高混杂的体重指数,使用这个指标的目的在于消除不同身高对体重指数的影响,以便于人群或个体间比较。计算方法为:BMI = 体重(kg)/身高(m)^2。

研究表明,大多数个体的体质指数与身体总脂肪的百分含量有很强的相关性,能较好地反映机体的肥胖程度。BMI 值越高提示有较多的脂肪蓄积,其值越低则提示较低的脂肪蓄积。因此,BMI 值可作为肥胖和蛋白质能量营养不良的判断工具。国际上通常用世界卫生组织(WHO)制定的 BMI 界限值对肥胖程度进行分类,即体质指数在 25.0~29.9 为超重,≥30 为肥胖。2003 年国际生命科学学会中国办事处中国肥胖问题工作组根据对我国人群大规模测量数据,汇总分析了体重指数与相关疾病患病率的关系,提出了中国成人判断超重和肥胖程度的界限值,及结合腰围来判断相关疾病的危险度,其建议如表 5-1 所示。人们还将 BMI 与死亡率相联系,BMI 值较低通常与长寿相关。

表 5-1 中国成人的 BMI 分类

分 类	体质指数
体重过低	<18.5
体重正常	18.5~23.9
超重	24.0~27.9
肥胖	≥28

但 BMI 作为评价营养及健康风险的指标具体应用时,还应考虑到其局限性,需要了解个体的年龄、性别、种族、身体结实程度、疾病和水肿状态,这些因素都会对 BMI 值产生显著影响。如对肌肉很发达的运动员或有水肿的病人,BMI 值可能过高估计其肥胖程度。老年人的肌肉组织与其脂肪组织相比,肌肉组织的减少较多,计算的 BMI 值可能过低估计其肥胖程度。相等 BMI 值的女性的体脂百分含量一般大于男性。研究表明,儿童 BMI 随年龄而逐渐自然升高,每年的 BMI 的正常增长通常来源于瘦体质而不是脂肪组织的增加,直到青春期末身高基本恒定之后,BMI 开始反映脂肪的含量。与大部分评价指标一样,BMI 在与其他方法结合使用时才能更有效地评价机体营养状况。如可同时测定体脂百分含量,以更有效地判断个体肥胖程度。

在测量体重和身高时,受试者应当空腹、脱鞋,只穿轻薄的衣服。测量身高的量尺(最小刻度为 1 mm)应与地面垂直固定或贴在在墙上。受试者直立、两脚后跟并拢靠近量尺,并将两肩及臀部也贴近量尺。测量人员用一根直角尺放在受试者的头顶,使直角的两个边一边靠紧量尺另一边接近受试者的头皮,读取量尺上的读数,准确至 1 mm。称量体重最好用经过校正的杠杆型体重秤,受试者全身放松,直立在秤底盘的中部。测量人员读取杠杆秤上的游标位置,读数准确至 10 g。

2. 皮褶厚度(skinfold thickness) 皮褶厚度可以直接表示皮下脂肪含量,也可用来估算体内总的脂肪含量。皮下脂肪厚度的测量值可受到年龄、性别、脂肪堆积量以及测量技术的影响。成人皮下脂肪占全身脂肪的 1/3,在新生儿则占 70%~80%。测量结果可以与参考数据或被测量者的历史资料进行比较。为了测量准确及可比性,最好每次由同一测量人员操作。皮褶厚度很少单独用于判断儿童肥胖,多数与 BMI 或身高标准体重结合判断。

皮褶厚度测量时需先将皮褶厚度计调整零点,校正压力,将仪器臂钳的两个接触点的压力调正至 10 g/mm^2 范围内。测量者右手持皮褶厚度计,张开臂钳,用左手拇、示指将测试皮肤和皮下组织捏紧提起(拇、示指间约保持 3 cm 距离),将皮褶计在距离手指捏起部位附近处钳入约 1 cm,放开活动把柄,读指针数值并记录。测量误差不得超过 ±5%。常用的测试部位有:

①肱三头肌部：位于肩峰点与鹰嘴连线中点上方，肱三头肌的肌腹上；②肩胛下角部：位于肩胛下角下端，皮褶方向与脊柱成45°角；③腹部：锁骨中线与脐水平线交叉处水平位；④大腿部：腹股沟中点与髌骨顶连线中点和下肢长轴平行的皮褶。肱三头肌和肩胛下两处组织较均衡、松弛，皮下组织和肌肉能较容易分开，皮肤厚度个体差异小，测点易掌握，测量方便，结果可重复性大，是常用的测量部位。

3. 腰围　腰围（waist circumference，WC）是指腰部的周径。目前多项研究表明腰围是衡量脂肪在腹部蓄积（即中心性肥胖）程度的最简单、实用的指标。脂肪在腹部堆积的程度，与肥胖相关疾病的关联更强。腹部脂肪过多比外周脂肪（如臀部和四肢脂肪）过多对健康具有更大的危害。对于 BMI 并不太高的个体，腹部脂肪增加几乎是独立的疾病风险预测因素。同时使用腰围和体重指数可以更好地估计与多种相关慢性疾病的关系。中华医学会糖尿病学分会建议目前暂用中国肥胖问题工作组建议的男性腰围≥85 cm，女性腰围≥80 cm 为腹部脂肪蓄积，即中心性肥胖的界限。

腰围测量方法：让受试者直立，两脚分开30~40 cm，用一根没有弹性、最小刻度为1 mm 的软尺放在右侧腋中线胯骨上缘与第12肋骨下缘连线的中点（通常是腰部的天然最窄部位），沿水平方向围绕腹部一周，紧贴而不压迫皮肤，在正常呼气末测量腰围的长度，读数准确至1 mm。

4. 其他指标　其他人体测量学指标还包括背高（即卧位所测的坐高）、坐高、头围、上臂围、小腿围等，以及由以上这些指标综合计算的比值。进行营养评价时可根据评价目的、条件和年龄选取体格检查项目（表5-2）。

表 5-2　常用体格检查项目

年龄（岁）	常用指标	深入调查指标
0~	体重、身高	背高、头围、胸围、盆径、皮褶厚度
1~	体重、身高、皮褶厚度（三头肌）、上臂围	坐高（3岁以下为背高）、头围、胸围、骨盆径、皮褶厚度（三头肌、肩胛下）、小腿围、手腕X线（前后方向）
5~	体重、身高、皮褶厚度（三头肌）	坐高、骨盆径、二肩峰距、皮褶厚度、上臂围、小腿围、手腕X线
20~	体重、身高、皮褶厚度（三头肌）、上臂围、小腿围	—

(二) 生化资料

血液和尿液实验室检测是评价营养状况的重要指标。营养素缺乏症的临床表现出现之前，体内先出现生理和生化水平的改变，即所谓的亚临床状态。通过生化指标的测定，可以了解机体内营养素不足、营养过剩的状况及营养素储备水平，掌握营养失衡的早期变化。但生化检测的结果也会受到非营养因素的影响。实验室结果会因为药物、水肿、疾病状态或应激等其他代谢过程而发生变化。所以，生化指标的资料也只能作为营养评价工作的一个部分，与其他途径获得的资料共同考虑和评价。

常见人体营养生化水平检测指标及其正常值参考范围如表4-3所示，实际工作中可根据营养评价的目的和条件选取部分指标。我国地域辽阔、民族众多，个体差异很大，进行大规模营养调查或个体评价时，应建立所研究人群或实验室的正常值范围，对目标人群或个体进行评价，表5-3中的内容仅作参考。

表5-3 人体营养生化水平的检测指标及正常参考值

营养素	检测指标	正常参考值
蛋白质	1. 血清总蛋白	60~80 g/L
	2. 血清白蛋白(A)	30~50 g/L
	3. 血清球蛋白(G)	20~30 g/L
	4. 白蛋白/球蛋白(A/G)	1.5~2.5:1
	5. 空腹血中氨基酸总量/必需氨基酸	>2
	6. 血液比重	>1.015
	7. 尿羟脯氨酸系数	>2.0~2.5(mmol/L 尿肌酐系数)
	8. 游离氨基酸	40~60 mg/L(血浆);65~90 mg/L(红细胞)
	9. 每日必然损失氮	男58 mg/kg,女55 mg/kg
血脂	1. 总脂	4.5~7.0 g/L
	2. 三酰甘油	0.2~1.1 g/L
	3. α脂蛋白	30%~40%
	4. β脂蛋白	60%~70%
	5. 胆固醇(其中胆固醇酯)	1.1~2.0 g/L (70%~75%)
	6. 游离脂肪酸	0.2~0.6 mmol/L
	7. 血酮	<20 mg/L
钙、磷、维生素D	1. 血清钙(其中游离钙)	90~110 mg/L(45~55 mg/L)
	2. 血清无机磷	儿童40~60 mg/L;成人30~50 mg/L
	3. 血清 Ca×P	>30~40
	4. 血清碱性磷酸酶	儿童5~15布氏单位;成人1.5~4.0布氏单位
	5. 血浆 25-OH-D_3	36~150 nmol/L
	6. 血浆 25-OH-D_3	50~100 nmol/L
锌	1. 发锌	125~250 μg/ml(各地暂用;临界缺乏<110 μg/ml,绝对缺乏<70 mg/ml)
	2. 血浆锌	800~1 100 μg/L
	3. 红细胞锌	12~14 mg/L
	4. 血清碱性磷酸酶活性	成人1.5~4.0布氏单位;儿童5~15布氏单位
铁	1. 全血血红蛋白浓度(g/L)	成人男>130;女、儿童>120;6岁以下及孕妇>110
	2. 血清运铁蛋白饱和度	成人>16%;儿童>7%~10%
	3. 血清铁蛋白	>10~12 mg/L
	4. 血液血细胞比容(红细胞压积)(HCT或PCV)	男40%~50%;女37%~48%
	5. 红细胞游离原卟啉	<70 mg/L RBC
	6. 血清铁	500~1 840 μg/L
	7. 平均红细胞体积(MCV)	80~90 μm³
	8. 平均红细胞血红蛋白(MCH)	28~32 pg
	9. 平均红细胞血红蛋白浓度(MCHC)	32~38 g/dL
维生素A	1. 血清视黄醇	儿童>300 μg/L;成人>400 μg/L
	2. 血清胡萝卜素	>800 μg

续　表

营养素	检测指标	正常参考值
维生素 B_1	1. 24 h 尿	>100 μg
	2. 4 h 负荷尿	>200 μg(5 mg 负荷)
	3. 任意一次尿/每克肌酐	>66 μg
	4. 血	RBC 转羟乙醛酶活力 TPP 效应 <16%
维生素 B_2	1. 24 h 尿	>120 μg
	2. 4 h 负荷尿	>800 μg(5 mg 负荷)
	3. 任意一次尿/每克肌酐	>80 μg
	4. 血	红细胞内谷胱甘肽还原酶活力系数 ≤1.2
烟酸	1. 24 h 尿	>1.5 mg
	2. 4 h 负荷尿	>3.5~3.9 mg(50 mg 负荷)
	3. 任意一次尿/每克肌酐	>1.6 mg
	4. 血	
维生素 C	1. 24 h 尿	>10 mg
	2. 4 h 负荷尿	>5~13 mg(500 mg 负荷)
	3. 任意一次尿/每克肌酐	男 >9 mg；女 >15 mg
	4. 血	3 mg/L(血浆)
叶酸	血	3~16 μg/L(血浆)，130~628 μg/L(RBC)
其他	尿糖	(一)
	尿蛋白	(一)
	尿肌酐	0.7~1.5 g/24 h 尿
	尿肌酐系数	
	男	23 mg/kg
	女	17 mg/kg
	全血丙酮酸	4~12.3 mg/L

（三）临床资料

临床资料包括个体的医疗史，如急性、慢性疾病和诊断过程、治疗、处理等，这些可能增加营养素的需要量，或者引起吸收不良。应记录目前使用的药物，包括处方药和非处方(over-the-counter, OTC)药，如缓泻剂或镇痛剂等必须纳入分析。维生素、矿物质和中草药制剂也需要给予关注。营养不良的生理体征是评价过程中重要部分，可在营养访谈过程中检查并记录。检查主要依靠观察，包括头发、皮肤、眼、口、舌、牙龈、指甲、颈部及全身的状况，以及心肺肝脾和神经系统的功能是否存在异常等。表5-4列举了营养缺乏症常见的体征和临床表现，常见于经济极不发达地区的易感人群及疾病引起的吸收不良的个体。

表5-4　营养缺乏的体征

部位	体征	缺乏的营养素
全身	消瘦或水肿、发育不良	能量、蛋白质、锌
	贫血	蛋白质、铁、叶酸、维生素 B_{12}、维生素 B_6、维生素 B_2、维生素 C
皮肤	干燥、毛囊角化	维生素 A
	毛囊四周出血点	维生素 C
	癞皮病皮炎	烟酸
	脂溢性皮炎	维生素 B_2

续 表

部 位	体 征	缺乏的营养素
头发	稀少、无光泽	蛋白质、维生素 A
眼睛	毕脱氏斑、角膜干燥、夜盲	维生素 A
	睑缘炎	维生素 B_2
唇	口角炎、唇炎	维生素 B_2
口腔	牙龈炎、牙龈出血、水肿	维生素 C
	舌炎、舌猩红、舌肉红	维生素 B_2、烟酸
	地图舌	维生素 B_2、烟酸、锌
指甲	舟状甲	铁
骨骼	颅骨软化、方颅、鸡胸、串珠肋、O 形腿、X 形腿	维生素 D
神经系统	肌肉无力、肢端麻木、蚁行感、下肢肌肉疼痛	维生素 B_1

(四) 膳食资料

获得膳食摄入量的方法有许多,常用的方法可以分为回顾性和前瞻性两大类。前一类包括 24 h 膳食回顾法、膳食史法(DHQ)和食物频率问卷法(FFQ);后一类主要指膳食记录法,包括称重法、记账法和化学分析法等。除一部分食物频率问卷法属定性分析外,其他方法都属定量分析。膳食资料的准确性常受到质疑,因为无论通过询问或观察记录都会影响实际的摄入量。

1. 24 h 回顾法 在 24 h 膳食回顾法中,个体被询问之前 24 h 吃过的所有食物和食用数量,从最近的进食内容开始回忆。应包括每份食物的大小、烹调方法、食物品牌名称或就餐饭店,这些可帮助评估进食的细节内容。调查者还可以指导被调查者以膳食日记的形式完成,每 3 d 或每周把记录交给调查者检查。根据这些资料计算每日的膳食和营养素摄入量,与我国居民膳食营养素参考摄入量 DRIs 和中国居民膳食宝塔相比较,进行评价。此方法简单易行,一次 24 h 膳食回顾调查大约需要 20 min,容易得到配合,但获得的资料依赖于被调查者的回忆和估计,故不适用于年龄在 7 岁以下的儿童和 75 岁以上的老人。调查中,尤其在估计每份食物的大小上存在很多困难,如果适当的食物模型和照片,将有助于回忆食物份额的大小,提高调查的准确性。为了获得有代表性的膳食资料,最好能连续或间断进行多次 24 h 回顾调查。

2. 食物频率问卷 食物频率问卷用于收集食用某种或某类食物的频度信息,可代表长期的膳食状况,测量个体的"经常摄入量"。在评价营养与慢性疾病的关系时,较长时期的经常膳食摄入比短期的摄入更有意义。问卷内容包括食物或食物类别清单及食用频率的选项,半定量的食物频率问卷还包括每次食用量的选项或填空项。食物频率问卷的主要优点是能够得到通常的膳食摄入量及膳食模式,调查者的饮食习惯不受影响,调查方法简单且费用低,可通过邮寄或网上调查的方式收集资料。主要缺点是需要对过去食物模式进行回忆,因对食物份额标准大小的估计不准,食物摄入量的估计可能不准确,而且问卷中食物清单的制定有一定难度,不可能涵盖所有的食物。

3. 称重法 是基于记录消耗的食物实际重量的调查方法,可用于个体和群体调查,数据准确可信,但工作量大,不易得到配合。其步骤包括:①准确记录每餐各种食物的调味品名称;②准确称取每餐各种食物的烹调前毛重、舍去废弃部分后的净重、烹调后的重量以及吃剩饭菜的重量;③计算生熟比,生熟比 = 生食物重量/熟食物重量;④将调查期间所消耗的食物按品种分类、综合,求得每人每日的食物消耗量;⑤按食物成分表计算每人每日的营养素摄入量。

4. 记账法　此方法适用于账目、考勤清楚的单位食堂、团体和家庭,按照账单上的各食物量和考勤人数计算每"标准人"的每日膳食和营养素摄入量后,进行评价,简单易行,省时省力,容易得到配合。但账目上的食物量与实际食用量之间的出入不可避免,结果欠准确。

5. 化学分析法　代谢研究中,必须准确获得消耗的食物数量,研究者可让被调查者每次进餐时准备双份食物,一份自己吃,一份保存(如果需要的话,可冷藏)起来供研究者称量和进行化学分析,获得其中能量和营养素含量的准确资料。但这种方法需要有相应的技术人员和分析仪器,费用较大,不宜大规模开展,也不适用于个人的营养评价,仅用于科学研究。

对于群体膳食调查资料,要注意将所调查人群的人数换算成"标准人"数,计算得到平均每标准人的每日膳食和营养素摄入量后,再进行评价。"标准人"指轻体力活动水平的成年男性,以此人群的能量参考摄入量(10.04 MJ,2 400 kcal)为基准,其他各年龄、性别、体力活动水平人群的能量参考摄入量与"标准人"相比可以得到一个相应的系数,各人群包括的实际人数分别乘以各自系数后相加的和,即"标准人"数。

针对个体收集膳食资料时,应注意询问个体生活方式,包括每日进餐次数,进餐地点,谁负责准备饮食等,以及是否存在食物过敏、食物不耐受、食物禁忌、饮咖啡和饮酒等情况。体育锻炼的频率及职业决定了能量目标摄入量,评价对象家庭经济状况、厨房设备及使用情况,决定了对食物的选择和烹调方式,牙齿、口腔和胃肠道的健康问题如便秘、腹泻、呕吐或频发的胃部不适等也会影响营养素的摄入、消化和吸收。了解这些情况,有助于进行正确的营养评价,制订合理的护理、保健计划。

三、综合评价

资料收集好后,可利用以往的经验和参考标准将所有信息整合,进行营养状况的综合评价。假如膳食评价提示有营养素摄入不足,但体格发育、临床表现和生化指标都没有异常,可能为该膳食资料仅代表了近期的摄入不足,尚未引起亚临床和临床的异常表现,但应该提醒被评价者适当改善饮食,防微杜渐。如果长期的膳食资料都表明营养素摄入充足,但有营养缺乏的临床表现或生化指标异常,则要考察是否因为烹调方式不合理造成了营养素的损失,还是消化吸收环节出现了障碍。膳食中某营养素摄入不足,机体会动用体内的储备,代表储备形式营养素的生化指标可能出现下降,当储备耗竭后,代表营养素活性形式的生化指标下降,此时营养素缺乏的状态仍然没有改善,则会出现代表机体生理功能的生化指标水平改变,甚至出现营养素缺乏的体征和临床表现。膳食中营养素缺乏得到纠正后,生化指标和临床体征的恢复还需要一定的时间。因此,营养评价四个方面资料的评价结果往往会不一致,应结合病史等资料作全面的分析,给出客观的评价。

四、临床上常用的几种营养评价方法

临床上,住院病人发生营养不良的现象非常普遍,不仅损害机体组织器官的生理功能,降低机体的免疫力,还会增加手术并发症和致死的危险,延长住院时间,影响预后。营养不良发病率高、危害大,但由于缺乏可靠的营养评价方法,长期被临床医生忽视。从20世纪70年代起,营养学家相继研究产生了几种简单易行的营养方法,现介绍如下。

1. 身体成分评价法(body composition assessment, BCA)　BCA是Blackburn在1977年提出的根据身体成分来评价营养状况的方法。此方法曾使发达国家住院病人的营养不良发生率

大幅度下降。此方法在临床使用过程中得到不断改进。例如用测定机体电阻抗的方法估计机体所含水分；用稳定同位素法测定体内各种无机元素；用CT、MRI测定体内脂肪、皮肤、骨骼、细胞外体液及体重等。但由于以各个指标的参考值为标准，而各个指标的影响因素不同，所得结果不一致，难以解释，而且操作烦琐、耗时、耗力，使BCA的应用受到限制。

2. 主观全面营养评价法及其改良法(subjective global assessment, SGA) 主观全面营养评价法是德国人Destsky在1987年首先提出的，是根据病史和体格检查的一种主观评估方法。特点是简单可靠、重复性强、不需要复杂的实验室方法，医生和护士评价吻合率极高。SGA评估内容包括：①体重下降的程度；②饮食变化；③消化道症状(主要包括恶心、呕吐、腹泻等)；④生理功能状况；⑤皮脂肌肉消耗程度，主要根据体检及体表测量结果进行判断，结果判断分为营养良好、轻中度营养不良和重度营养不良。1999年Kalantar-Zadeh等提出改良的SGA法，其主要包括体重改变、饮食改变、胃肠道症状、生理功能改变、并发症、皮下脂肪和肌肉的消耗程度等7个方面。总分分值越高，营养状态异常的可能性越大。该法比传统的SGA操作性、重复性更强，能够在几分钟内正确地评分。研究表明SGA适合血液病病人化疗期间的营养评估，能准确反映腹膜透析病人的营养状况，而改良的SGA对维持性血液透析病人有良好的评价作用，是一种早期营养不良的筛选方法。但SGA在很大程度上依赖评价者对有关指标的主观判断，在体重减轻、肌肉萎缩、饮食方式等项目中主观因素占主导地位，影响SGA的准确性。其次，与BCA相比，SGA不能评价表面上营养良好甚至肥胖，但存在内脏蛋白质缺乏的病人的营养问题。Guigoz等人认为SGA更像是对营养不良相关并发症危险性的评估，不是评估住院病人营养不良发生的危险性。

3. 简易营养评价法(mininutrition assessment, MNA)和简易营养评价精法(short-form mininutritional assessment, MNA-SF) MNA是Guigoz等在20世纪90年代初创立和发展的一种营养状况评定方法。它有18项内容，分为4个部分。

(1) 人体测量部分：包括体质指数、上臂围、上臂肌围、近3个月体重下降。

(2) 综合评价部分：包括生活类型、医疗情况、用药情况、有无神经精神异常、活动能力、有无褥疮或皮肤溃烂。

(3) 膳食问卷部分：包括食欲、蛋白质摄入情况，水果、蔬菜摄入量，餐次，饮水量，摄食行为模式。

(4) 主观评定部分：包括自我感觉是否存在营养不良、同龄人对自己营养状况的评价。

MNA的优点是简单易行，可在10 min内完成。它既是筛选工具又是评估工具，不需要侵袭性检查，且与传统的营养评价方法有良好的相关性。其不足在于有些项目为自主评价，病人有时不能给出明确答案，由此易造成假阳性。2001年Rubenstein等在MNA基础上提出MNA-SF法，其保留了6条相关性最强的条目：① BMI＜23；②最近体重下降＞1 kg；③急性疾病或应激；④卧床与否；⑤痴呆或抑郁；⑥食欲下降或进食困难。利用由此6条组成的MNA-SF不仅与MNA有很好的相关性，且在评价营养不良上有很好的灵敏度、特异度。这种简化的MNA避免了需要经过训练才能获得的如三头肌皮褶厚度、腓肠肌围的结果，而且去掉了很多包含"不知道"答案的条目，既方便又减少了假阳性，可作为MNA的初筛试验用于人群营养不良的流行病学调查。研究者认为MNA和MNA-SF皆是用于评价老年人营养状况的可靠方法，适合在老年人群和肿瘤病人中使用。MNA项目较详细，更适合于科研，而MNA-SF简便，比较适用于临床。

(薛 琨　厉曙光)

第六章 蛋白质-能量营养不良

蛋白质-能量营养不良(protein energy malnutrition,PEM)是由于机体蛋白质和(或)能量摄入不足或缺乏造成的一种营养不良,常常伴有一些维生素和矿物质的缺乏,临床表现以消瘦、水肿、低白蛋白血症、免疫功能低下为主要表现,多发生于饥荒、战争、贫困的国家和地区的人群以及喂养不当的婴幼儿和临床病人。

一、蛋白质-能量营养不良的分类

根据发病原因,蛋白质-能量营养不良可分为原发性与继发性两种。原发性蛋白质-能量营养不良多见于饥荒、战争、贫困情况下的人群;继发性蛋白质-能量营养不良一般多见于临床。

根据临床特征分为消瘦型、水肿型和混合型3类。

1. 消瘦型 系能量严重不足所致,以消瘦为其特征。如儿童明显瘦弱、皮下脂肪消失、矮小等。

2. 水肿型 多见于急性严重蛋白质缺乏,以周身水肿为特征。患儿的身高体重可偏低或正常,但肌肉松弛,全身软弱无力,水肿明显,甚至出现腹腔积液。

3. 混合型 又称中间型。单纯的能量缺乏或蛋白质缺乏很少见,多为两者同时缺乏。表现为混合型PEM,兼有程度不等的消瘦型和水肿型的特征。

根据其病情的严重程度又可分为轻度、中度和重度3种。通常轻度PEM主要为急性能量缺乏所致,中度PEM主要为慢性蛋白质缺乏所致,而重度PEM为亚急性的能量和蛋白质同时严重缺乏所致。

二、蛋白质-能量营养不良的病因

1. 原发性PEM 原发性PEM是由于膳食中摄入的能量和蛋白质不能满足人体的生理需要所致。主要原因有:①贫困、自然灾害或战争造成的食物严重缺乏;②由于偏食、素食或禁食造成的食物摄入不足。有时减肥不当也可发生此种情况;③由于妊娠和哺乳、婴幼儿生长发育等生理因素,使能量和蛋白质的需要量大大增加,而膳食却没有作出合理的调整。

2. 继发性PEM 继发性PEM主要由于某些疾病引起的食欲下降、吸收不良和消耗增加或者分解代谢亢进,合成代谢障碍,或者大量出血等,使摄入的能量和蛋白质不能满足人体需要而发生的。如癌症、糖尿病、肾病、慢性胃肠炎、肝硬化、结核病、贫血、寄生虫病以及外科手术后。

三、蛋白质-能量营养不良的治疗

1. 重度病人的治疗 对于重度病人,首要的措施是处理水和电解质紊乱、抗感染和治疗心力衰竭等,以消除威胁病人生命的主要因素。补充液体有利于正常排尿,一般24 h内儿童至少排尿200 ml,成人500 ml。补充电解质有利于调整体内电解质的平衡,维持正常渗透压,纠正或预防酸中毒。PEM病人特别容易发生感染,及时用广谱抗生素可有效地控制感染。水肿型PEM病人有心力衰竭时,可给利尿剂、吸氧和其他必要的药物治疗。病人血红蛋白低于60 g/L时可少量多次输血。

病情一旦得到控制就应尽可能迅速地纠正体内营养素的不足。但饮食中营养素供给必须从少量开始逐渐增加,以适合病人生理功能的逐渐恢复。可根据病人的年龄和病情采用流质、半流质饮食或软食等方式,最好先用经口或鼻胃管管饲的液体配方膳,每日分少量多次喂饲。随病情的好转,再用高能量、高蛋白而又易于消化吸收的固体食物逐步取代液体配方膳。消瘦型病人膳食中还可添加植物油以增加能量供给。营养治疗最初几日,体重可能无变化,水肿型病人还可能由于水肿消退而体重有所减轻。但一般5~15 d以后,多数病人会有一个快速的体重增长,水肿型病人常比消瘦型病人更为明显。

待病人基本恢复后,还应以高于正常的能量和蛋白质摄入量维持一段时间以保证营养康复。

2. 轻度和中度病人的治疗 对于轻、中度PEM病人,主要给予饮食治疗。其原则是:①高能量、高蛋白摄入。一般能量摄入量应为正常人的1.5倍,蛋白质摄入量为2倍。这对处于生长发育期的儿童尤为重要。当然还可根据个人的具体病情作出适当调整,如水肿型适当多给予蛋白质,而消瘦型适当多给予能量。食物以牛奶、鱼类、蛋类、大豆蛋白为宜。②补充足量的矿物质。尤其是充足的钾、镁,适量的铁及低钠。可通过食物,也可服用口服复水盐溶液等制剂。③补充足量的维生素。尤其是维生素A、维生素C和B族维生素。

轻、中度PEM一般经6~8周治疗后可基本恢复,以后尚需定期随访和继续接受营养指导。

四、蛋白质-能量营养不良的预防措施

合理营养和平衡膳食是预防各种类型PEM的关键。应广泛宣传营养科普知识,提高人们对营养的全面理解和认识,学会合理选择食物和适当的烹调方法。应宣传和鼓励母乳喂养,大力发展合乎营养要求的婴儿断奶食品。应积极研究各种病人的特殊营养需要,尤其是急、慢性传染病,胃肠道疾病,外科手术后病人等的营养特点,及时给予适当的营养支持,防止PEM的发生和发展。

(郭俊生)

第七章 营养性贫血

第一节 定义及流行病学特征

一、定义

贫血是指单位容积血液内血红蛋白含量或红细胞数低于正常。在临床上和人群调查发现的贫血病人中,铁、叶酸、维生素 B_{12} 缺乏导致的营养性贫血最为常见。人体血液中的红细胞生成除了需要碳水化合物、脂类、蛋白质之外,还需要铁、铜、钴、维生素 B_{12}、维生素 C、维生素 B_6、维生素 B_1、维生素 E、叶酸、维生素 B_2(核黄素)和泛酸等。凡缺乏这些物质均可能使红细胞分化、血红蛋白合成发生障碍,导致外周血液单位体积中红细胞计数、血红蛋白和(或)血细胞比容低于正常值范围,既营养性贫血(nutritional anemia)。

营养性贫血主要有 3 种,缺铁性贫血(iron-deficiency anemia IDA)也就是小细胞低色素性贫血,其发病率占贫血的首位,其次是营养性巨幼细胞性贫血(megaloblastic anemia)和兼有前两者特点的混合性营养性贫血。缺铁性贫血是体内用来合成血红蛋白的储存铁缺乏,使血红素合成量减少而形成的一种小细胞低色素性贫血(表 7-1)。营养性巨幼红细胞贫血是叶酸和(或)维生素 B_{12} 缺乏引起的一种大细胞性贫血,叶酸、维生素 B_{12} 参与 DNA 合成,缺乏时影响血细胞生成的数量和质量,导致贫血。

表 7-1 WHO/UNUCEF 制定的诊断贫血的血红蛋白含量界值(2001 年)

年龄(岁)	血红蛋白水平(g/L)
6月龄~	110
5~	115
12~	120
15~	
女性	120
男性	130
孕妇	110

二、流行病学特征

营养性贫血是全球范围内长期存在的公共卫生问题,可发生在世界各国各个民族。患病率在发达地区低于不发达地区,城市低于农村,男性低于女性,足月产婴儿低于早产儿,母乳喂养婴幼儿低于人工喂养婴幼儿。婴幼儿、孕妇、乳母及老年人都属于贫血好发人群。其中铁缺乏和缺铁性贫血所占比例最高,也是全球最为常见的营养缺乏病,主要影响较大的婴儿、幼儿和育龄期妇女。其次是在营养性巨幼细胞贫血中占 90% 的叶酸缺乏性贫血,以妊娠妇女和婴幼儿多见。国内多发区见于山西、陕西、河南等省,国外以素食者多见。2001 年 WHO 报道 4 岁以下儿童贫血患病率在不发达国家达 39.0%,在发达国家为 20.1%;育龄期妇女的贫血患病率分别为 42.3%、10.3%;成年男性贫血患病率分别为 30.0%、4.3%。2002 年中国居民营养与健康状况调查表明,我国居民贫血患病率为 20.1%,其中男性为 15.8%,女性为 23.3%;15～50 岁育龄妇女贫血患病率为 19.9%,18～60 岁成年男性贫血患病率为 10.9%;城市居民贫血患病率为 18.2%(男性 13.4%,女性 21.5%),农村贫血患病率为 20.8%(男性 16.7%,女性 24.0%)。我国孕妇贫血患病率为 28.9%,城市和农村分别为 25.3% 和 30.4%。乳母贫血患病率为 29.5%,城市和农村分别为 27.3% 和 30.4%。总体贫血患病率低于 1992 年全国调查的情况。

三、临床表现

营养性贫血病人常有贫血的非特异性表现,包括:①皮肤、黏膜苍白;②呼吸循环系统:心跳代偿性加快、气短,体力活动后加重;③神经肌肉系统:乏困、无力、易疲劳,头痛、头晕,失眠,记忆力减退,注意力不能集中,也可发生畏寒、耳鸣、眼前黑点等;④恶心、腹胀、腹部不适、腹泻或便秘;⑤其他:多尿、性功能减退,女性月经紊乱或闭经多见。

缺铁性贫血病人抗感染能力明显下降;口角炎、舌炎、舌乳头萎缩、咽下时梗阻感等黏膜损害表现多见,常有胃酸缺乏和胃肠功能障碍,发病早期普遍有厌食现象;还常见皮肤干燥、角质化、萎缩、无光泽;毛发易断、易脱落,指甲变薄、扁平或呈凹陷的反甲(舟状甲),甲纹粗且易碎;儿童病人可见神经、精神系统异常,如神经痛、异食癖,喜欢吃泥土、生米、纸等,易怒、兴奋、烦躁、易动等,甚至出现智能障碍。实验室检查表现为铁储存减少或耗竭,血清铁降低,运铁蛋白饱和度降低,血红蛋白浓度或血细胞比容降低,血细胞低色素、细胞小、铁结合力增加。

营养性巨幼细胞贫血者发病较缓慢,早期表现为食欲不振或厌食等消化道症状;除了苍白、头晕、乏困无力等贫血表现,全身各系统细胞,特别是增殖较快的细胞,如黏膜、皮肤细胞也发生病变,如口角炎、舌炎、舌面光滑、绛红等;神经系统表现较轻,可见末梢神经炎、健忘、易怒、反应迟钝、嗜睡等;因蛋白质营养不良而眼睑水肿、下肢压陷性水肿,严重者出现腹腔积液等。实验室检查表现为红细胞体积大于正常,平均红细胞容积增加,平均红细胞血红蛋白量增加。有效治疗过程中因造血水平提高,耗铁量增多,常出现并发缺铁性贫血的"混合性贫血"。妊娠性巨幼细胞贫血常发生在妊娠中后期,死胎率较高,但胎儿无贫血表现。

第二节 相关的营养因素

一、铁缺乏

1. **铁摄入不足** 素食者、部分饮食禁忌者会避免食用动物血、内脏和动物肉类,而这些食品都是铁的良好来源,长期不食用,并且其他食物来源铁供给不足时,常容易发生铁缺乏,引起贫血。节食者因为主观上要减少能量摄入,老年人由于食欲、咀嚼、消化能力的降低,皆会减少摄入食物的总量,使得包括铁在内的许多微量营养素发生缺乏,导致缺铁性贫血。

2. **膳食中铁吸收率低** 营养调查发现有些地区人群膳食中铁的摄入量并不少,但缺铁性贫血患病率仍很高,其原因与膳食中铁的吸收率低有关。食物中铁分为血红素铁和非血红素铁,血红素铁来自动物性食品中的血红蛋白和肌红蛋白,吸收率为 20%～40%;非血红素铁来自植物性食品,吸收率在 10% 以下。发展中国家居民的膳食结构以植物性食物为主,膳食中铁主要为非血红素铁,吸收利用率较低。某些谷类食物中含有较高的植酸也抑制铁的吸收。维生素 C 可促进非血红素铁的吸收,某些地区居民膳食中维生素 C 摄入不足,也是造成铁吸收率低的一个原因。胃酸分泌减少,铁的吸收率也降低。某些疾病如慢性胃炎、慢性腹泻等也可使铁的吸收率明显降低,引起缺铁性贫血。

3. 机体对铁的需要量增加　婴幼儿缺铁性贫血的高峰在出生后 6~18 个月,这是因为新生儿体内储备的铁只能满足出生后 4 个月的需要,而母乳和牛奶中铁含量较低,不能满足婴儿快速生长发育对铁的需要,4 个月以后的婴儿如果没有及时添加含铁丰富的辅助食品,很容易出现缺铁性贫血。儿童和青少年期生长发育迅速,对铁的需要量增加;育龄妇女由于月经失血以及在妊娠期、哺乳期等特殊生理阶段,比男性需要更多的铁,如果膳食中铁摄入量没有相应增加,易引起贫血。因此在以上人群中缺铁性贫血的患病率较高。

4. 铁丢失增加　慢性失血可造成机体铁持续性丢失,是引起缺铁性贫血的常见原因。成年男性常见消化性溃疡和痔疮所致的慢性出血,长期牙龈出血,妇女月经过多,儿童反复鼻出血以及患钩虫病等寄生虫病引起的慢性出血也是导致缺铁性贫血的常见原因。

二、叶酸、维生素 B_{12} 缺乏

1. 摄入量不足　叶酸的食物来源广泛,动物内脏、绿叶蔬菜中含量丰富。但叶酸极不稳定,光照及煮沸即可破坏分解,烹调损失率可达 50%~90%,加工方法不当、蔬菜食用量过少都会造成叶酸缺乏。母体缺乏叶酸或维生素 B_{12} 可使婴幼儿先天或后天摄入不足,儿童营养性巨幼细胞贫血多在 2 岁以内发生,80% 的原因是未按时添加辅食。

2. 吸收不良或利用障碍　维生素 B_{12}(钴胺素)在动物内脏、肉类中含量丰富,蛋类、奶类次之,蔬菜中含量很少。食物中的维生素 B_{12} 要在胃酸及消化酶作用下释放,与胃壁细胞分泌的内因子(IF—一种糖蛋白)结合后,摄入量的 70% 可被肠道黏膜吸收,如果没有内因子,即使摄入 1 000 μg,也只能吸收 10%。胃体部、回肠切除术,慢性萎缩性胃炎、肿瘤破坏壁细胞等均可致内因子生成减少,或体内产生内因子抗体、吸收不良综合征、肠道细菌过度增殖均可引起维生素 B_{12} 缺乏。老年人是好发营养性贫血的人群,其发病原因几乎都是因为内因子减少导致维生素 B_{12} 吸收不良引起的。

苯妥英钠及扑米酮(扑痫酮)可影响叶酸吸收,甲氨蝶呤、氨苯蝶啶等是叶酸拮抗剂,可阻断四氢叶酸形成,叶酸代谢酶缺乏、维生素 C 及维生素 B_{12} 缺乏都可影响叶酸代谢。严重肝病可影响维生素 B_{12} 储备。以上因素均可造成维生素 B_{12} 和叶酸在造血过程中利用障碍。

3. 需要量增加　生长期婴幼儿、妊娠妇女,甲状腺功能亢进、恶性肿瘤、白血病、溶血性疾病、感染等,均可使机体对叶酸和维生素 B_{12} 的需要量增加,膳食摄入量不能满足需要时则可能发生营养缺乏性贫血。

三、其他

蛋白质也是合成血红蛋白的原料,发生蛋白质营养不良时,常存在贫血。铜缺乏性贫血不常见,通常是吸收不良综合征或医疗手段、营养干预的结果,铜提供不足或锌摄入过多,均可引起铜缺乏性贫血。

第三节 营养防治

从20世纪中叶,世界卫生组织就认识到营养性贫血是世界范围内一个重大的公共卫生问题,支持过多项有关防治营养性贫血的研究。在人群中开展预防工作可有效降低营养性贫血的发病率。目前,随着社会经济水平的发展和人们生活水平的提高,食物来源的丰富,营养性贫血的发病率已大大降低。但是婴幼儿、育龄妇女、老年营养性贫血仍为最常见的营养缺乏病,在经济条件好的地区也有一定的发病率。但因多表现为轻度贫血,往往被人们忽视。营养性贫血使病人生活质量和工作效率下降,易发生感染性疾病,给婴幼儿造成的体格、智力发育方面的影响则更加严重,需要引起足够重视,积极加以防治,避免发展。

一、预防

(1) 合理膳食、保证膳食中各种营养素的均衡摄入。营养性贫血是可以预防的,首先要从改善膳食入手。膳食结构要合理,肉类、鱼类、禽类、动物内脏、豆制品、绿叶蔬菜含铁和叶酸丰富,维生素B_{12}主要存在于动物性食品,应在日常膳食中占适当比例,以保证足够的摄入量。

对家长进行科学的喂养方法指导,提倡足月纯母乳喂养,4月龄后及时正确地添加辅食,如肝泥、肉末、蛋黄、菜泥等,并掌握好循序渐进的辅食添加原则,对降低婴幼儿贫血患病率十分重要。儿童和青少年要养成良好的饮食习惯,不挑食、不偏食。孕妇、乳母对铁、叶酸等的需求量较高,应注意膳食中的补充,多吃一些含量丰富的食物。老年人也要注意合理营养,保证膳食中铁和其他营养素的摄入量。此外,烹调时注意蔬菜的加工方法,避免叶酸过量损失,使用铁锅也可以增加铁的摄入量。

对于易感人群可提供营养素补充剂,以有效预防和控制营养性贫血。对多次、多胎母婴、早产儿、贫血母亲的婴儿、人工喂养者,应加强血液学监测,给予预防性小剂量铁制剂。对于素食者应有微量营养素推荐摄入量的指导。

(2) 提高膳食中铁的吸收率。我国居民膳食中大部分为非血红素铁,很多因素都可影响其在肠道的吸收。植酸、鞣酸、钙和酚类化合物可抑制非血红素铁的吸收,而维生素C及肉、鱼、禽、蛋可促进其吸收。因此预防缺铁性贫血不仅要考虑膳食中铁的含量,还要考虑其他影响吸收率的因素。新鲜水果、蔬菜中维生素C含量丰富,有利于铁的吸收,而茶和咖啡中含有较多的鞣酸和酚类化合物,是铁吸收的不利因素,应避免在正餐时食用。

(3) 强化食品。食物中加入铁制剂是预防缺铁性贫血的一种有效方法,例如在婴儿配方食品中广泛强化硫酸亚铁,使美国婴幼儿缺铁性贫血患病率大幅降低。铁强化食品的载体还包括面包、食盐、饮料等。由于大多数铁剂有颜色和异味,增加了铁强化技术和实际推广的难度,有待进一步的研究。中国疾病预防控制中心营养与食品安全所研究出了通过食用乙二胺四乙酸铁钠(NaFeEDTA)强化酱油持久补铁,具有吸收率高、不改变酱油自身的食用方法和口感、改善贫血效果显著,且安全经济的优点,正在中国进行积极推广中。

叶酸缺乏性贫血在推行叶酸强化食品的国家中几乎被消灭了。我国国家公众营养改善项目所确定并试点的"7+1"面粉营养强化配方当中,叶酸也属于基础配方中的7种微量元素之一。但对推行叶酸强化食品的必要性目前仍有争议,有学者提出叶酸等维生素强化食品可能造成人们对这些维生素的依赖,一旦中断供应将对疾病更加易感。美国用B族维生素和叶酸强化面粉已经实行了20年,市场上可提供两种主食,一种是没有精制加工的,一种是精制加工后再强化营养素的,让公众自由选择。中国居民的生活水平以及营养状况地区和人群差异大,也许给公众自由选择的权利更加可取。

(4) 防治慢性失血性疾病。儿童患钩虫病等寄生虫病要及时进行驱虫治疗,妇女月经过多、牙龈出血、消化道溃疡、痔疮出血者也要积极治疗,防止慢性失血引起缺铁性贫血。

二、营养治疗

1. 饮食治疗　消化道功能良好的轻度缺铁性贫血病人应首先增加膳食中铁的摄入量,日常膳食应多选择含铁丰富并且吸收率高的食物,如猪肝、瘦肉、鱼、动物血等,这些食物中含有较多的血红素铁,吸收率较高,而且能够促进膳食中非血红素铁的吸收。另外新鲜水果、蔬菜含丰富维生素 C,也可促进非血红素铁的吸收和利用。营养性巨幼细胞贫血就诊时大多呈中、重度贫血,饮食治疗可作为辅助治疗手段。

2. 药物治疗　口服铁剂是治疗缺铁性贫血的有效药物。常用的口服铁剂有硫酸亚铁、富马酸亚铁等。饭后服用可减少其对胃肠道的刺激作用,不能耐受者可从小剂量开始,逐渐加量。服用时不要喝茶和牛奶,不要食用蛋类及富含植物纤维的食物,不要服用氢氧化铝等药物,以免妨碍铁吸收,可同时服用维生素 C,以保护铁不被氧化,促进吸收。治疗小儿缺铁性贫血给予口服铁剂的同时,辅以维生素 A 将会取得更明显的疗效。口服铁剂对大多数病人疗效显著,2 周后血红蛋白上升,一般 2 个月后贫血可治愈。血红蛋白升至正常后,还应补充铁剂 1~2 个月,以补充体内铁储备。口服铁剂后消化道反应严重者、存在消化道吸收障碍者、妊娠晚期、失血量较多者可考虑注射右旋糖酐铁治疗。但注射铁剂可发生恶心、头痛、肌肉关节痛、荨麻疹、过敏性休克等不良反应,应慎重选择。

营养性巨幼细胞贫血可口服叶酸治疗,直至血象完全恢复正常。由叶酸拮抗剂引起者,可用四氢叶酸钙治疗,肌内注射。如存在维生素 B_{12} 缺乏需要肌内注射补充维生素 B_{12},否则单用叶酸治疗可加重神经系统并发症。血象正常后,每周注射 2 次维生素 B_{12} 以增加储备。如果同时有缺铁或治疗过程中出现缺铁表现,应补充铁剂及 B 族维生素和维生素 C。

(薛　琨)

第八章 肥 胖

一、定义

肥胖就是机体脂肪组织的量过多和(或)脂肪组织与其他软组织的比例过高,是由多因素引起的,因能量摄入超过机体能量消耗,导致体内脂肪积聚过多达到危害健康程度的一种慢性代谢性疾病。一般成年女性,身体中脂肪组织超过30%,成年男性超过20%~25%,即为肥胖。

根据体内脂肪分布部位的不同,可将肥胖分为腹型肥胖和周围型肥胖。腹型肥胖又称向心性肥胖或内脏型肥胖,脂肪主要积聚在腹腔内,内脏脂肪增加,腰围大于臀围。此类肥胖者易患糖尿病、心脑血管疾病。周围型肥胖亦称全身均匀性肥胖或皮下脂肪型肥胖,体内脂肪基本上匀称性分布,臀围大于腰围。

二、机体脂肪的测量方法

脂肪蓄积是个循序渐进的过程,轻度肥胖和正常体重之间往往没有明确的界限。简易的测量方法如下。

1. 计算体质指数(BMI)　通过体重(kg)/身高(m)^{2}来判断体重是否正常。以前一直应用的判断标准如下:正常值 BMI = 20~24.9;轻度肥胖 BMI = 25~29.9;中度肥胖 BMI = 30~40;重度肥胖 BMI > 40。2000年亚太地区会议提出亚洲人的 BMI 正常值为18.5~22.9,大于23为超重,肥胖的数值可有各国根据国情确定。2001年中国肥胖问题专家组根据流行病学心血管并发症与体重的关系的研究的建议,提出中国人 BMI≥24 为超重,BMI≥28 为肥胖。

上述 BMI 判断标准对运动员不适用。运动员身体中肌肉成分较多,体重较重是由肌肉造成的。

2. 皮褶厚度测量　人体脂肪的1/2储存在皮下组织,而且皮下脂肪的厚度与机体脂肪含量相平行,测量皮下脂肪厚度可在一定程度上反映身体内的脂肪含量。对周围型肥胖者来说,用皮下脂肪厚度判断的肥胖程度与用 BMI 判断的肥胖程度大致相同。因为脂肪分布于身体各部,不同部位的皮褶的平均厚度能更好地反映体内脂肪的含量。

3. 其他　人体密度或比值测定法、双能量 X 线吸收测量法、双光子吸收测量法、计算机体层摄影(CT)、磁共振成像(MRI)等,需要特殊设备,多用于科研。

三、肥胖的种类

1. 单纯性肥胖　为各类肥胖症中最常见的一种、这种肥胖者全身脂肪分布比较均匀,没有内分泌紊乱现象,也无代谢障碍性疾病,其家族往往有肥胖史。

2. 继发性肥胖　由于内分泌紊乱或代谢障碍引起的一类疾病,而肥胖只是这类疾病的重要症状之一,同时还会有各种各样的临床表现。如:①库欣综合征:肾上腺肿瘤或脑垂体肿瘤使肾上腺皮质功能亢进,产生大量的肾上腺皮质激素,造成体内脂肪合成上升,并重新分布,形成向心性肥胖。②下丘脑性肥胖:人的下丘脑的"饱觉中枢"受损坏,丧失饱腹感,导致人进食过快,能量入超而肥胖。③脑垂体性肥胖:脑垂体肿瘤或妇女产后的大出血引起的"席汉综合征",病人肥胖、并且皮肤干燥、粗糙、少汗,出现黏液性水肿即非凹陷性水肿。④高胰岛素血症。⑤甲状腺功能减退症:病人多呈面貌呆滞状肥胖(黏液性水肿)。

3. 药物引起的肥胖 有些药物在治疗某种疾病的同时,还有使病人身体肥胖的不良反应。如用肾上腺皮质激素药物治疗风湿病,病人往往会发生向心性肥胖。

四、单纯性肥胖的病因和病理生理

(一)病因

病因较复杂,可能与遗传、神经系统、饮食生活习惯等导致代谢紊乱有关。

1. 遗传因素 在对鼠的研究中发现,鼠的肥胖基因"ob"可产生相应的蛋白质"leptin",由脂肪组织随血流向中枢神经系统发出饱食信号。当基因突变时,导致"leptin"缺乏,引起肥胖。

研究还发现,肥胖鼠对产热有体质性缺陷,当暴露在寒冷中时,不能像正常鼠那样增加热量的生成。这可能与肌肉和肝脏中钠,钾-ATP 酶水平下降有关。这种体质性缺陷最终导致能量消耗减少,储存增多。

体内脂蛋白脂酶(LPL)增加可使脂肪细胞增大而易储存三酰甘油。酶的产生也受基因控制。

在人类,可看到不少肥胖症病人有家族史。同卵孪生儿的研究表明在各对孪生儿中,尽管环境不同,但体重是有联系的。19 对同卵孪生儿,从小分开生活在不同的家庭,但每对孪生儿之间体重平均差为 1.9 kg;而异卵孪生儿之间,体重平均差 4.5 kg。体重差 >5.4 kg 者,在同卵孪生儿中,仅有 2%,而在异卵孪生儿中则为 51.5%,可看出同卵孪生儿间体重的联系比双卵孪生儿要大。收养儿和养父母体重间无明显联系,而与其亲生父母体重间有密切关系。骨骼与肥胖之间有密切的联系。有人分析发现细长骨骼组中只有 30% 的男性和 5% 的妇女体重过重,而在宽大骨骼组中,有 37% 的男性和 67% 的女性呈体重过重。并对 102 名肥胖妇女的体型作了分析,发现 52% 是属于宽大型,而在正常对照组中只有 1.5% 为宽大型。

2. 神经系统 下丘脑有两种调节摄食活动的神经核,腹内侧核为饱觉中枢,受控于交感神经中枢,兴奋时发生饱感而拒食,所以交感兴奋时食欲受抑制而消瘦;腹外侧核为饥饿中枢,受控于副交感神经中枢,当兴奋时食欲亢进,迷走神经兴奋时摄食增加,导致肥胖。

3. 饮食生活习惯

(1)饮食结构和能量密度:膳食结构不合理,进食能量过多,可导致肥胖,饮食习惯对体脂的消长也有影响。晚餐过于丰富易发胖,餐次多比餐次少能减少脂肪的积聚。

能量密度(energy density)是指单位体积(或单位重量)的食物所产生的能量。能量密度高的食品有油炸食品及奶油制品,若经常食用或食用量大容易造成能量摄入过高。

进食行为在肥胖发生中起一定的作用。大多数的肥胖者具有肥胖样进食(the obese style of eating)的习惯,其主要特征是:进食时所选择的食物块大,咀嚼少,整个进食速度快,以及在单位时间内吃的量明显较多等。影响肥胖者进食的其他饮食行为因素还有喜吃甜食、边看电视边进食和睡前进食等。

母亲孕期的营养与其子女的肥胖也有着密切的关系。孕期营养过多,导致新生儿体重超过 4 000 g(即巨大儿),与正常体重的儿童相比,除增加难产的危险性外,巨大儿长大后发生肥胖的危险增多,成年后患糖尿病、高血压、高血脂等疾病可能也会增加。

(2)体力活动:最轻的体力劳动和最高的体力活动之间能量的消耗差别约 8 368 kJ(2 000

kcal)。这表明增加体力活动可增加能量支出,减少脂肪在体内积聚。一些流行病学调查显示,肥胖与体力活动呈负相关。缺乏体力活动易使能量消耗少而能量相对过多而致肥胖。有些人的能量摄入并不多,但因为缺少体力活动,能量仍相对过剩。不同性质的体力活动,对于体脂含量有不同的影响。有氧代谢为主的体力活动,降脂效果最明显。一些无氧代谢为主的静力型运动项目,虽然也会增加机体的能量消耗,但由于其可促进糖酵解,使肌糖原的消耗和乳酸的生成增加,引起血糖和体液 pH 值的降低,从而导致食欲亢进和脂肪酸消耗受阻,所以,减肥效果不如体力活动。一个人如长期从事坐、立工作,基本属于静力的活动,易于引起体脂积累与肥胖。

(二) 病理生理

1. 内分泌变化　以胰岛素变化最为突出,其次为肾上腺皮质激素的变化。

胰岛素的功能包括:①促进肝细胞糖原的合成;②抑制糖异生作用;③促进脂肪组织摄取葡萄糖合成脂肪;④抑制脂肪分解。后两者在肥胖的发生机制中尤为重要。肥胖者的血浆胰岛素水平多处于高水平,通常肥胖程度越高,基础或空腹胰岛素水平越高,存在胰岛素抵抗或不敏感,部分是由于糖代谢中细胞内受体数目和(或)受体亲和力的改变所致。过多过久的胰岛素产生会使胰岛衰竭,最终胰岛素反应减弱,导致代谢紊乱。

肥胖很少是由于激素代谢异常所引起,但其本身可以导致激素水平的异常。肥胖者 24 h 尿 17-羟皮质类固醇排出量可高于正常,但血浆皮质醇多处于正常水平。

2. 产热作用　进食后代谢率在基础水平上的提高即食物特殊动力作用,在胰岛素缺乏和(或)抵抗时会受影响,即食物特殊动力作用的产热效应会降低。

3. 脂肪细胞的变化　脂肪细胞分布在全身各处,其形成的能量储存库是有弹性的,以适应器官组织的能量平衡需要。能量储存增加的方式有两种:脂肪细胞增生和肥大,前者多发生于儿童肥胖者,正常脂肪细胞的重量通常为 $0.3 \sim 0.9\ \mu g$,若能量维持正平衡,可以逐渐增至 $1.0\ \mu g$。

4. 脂蛋白脂酶活性增高　脂蛋白脂酶决定了脂肪细胞对外周血三酰甘油的吸收率。它起源于脂肪细胞和肌细胞,并被分泌到毛细血管内皮细胞,作用于循环中极低密度脂蛋白转运的三酰甘油。活性脂蛋白脂酶可促进三酰甘油降解为磷酸甘油和游离脂肪酸,进入脂肪细胞,并再次酯化,以三酰甘油形式储存。

肥胖者脂肪组织的脂蛋白脂酶活性是升高的,可使三酰甘油进入脂肪细胞的能力增加,并可逐渐使脂肪细胞增大,从而引起肥胖。

五、肥胖对机体的危害

1. 高血压　有人统计了 503 例肥胖者,合并有高血压的 112 人,占 22.3%,显著高于一般人群(表 8-1)。

表 8-1　体重与高血压发生率

超重(%)	受检人数	高血压病例数	高血压发生率(%)
<0[*]	1 005	56	5.5
1~9	811	84	10.3
10~29	366	70	19.1
30~49	112	28	25.0
>50	25	14	56.5
合计	2 319	252	10.9

[*]:实际体重低于标准体重。

有些学者认为肥胖者脂肪组织大量增加,使体内循环血量增加,心输出量增加;肥胖者的高胰岛素血症可以提高肾钠的吸收,逐步增加细胞外流量,增加心输出量和肾前负荷,从而使血压增高。

2. 心血管病 肥胖与心血管病关系密切。但它对心血管的影响不是单一的,大多是通过加重机体的危险因素,如高血压、糖尿病、高血脂等,然后导致心血管疾病的发生。研究证明增加体重10%,收缩压要升高约6 mmHg,血浆胆固醇增加约0.312 mmol/L(12 mg/dl),空腹血糖增加约0.112 mmol/L(2 mg/dl)。20~40岁期间发生肥胖者比40岁以后发生肥胖的对心血管的影响更大。

3. 2型糖尿病 肥胖者中糖尿病发病率约为非肥胖者的10倍。

4. 肝胆疾病 肥胖者易患脂肪肝、脂肪性肝炎、胆石症和胆囊炎。

六、肥胖的防治

1. 控制饮食 限制总能量的摄入,使总能量摄入低于消耗量以使体重逐步下降。但是低能量膳食会导致有些必要的微量元素和维生素的缺乏,必须注意补充适量的鱼、肉、牛奶、谷类和蔬菜水果,有利于营养素间的平衡。可选择营养素密度高的食物以得到足够营养素又不太多的能量。比如冰淇淋和牛奶都含钙,但100 g冰淇淋会提供527 kJ(126 kcal)能量,而100 g牛奶只含234 kJ(56 kcal)能量。蔬菜,尤其是含淀粉少的蔬菜如蘑菇、番茄、辣椒、胡萝卜和甘蓝等能量低,这些植物中还含有较多的植物化学物。常见食物的能量密度如表8-2所示。

表8-2 常见食物的能量密度(每100 g食物所提供的能量)

食物种类	提供的能量		食物种类	提供的能量	
	千卡(kcal)	千焦耳(kJ)		千卡(kcal)	千焦耳(kJ)
奶油	909	3 803	核桃	625	2 615
巧克力	588	2 460	花生仁(炒)	588	2 460
奶糖	400	1 674	油饼	40	1 674
饼干	435	1 820	馒头	222	929
蛋糕	345	1 443	红薯	99	414
米饭(蒸)	116	485	炸鸡	213	891
鸡翅	192	803	鸡蛋	145	607
猪肉(腿)	189	791	牛肉(腿)	106	444
带鱼	127	531	香蕉	91	381
豆腐	81	339	苹果	52	218
马铃薯	76	318	黄瓜	15	63
南瓜	22	92	冬瓜	11	46
芹菜	14	59	菜节	20	84

摘自:中华人民共和国卫生部疾病预防控制局《中国学龄儿童少年超重和肥胖预防与控制指南》,1977年。

2. 增加体力活动 控制能量摄入量和消耗增加相结合是最好的治疗肥胖的方法,运动可以促进能量的消耗。每日应有0.5 h的快速步行或相当的体力活动。

(郭红卫)

第九章 心、脑血管疾病

第一节 血脂代谢异常的膳食与营养

血脂代谢异常(dyslipidemia)是中国近年来发病人数增加较快的一种营养相关疾病,它是代谢综合征(metabolic syndromes)的重要组分之一,与机体出现肥胖、2型糖尿病、高血压、冠心病、脑卒中密切相关。

一、血脂代谢异常的概念及流行病学特征

(一)血脂代谢异常的概念

血脂代谢异常是指血浆中脂质的量和质出现异常,实际上表现为脂蛋白异常(dyslipoproteinemia)。它是机体脂质代谢紊乱引起的一种疾病,主要表现为血清胆固醇和(或)三酰甘油增高。

根据《中国成人血脂异常防治指南2007》的判断标准,我国居民血脂代谢状况主要依据血清中三酰甘油(triglycerides,TG)、胆固醇(total cholesterol,TC)、低密度脂蛋白胆固醇(low density lipoprotein cholesterol,LDL-C)、高密度脂蛋白胆固醇(high density lipoprotein cholesterol,HDL-C)的水平进行评价,血脂代谢异常的参考标准如表9-1所示。

表9-1 中国居民血脂水平判断标准

指标	减低	合适范围	边缘性增高	增高
TC(mmol/L)		<5.18	5.18~6.19	≥6.22
TG(mmol/L)		7.70	1.70~2.25	≥2.26
LDL-C(mmol/L)		<3.37	3.37~4.12	≥4.14
HDL-C(mmol/L)	<1.04	≥1.04		≥1.55

引自:中国成人血脂异常防治指南2007,陆再英,钟南山。内科学(第7版),人民卫生出版社,2008,803页。

(二)血脂代谢异常的分型

血脂代谢异常有如下多种分型方法。

1. **病因分型** 根据血脂代谢异常发生的原因,可将其分为两种。

(1)原发性血脂代谢异常:原发性血脂代谢异常是指由于饮食、体力活动、年龄增加、吸烟饮酒等有关因素引发的血脂代谢异常。

(2)继发性血脂代谢异常:继发性血脂代谢异常是指由于一些疾病因素(如肥胖、糖尿病)等引发的血脂代谢异常。

2. **临床分型** 根据血脂水平,临床上将血脂代谢异常分为高胆固醇血症、高三酰甘油血症、混合型(血清胆固醇、三酰甘油水平均增高)和低高密度脂蛋白血症等四种类型(表9-2)。

表 9-2 血脂异常的临床分型

临床分型	TC	TG	HDL-C
高胆固醇血症	↑↑		
高三酰甘油血症		↑↑	
混合型	↑↑	↑↑	
低高密度脂蛋白血症			↓

(三) 血脂代谢异常的流行病学特征

据世界各国的流行病学调查报道,美国高胆固醇血症的患病率为19%;加拿大为30%;韩国男性为8.9%,女性为10.4%。奥地利高三酰甘油血症的患病率在男性为21.5%,女性为80.0%。韩国低 HDL-C 者男性为4.0%,女性为1.3%。

根据中国 2002 年进行的中国居民营养与健康状况调查资料,中国血脂代谢异常的检出率为18.6%,相当于中国约有1.6亿人血脂代谢出现了异常。其中高胆固醇血症为2.9%,高三酰甘油血症为11.9%,低高密度脂蛋白血症为7.4%。男性的检出率为22.2%,女性则为15.9%;18~44 岁、41~59 岁、≥60 岁的人群血脂异常检出率分别为17.0%、22.9%、23.4%;城市居民血脂代谢异常的检出率为21.0%,农村居民则为17.7%。三酰甘油的异常率北方地区居民为7.7%,南方地区居民为10.3%。胆固醇的异常率北方居民为9.6%,南方居民为12.7%。

二、营养因素对血脂代谢异常的影响

血脂代谢异常与多种因素有关,营养是较重要的因素之一。与血脂代谢有关的营养因素中,有的能有助于机体血脂的降低,有的则能促使血脂增高。

(一) 能有助于血脂降低的营养因素

1. 脂类 不饱和脂肪酸和磷脂能参与载脂蛋白的构成,从而促进脂质的排出,不饱和脂肪酸还能增强 LDL 受体的活性,促进胆固醇的转运。与以碳水化合物为主的饮食相比,以不饱和脂肪酸(主要是单不饱和脂肪酸)为主的饮食能升高高密度脂蛋白胆固醇 0.03 mmol/L,降低三酰甘油 0.11 mmol/L。

(1) 单不饱和脂肪酸:动物实验和人群调查结果均表明,单不饱和脂肪酸有降低 TC、LDL-C 水平,同时升高血清 HDL-C 的作用。可能是因为单不饱和脂肪酸能增加 LDL 受体活性,拮抗膳食中胆固醇对 LDL 受体的抑制作用,从而加速体内 LDL 的清除。

(2) 多不饱和脂肪酸:亚油酸和亚麻酸可使血清中 TC、LDL-C 水平显著降低,并不升高 TG。研究人员发现,亚油酸可与胆固醇结合成为胆固醇亚油酸酯,促进胆固醇的转运,而如果机体缺乏亚油酸,胆固醇则与饱和脂肪酸结合,沉积于动脉。虽然亚油酸能有助于降低血脂,但如果机体摄取大量的亚油酸,则可降低体内 HDL 的水平。

在机体血脂水平不高的情况下,n-3 多不饱和脂肪酸可降低胆固醇水平,但当机体处于血脂代谢异常的水平时,n-3 多不饱和脂肪酸反而能增高体内的 LDL-C 的水平。

DHA 可使 3-羟基-3-甲基戊二酰辅酶 A 还原酶(HMG-CoA 还原酶)活性降低,脂肪酰辅酶 A 胆固醇酯酰转移酶(ACAT)活性增高,从而减少肝中胆固醇的合成。

(3) 磷脂:磷脂中的卵磷脂能抑制体内三酰甘油的合成,升高 HDL-C 水平,有效地降低体内 TC、TG、LDL-C 水平。大豆中的卵磷脂降血脂的作用优于鸡蛋中的卵磷脂。

2. 膳食纤维 膳食纤维具有调节血脂作用,可降低 TC、LDL-C 水平。因为可溶性膳食纤维能与胆固醇结合,阻止其吸收,它还能减少胆汁酸的肠肝循环,减少脂类的吸收,所以可溶性膳食纤维的作用比不溶性膳食纤维作用更大。

3. 矿物质

(1) 镁:镁具有降血脂的作用。机体镁水平降低时,机体的三酰甘油水平增高,一方面是由于三酰甘油合成增加,另一方面可能是由于三酰甘油清除率下降所致。此外低镁时,体内卵磷脂胆固醇转酰酶活性降低,使 HDL-C 中胆固醇酯形成减少,影响了三酰甘油的转运和分布。而缺镁时机体 TC 升高,可能是由于低镁水平下,机体肝细胞和线粒体中镁离子浓度与分布改变,而致肝功能发生了改变;也有可能是血中镁水平的降低,影响了锌、铜等元素的代谢,而这些元素又进一步影响胆固醇代谢。机体缺镁时,HDL-C 降低则是由于卵磷脂胆固醇转酰酶活性降低,使 HDL-C 含量减少。LDL-C 升高可能与低镁影响肝脏脂质代谢有关。

(2) 钙:机体缺乏钙时可引起 TC、TG 升高,补钙后可使血脂恢复正常,可能是因为钙能与脂肪结合,阻止脂肪的吸收有关。

(3) 锌:锌缺乏或过多都可引起血脂代谢异常。锌主要影响 HDL-C 相关的 apoAI、LDL-C 相关的 apoB100 的比例,对血脂代谢产生影响。

(4) 铬:铬是葡萄糖、脂质代谢过程中的必需微量元素,缺铬可使 TC 升高,HDL-C 下降。

4. 维生素

(1) 维生素 C:维生素 C 能促进胆固醇降解,使之转变为胆汁酸,从而降低 TC 水平,它还能增加脂蛋白酯酶活性,加速 VLDL-C、TG 降解,这一作用在老年人较为明显。

(2) 维生素 E:维生素 E 能调节参加胆固醇分解代谢酶的活性,有利于胆固醇的转运和排泄,对血脂水平起调节作用。

5. 其他 目前对植物化学物的研究结果显示,与胆固醇相比,植物固醇(如豆固醇)因多了一个侧链,其吸收率仅为5%,故其能有效地减少机体对胆固醇的吸收。

(二) 能使血脂增加的营养因素

1. 能量 机体能量摄取过多,多余的能量则以脂肪的形式进行储存,使血脂增高。

2. 脂类

(1) 饱和脂肪酸:饱和脂肪酸能明显升高 TC、LDL-C 的水平,但不同链长的饱和脂肪酸作用不同,少于 12 个碳的短、中链和多于 18 个碳的长链饱和脂肪酸对血清 TC 基本无影响,而 12~16 个 C 的脂肪酸如月桂酸、肉豆蔻酸、软脂酸则可明显升高 TC、LDL-C 水平。主要是因为饱和脂肪酸可抑制 LDL 受体的活性,抑制胆固醇在肝脏中的代谢。

(2) 反式脂肪酸:研究结果表明,增加反式脂肪酸的摄入,可使 LDL-C 增高,HDL-C 水平降低。其机制为反式脂肪酸可抑制肝脏 LDL 受体活性,从而导致肝脏中三酰甘油的堆积;刺激 VLDL 中胆固醇和三酰甘油的分泌,引起血中胆固醇和三酰甘油水平的升高,也与胆固醇酯转运蛋白活性改变有关。

(3) 胆固醇:动物性食品中的胆固醇能升高血中的胆固醇和 LDL-C 的水平。

3. 碳水化合物 研究结果显示,机体如进食大量碳水化合物,可使体内碳水化合物的代谢增强,细胞内 ATP 增加,当机体糖原的数量超过机体的储存能力时,机体可通过磷酸甘油途径,将碳水化合物转变为脂肪,从而使血脂增高。如果机体摄入的单糖、双糖较多,可使血清 VLDL-C、LDL-C、TG、TC 水平升高,高碳水化合物还可使机体 HDL-C 水平下降。

4. 其他 乙醇(酒精)可升高机体 LDL-C,与乙醇促进脂蛋白酯酶、脂肪酶的活性有关。

(三) 尚未明确的因素

蛋白质与机体的脂质代谢也有一定的关系。与富含碳水化合物的饮食相比，富含蛋白质饮食（一半为植物蛋白）可降低低密度脂蛋白胆固醇 0.09 mmol/L，降低高密度脂蛋白胆固醇 0.03 mmol/L，降低三酰甘油 0.18 mmol/L。可能与蛋白质的结构对肠道中胆固醇及胆汁酸的吸收排泄起着调节作用有关。

1. **大豆蛋白与谷类蛋白质** 大豆蛋白质可以降低大鼠 TC 和 TG 水平，谷类和豆类食品的蛋白质混合食用后，对 TC 和 TG 水平降低的作用更明显，并有提高 HDL-C 的作用。这主要是因为大豆蛋白质中存在一种非消化、不溶性的高分子量组分，为疏水多肽，可在肠道结合胆汁酸，从而发挥其降脂作用。

2. **酪蛋白** 含酪蛋白较高的食物，因酪蛋白的磷酸化程度较高，可与其衍生的磷酸肽一起清除肠道不溶性钙磷复合物中的钙，使复合物溶解，释放与其结合的胆汁酸，从而增加肠道游离胆汁酸浓度，导致脂类重吸收增加。

3. **其他** 研究结果还显示，赖氨酸、色氨酸与血脂代谢有关，能够降低 TG、TC 的水平。

三、营养防治

(一) 营养防治原则

血脂代谢异常的营养防治原则主要为去除病因，控制能量、饱和脂肪酸、胆固醇的摄取，增加多不饱和脂肪酸的摄取，以降低血脂水平。应根据机体血脂代谢的异常情况采取不同的营养防治方法。

(1) 单纯高胆固醇血症者，可采用低饱和脂肪酸、低胆固醇、高不饱和脂肪酸的膳食进行治疗。碳水化合物供能比例为 50%~55%，蛋白质供能比例为 15%~20%，脂肪供能比例为 20%~25%。

(2) 单纯高三酰甘油者，主要要限制能量摄取。如是因为外源性三酰甘油摄取过多所致，可采用低脂肪的饮食，即将膳食中脂肪的供能比例降至 30% 以下。如是内源性因素导致的三酰甘油增高，则可采取限制能量、碳水化合物的摄取，降低体重，增加多不饱和脂肪酸供给的方法进行治疗。碳水化合物供能比例可调整至 60%，蛋白质供能比例为 16%，脂肪供能比例为 25% 左右。

(3) 混合型的血脂代谢异常，可采用低能量、低胆固醇的饮食进行治疗。碳水化合物供能比例为 50%，蛋白质供能比例为 20%，脂肪供能比例为 30%。

(二) 营养治疗的方法

(1) 限制总能量，维持理想体重。每日能量摄取量控制在 8 400 kJ (2 000 kcal) 左右，还应注意保持能量摄入与消耗的平衡，将体重维持在理想范围，使 BMI 不超过 24。另要保持蛋白质、脂肪、碳水化合物适宜的供能比例。

(2) 调整脂类摄取。每日脂肪所提供能量应不高于总能量的 20%~25%，饱和脂肪酸、单不饱和脂肪酸、不饱和脂肪酸摄取数量的比值应在 1:1:1，胆固醇摄取量应限制在每日 300 mg；减少（所提供能量不超过总能量的 1%）或不摄取反式脂肪酸；还应适当增加来源于大豆的卵磷脂摄取。

可通过计算胆固醇-饱和脂肪酸指数（cholesterol-saturated-fat index, CSI）来初步预测机体血脂增高的可能性，CSI = 1.01 × 摄取的饱和脂肪酸量(g) + 0.05 × 摄取的胆固醇量(mg)。CSI 较高者，发生血脂代谢异常的危险性较大。

(3) 适当摄取膳食纤维。每日膳食纤维的摄取量为 20～25 g,但不能超过 40～50 g。

(4) 保证充足矿物质、维生素的供给。每日饮食中应摄取足够数量的各种矿物质、维生素,尤其是镁、钙、维生素 C、维生素 E。成人每日要保证摄取量:350 mg 镁、800 mg 钙、100 mg 维生素 C、14 mg 维生素 E。

(5) 其他。禁烟禁酒,参加适量运动。

(三) 膳食组成

1. 食物的组成　每日食物组成应多样,注意粗细搭配。宜多选择蔬菜和水果以补充维生素 C 和膳食纤维,常吃奶类和豆类食品以摄取足够的钙,每日选用适量的鱼,以提供多不饱和脂肪酸,少用肥肉和荤油,饮食宜清淡少盐,多喝淡茶。

2. 可选用的食物

(1) 富含维生素 C 的食物:如芹菜、香蕉、苦瓜等。

(2) 富含膳食纤维的食物:如芹菜、香蕉、燕麦等粗粮。

(3) 含大量优质蛋白质的食物:如奶类、大豆或豆制品、鱼类等。

3. 限制或禁止食用的食物

(1) 动物内脏:如肝、肾脏、心脏等。

(2) 含饱和脂肪酸较高的食物:如猪油、牛油、肥肉等。

(3) 胆固醇含量高的食物:如动物脑、虾、蟹黄、蛋黄等。

(4) 甜食和纯糖食物:如蔗糖、巧克力、蛋糕等。

(5) 含乙醇(酒精)的各种饮料:如蒸馏酒。

第二节　高血压的膳食营养

高血压是危害人体健康的重要因素之一,它是许多心血管疾病的重要病因和危险因子,能严重影响心、脑、肾的结构和功能,甚至可导致这些器官出现功能衰竭。

一、高血压的概念及流行病学特征

(一) 高血压(hypertension)的概念

人体正常的血压为收缩压 100～120 mmHg,舒张压 60～80 mmHg。高血压则是指体循环动脉收缩期和(或)舒张期血压持续增高的一种全身性慢性疾病。

根据 2004 年修订的中国高血压防治指南,目前将人群的血压值分为以下几个等级(表 9-3)。

表 9-3　血压的分级

分级	收缩压(mmHg)	关系	舒张压(mmHg)
正常血压	<120	和	<80
正常高值	120～139	或	80～89
1 级(轻度)	140～159	或	90～99
2 级(中度)	160～179	或	100～109
3 级(重度)	≥180	或	≥110
单纯收缩期高血压	≥140	和	<90

摘自:《中国高血压防治指南》,中国高血压防治指南修订委员会. 2004。

高血压的判定标准男女相同,在分级方面,如果收缩压和舒张压属于不同等级时,以等级较高者计。

(二) 高血压的分型

按照高血压的发病原因,可将高血压分为原发性高血压和继发性高血压。

1. 原发性高血压　95%的高血压病因不明确,是一种以血压升高为主要表现、伴或不伴多种心血管危险因素的综合征,称为原发性高血压,通常简称高血压。

2. 继发性高血压　5%的高血压有确定疾病或病因(如肾性高血压、药物性高血压),称为继发性高血压。

(三) 高血压的流行病学特征

世界上工业化国家高血压的发病率高于发展中国家,美国人群高血压的患病率为29%,男性为39%,女性为23.1%,黑种人的发病率为白种人的2倍。中国2002年营养与健康状况调查结果也显示,居民高血压的检出率为18.8%,相当于约1.6亿人患有高血压,男性高血压检出率为20.2%,女性为18.0%;18~44岁、41~59岁、≥60岁人群高血压的检出率分别为9.1%、29.7%、49.1%;城市居民高血压的检出率为19.7%,农村居民为8.6%;北方地区居民为29.9%,南方地区居民为6.7%。

然而,中国人群高血压的知晓率、治疗率和控制率却较低,仅分别为30.2%、24.7%和6.1%。

二、营养因素对高血压的影响

除了遗传、体重、药物、精神因素外,营养也是影响血压的一个重要因素。

(一) 有助于降低高血压危险性的营养因素

1. 钾　钾具有直接扩张血管的作用,还可改变血管紧张肽酶原-血管紧张肽-醛固酮轴对肾脏钠的调控,促进尿钠排出,从而使血压降低。如饮食中钠<1 000 mg,而钾>70 mg,则机体的收缩压可降低3.4 mmHg。每日钾摄取量为80 mmol(相当于钾3~4 g),即有降压作用。

但也有报道钾能诱发高血压。目前认为研究钠/钾比例较单纯钾摄取量的意义更大。当钠/钾比例由3.1降至1.0时,收缩压可降低3.4 mmHg。

2. 维生素　B族维生素、维生素C可降低血压,这与两者能保护血管结构和功能有关。

3. 其他　茶叶中含有茶碱、黄嘌呤等成分,有利尿降压的作用。

(二) 增加高血压危险性的营养因素

1. 钠和氯　许多研究结果都表明了钠摄取过多与血压升高的关系。因为钠可调节体内的水量,故机体钠摄入过多,可使机体的血容量增加,从而增加血压。有研究报道,每日钠摄入量低于2 300 mg者,与高于此值者相比,收缩压可降低8 mmHg,舒张压降低4 mmHg。每日少摄取2 300 mg钠者,收缩压可降低2.2 mmHg,25~55岁的人群舒张压可降低9 mmHg。但也不是任何人在高钠摄取情况下血压均会增高,这可能与人体有盐敏感基因有关。

氯同样有增加血容量的作用。

有关钠与血压关系的研究还集中于对食盐的研究方面。中国北方人群每日盐摄取量为12~18 g,南方为7~8 g,北方人群中高血压检出率为29.9%,南方人群中则为16.7%。

2. 过量饮酒　酒对血压的影响是呈U或J形的,即在少量饮酒时,血压可能比不饮酒者还要低,但过多饮酒时,血压可急剧增高。国外的一项研究结果显示,每日摄取约14 g乙醇者的血压比绝对戒酒者还要低,而每日摄取的乙醇量达42 g以上者,血压即有较大程度的增高。

乙醇导致血压升高的原因主要是因为乙醇能刺激交感神经系统,抑制血管松弛物质,使钙和镁耗竭以及平滑肌细胞中钙增加。

3. 能量过剩　能量过剩的直接结果是体重增加。研究发现,若机体的体重增加 12.5 kg,则收缩压可增高 10 mmHg,舒张压增高 7 mmHg。人体自基线体质指数开始如体质指数每增加 3 个单位,其 4 年内发生高血压的危险女性增加 57%,男性增加 50%。

（三）尚未明确的因素

1. 钙　大量流行病学调查结果显示,硬水区(水中钙、镁含量较高)高血压患病率较低,这与硬水中钙含量较高有关。研究结果提示,钙摄取与高血压发生呈现负相关,与每日钙摄取量为 400 mg 者相比,钙摄取量为 800 mg 者的血压值要低 22%,可能是因为钙有促进尿钠排出的作用,能降低钙进入平滑肌内,增加这些细胞排出钙的能力,调节神经系统的活性。

2. 镁　镁可降低细胞对钙的摄入量,减少细胞内钙的含量,还可刺激扩血管剂(前列腺素 I_2，PGI_2)的产生。

3. 总脂肪和饱和脂肪酸　研究结果表明,如果膳食总脂肪所提供能量占总能量的比例从 38%～40% 降至 20%～25% 时,能使血压降低。膳食中饱和/不饱和脂肪酸的比例较高,也可使血压升高。

4. 多不饱和脂肪酸　与以碳水化合物为主的饮食相比,富含不饱和脂肪酸的饮食(主要为单不饱和脂肪酸)能降低收缩压 1.3 mmHg,在高血压病人则为 2.9 mmHg。近年的研究结果提示,n-3、n-6 多不饱和脂肪酸有调节血压的作用,每日食用 15 g 的 n-3 多不饱和脂肪酸就可使血压降低。

5. 膳食纤维　人群膳食纤维摄取量与高血压呈负相关,可能与膳食纤维能影响胰岛素代谢,从而影响血压有关。

6. 蛋白质　与富含糖类的饮食相比,富含蛋白质饮食(一半为植物蛋白)可平均降低收缩压 1.4 mmHg,在高血压病人中可达 3.5 mmHg。大部分研究结果均认为,豆类蛋白质降血压效果好。而近年来,研究人员也发现,动物性蛋白质也具有降低血压的作用,动物性蛋白质每增高占总能量的比例 1%,收缩压、舒张压均值分别可降低 3.3 mmHg、3.0 mmHg。蛋白质降低血压的作用主要与精氨酸、酪氨酸、色氨酸、甲硫氨酸、谷氨酸等影响神经递质或影响血压的神经激素因子有关。但也有研究者认为动物性蛋白质可升高血压。目前比较一致的看法是鱼类蛋白质降血压作用较明确。目前还发现有许多生物肽对血压有调节作用,如寄生于梅树真菌提取物中的糖蛋白、食品中血管紧张素转化酶抑制肽等。

7. 锌　锌可有效地拮抗由镉引起的高血压。

三、营养防治

（一）营养防治原则

高血压营养防治的原则主要是控制能量、盐、脂肪、胆固醇的摄取,控制体重,利尿排钠。选用低脂肪、低胆固醇、低钠、高维生素、适量蛋白质、能量的膳食。

（二）营养防治方法

（1）控制总能量摄取,保持健康体重:每日能量摄取量控制在 84～105 kJ(20～25 kcal/kg)理想体重以内,使机体的 BMI<24,以防止肥胖,将体重维持在理想水平。体重超重或肥胖者,每日可减少 2 090～4 180 kJ(500～1 000 kcal)能量的摄取,蛋白质、脂类、碳水化合物的供能比例宜分别为 15%～20%、20%～25%、45%～60%。

（2）适当增加优质蛋白质摄取量：优质蛋白质的供能比例在总能量的15%或以上，可有助于降低血压。有专家建议来源于植物性食物的蛋白质应占全日总蛋白质的50%。

（3）减少脂肪和胆固醇的摄取：脂肪供能宜占总能量的25%以下，每日胆固醇摄取量应不超过300 mg，还要限制饱和脂肪酸，适当增加多不饱和脂肪酸的摄取，使多不饱和脂肪酸、单不饱和脂肪酸、饱和脂肪酸摄取量的比值在1:1:1，尤其是多摄取鱼类。但因为大量摄取多不饱和脂肪酸易导致出血，故并不主张过分强调多不饱和脂肪酸的补充。

（4）注意补充钾、钙、镁：

1）增加钾的摄取：每日摄取2 000 mg钾，最好能从蔬菜、水果获得钾，使钠/钾达1:2。

2）增加钙的摄取：每日钙取量为1 000 mg，主要注意从奶和豆类中补充。

3）适当增加镁的摄取：使镁摄取量达350 mg/d，尤其是使用利尿剂的病人更应注意补充镁。

（5）减少钠盐摄取：每日钠摄取量不超过500 mg，相当于2~5 g盐，WHO和《中国居民膳食指南(2007)》均建议居民盐摄取量应控制在6 g/d以下。具有轻度高血压或有高血压家族史者，每日只能摄取3~5 g盐（折合酱油15~25 ml），患有中度高血压者每日的摄盐量只能为1~2 g（折合酱油5~10 ml），重度高血压或急进型高血压则应摄取无盐膳食。

（6）保证充足维生素的摄取：注意补充维生素C、维生素E等。每日可摄取维生素C 100 mg、维生素E 14 mg。

（7）限制饮酒：每日饮酒量应限制在折合乙醇量25 g以下。

（8）其他：注意戒烟戒酒，适量运动，每日摄取一定量的蔬菜水果，以保证供给适当的膳食纤维。如饮茶则以饮淡茶为宜（每日茶叶量不超过3 g）。

服用单胺氧化酶抑制剂类药物（如苯乙肼、异烟肼、反苯环丙胺、氯吉兰）的高血压病人，应防止酪胺反应，在服药同时，应减少香蕉、奶酪、扁豆、蘑菇、腌肉、葡萄干、啤酒、葡萄酒的摄取。

（三）膳食组成

1. 鼓励选择的食物 应多选择蔬菜、水果，尤其是具有潜在降压作用的食物，如芹菜、胡萝卜、黄瓜、木耳、海带等。

2. 限制或禁止食用的食物

（1）高钠食物：禁食过咸食品、腌制食品，如腌菜、酱菜、腌鱼、火腿、小苏打制作的食品。

（2）高脂肪、高胆固醇食物：如动物内脏、肥肉、蛋黄等。

（3）限制饮酒：每日饮酒量折合乙醇不能超过25 g。

第三节 脑卒中的膳食营养

脑卒中（stroke）是一类急性脑血管疾病的总称，其发病突然且凶险，致残性、致死性均较高，是威胁人体生命的重要病因之一，已成为城市居民死因的第一位。它主要与机体出现高血压、动脉粥样硬化有关。

一、脑卒中的概念及流行病学特征

（一）脑卒中的概念

脑卒中是指因脑血管阻塞或破裂引起的脑血管循环障碍和脑组织和（或）结构损害的疾

病。根据有无出血,将其分为两大类,即缺血性脑卒中和出血性脑卒中。前者占脑卒中病人的60%~70%,主要包括脑血栓形成和脑栓塞,有时也称脑梗死;后者占30%~40%,分为脑出血和蛛网膜下隙出血。

(二)脑卒中的流行病学特征

WHO 在包括中国在内的 11 个国家 35~65 岁人群进行的调查结果显示,男性脑卒中的年发病率为 101~285/10 万,女性为 47~198/10 万。目前西方国家脑卒中的发病率为每年100~270/10 万,且正呈现年轻化的趋势。美国的调查结果还显示,黑种人的非致死性脑卒中患病率为白种人的 1.3 倍,而致死性脑卒则为白种人的 1.8 倍。脑卒中的发病率东方高于西方。

中国脑卒中的发病率目前为男性 219/10 万,女性 195/10 万,每年新发生脑卒中约 250 万人,城市略高于农村。北方地区以缺血性脑卒中的发病率最高,南方则以颅内出血的发生率最高。中国脑卒中以老年人为多,社区 60 岁以上的人群总的脑卒中和颅内出血年龄标化后的发病率普遍高于西方国家,且以出血性脑卒中为主。

二、营养因素对脑卒中的影响

脑卒中除了与种族、遗传、环境有关外,与饮食也有很大关系,其中营养失调是最主要的因素,与调节血压、调节血脂、防治动脉粥样硬化有关的营养因素均对脑卒中有较大影响。

(一)有助于降低脑卒中危险性的营养因素

1. 蛋白质 膳食中优质蛋白质比例少于 50% 的人群,易发生脑卒中。

2. 不饱和脂肪酸 不饱和脂肪酸能促进脂质代谢,减少动脉粥样硬化的危险性,有效地预防脑卒中的发生。n-3 不饱和脂肪酸 α-亚麻酸与脑卒中危险度相关,其在膳食中的数量每增加一个标准差,脑卒中危险度下降 37%。

3. 碳水化合物 碳水化合物中的单糖和双糖能增加供能,对脑功能尤其是发生脑卒中的大脑具有保护作用。但碳水化合物的摄取量也不能过多,否则其所导致的高血糖可加重脑卒中的损害作用。

膳食纤维因有助于降低动脉粥样硬化,可降低机体出现脑卒中的危险性。

4. 矿物质 镁、铬、锰、碘、硒等能有效地预防动脉粥样硬化,从而防止脑卒中的发生。钾有助于调节机体血压,故有利于因高血压所致脑卒中的防治。

有研究结果显示,脑卒中病人血清镁均明显降低。但如伴有 HDL-C 水平降低,则易发生缺血性脑卒中(脑梗死),若伴有 TG 水平升高,则易发生出血性脑卒中(脑出血)。

5. 维生素 烟酸、维生素 E、维生素 B_6、维生素 C 能有效地降低动脉粥样硬化的危险性,从而预防脑卒中的发生,烟酸、维生素 E、维生素 B_6、维生素 C 还可有助于恢复神经系统功能。维生素 K 可参与机体的凝血功能,对防治出血性脑卒中有一定作用。维生素 B_1 与胆碱酯酶活性有关,故也可维持脑功能的正常。

(二)能增加脑卒中危险性的营养因素

1. 能量过剩 能量过剩可导致肥胖的发生,从而诱发动脉粥样硬化,导致脑卒中的出现。

2. 脂类 脂肪供能比例占 40% 者,发生缺血性脑卒中者较多,而膳食低脂肪、低蛋白质、高盐者,发生出血性脑卒中者较多。膳食胆固醇含量低、但伴高血压者,也易发生出血性脑卒中。

3. 矿物质

（1）钠：钠与高血压的发生密切相关，而高血压已是一个能导致脑卒中的危险因素，若机体的收缩压≥190 mmHg 和（或）舒张压≥100 mmHg，发生脑卒中的危险性可增加 5 倍，死亡率则增加 1 倍。高钠、低钙、低钾的膳食，易导致脑卒中的发生。

（2）铁：铁能促进脂质的前氧化，导致 LDL 氧化，从而诱发动脉粥样硬化。当机体血清铁 >200 mg/L 时，脑梗死的危险性可增加 2 倍。

4. 其他　饮酒可促进体内 LDL 的生成，使脂质代谢发生紊乱，诱发动脉粥样硬化，饮酒也可诱发高血压，故机体饮酒过量，极易导致脑卒中的发生。

（三）尚未明确的因素

1. 甲硫（蛋）氨酸　虽然甲硫氨酸有助于脑功能的恢复，但摄取过多的甲硫氨酸也能升高机体同型半胱氨酸水平，导致动脉粥样硬化的出现，此外大量的甲硫氨酸和赖氨酸还能引起脑组织中异亮氨酸、亮氨酸、精氨酸的水平，故在考虑甲硫氨酸供给时，主要应考虑维持机体氨基酸的平衡。

2. 维生素　同型半胱氨酸是导致脑卒中发生的重要因素，维生素 B_6、维生素 B_{12}、叶酸能降低机体出现同型半胱氨酸的危险性，从而降低脑卒中的发生，但目前已有的研究结果提示，这些维生素对同型半胱氨酸已造成的损伤效果不佳，故主要作用在于预防，而难以用于脑卒中的矫治。

3. 矿物质　钙可参与机体的凝血过程，还对血压、血脂有一定的调节作用，可维持脑功能尤其是神经肌肉的兴奋性。人群流行病学调查也发现，钙摄取量与脑卒中的患病率呈负相关，机体发生脑卒中后钙水平可降低，故钙对脑卒中防治有积极的意义。

三、营养防治

（一）营养防治原则

营养防治的目的为保护脑功能，促进神经组织修复和功能恢复。因脑卒中发生的时期不同，对脑功能保护的要求也不同。

1. 急性期　急性期脑卒中的营养治疗主要以维持脑功能为主，应供给液体、匀浆膳，按标准体重供给低盐、低脂、高维生素、高膳食纤维的膳食。症状轻者，应适当减少进食，而症状重者，则应禁食。

2. 恢复期　恢复期的脑卒中病人应增加维生素、能量、必需氨基酸、磷脂、维生素的供给。

（二）营养防治方法

1. 营养素供给

（1）限制能量摄取、保持理想体重：应根据病人情况提供适宜的能量，将体重调整至理想体重。

（2）适量蛋白质摄取：蛋白质供能比例宜占总能量的 15%～20%，动物性蛋白质和植物性蛋白质各占总摄取蛋白质的 50%。

（3）限制饱和脂肪酸和胆固醇、增加多不饱和脂肪酸的摄取：脂类的供能比例宜占总能量的 20%，饱和脂肪酸/不饱和脂肪酸的比例宜达 1:2。植物油与动物性脂肪的比例为 2:1，胆固醇每日摄取量不超过 300 mg，有脂质代谢异常者，每日胆固醇的摄取量应不超过 200 mg。

（4）适量碳水化合物：碳水化合物提供占总能量 60%～65% 的能量，但急性脑卒中发作时，应适当减少单糖和双糖的摄取，碳水化合物的摄取量每日不超过 150～200 g。

（5）限盐：每日盐摄取量为 3～5 g。

(6) 补充矿物质、维生素:每日应摄取足量矿物质和维生素,尤其是钾、镁、硒,对铁的供给应适量调整;维生素 B_1 的摄取可达 50 mg/d。此外还应注意烟酸、维生素 E、维生素 B_6、维生素 C、维生素 K、维生素 B_{12}、叶酸等的供给。各种矿物质、维生素的摄取量应能满足 DRIs 的要求。

2. 具体方法

(1) 急性期:应根据病人情况采取不同的措施。

1) 出现重症者:可采用静脉或肠内营养,保证能量的供给,如采用肠内营养的方式,每日可供给 2 500 ml 液体,4 ~ 5 次/d,开始可提供米汤、蔗糖,待机体耐受后,可改为混合奶(牛奶、米汤、蔗糖、鸡蛋、少量油等)。每日能量达 125 ~ 176 kJ/kg(30 ~ 40 kcal/kg),蛋白质 1.5 ~ 2 g/kg,动物性蛋白质不少于 20 g,豆类 ≥ 30 g,脂肪供能占总能量 < 30%,胆固醇 < 300 mg。

2) 发生昏迷者:提供高能量、高脂肪、高维生素的饮食,使每日蛋白质达 90 ~ 120 g、脂肪 100 g、碳水化合物 300 g,能量 11.46 MJ(2 500 kcal),液体量为 2 500 ml。

3) 如病人为肥胖者:需要控制体重,使 BMI < 24。

4) 如有高血压者:需要控制盐的供给,酌情提供低盐、少盐饮食。

(2) 恢复期:应根据病人恢复情况,采取不同的营养方式。

恢复期的病人一般能自行进食,故液体的供给量冬季宜维持在 1 000 ~ 1 500 ml,夏季则为 1 500 ~ 2 000 ml,每日能量可自 3 344 ~ 4 180 kJ(800 ~ 1 000 kcal)逐渐过渡至 7 524 ~ 11 704 kJ(1 800 ~ 2 800 kcal),还要注意供给维生素 C、维生素 K、钙、钾等。

营养素的供给需要根据病人情况而异。

1) 肥胖者:应提供低盐、低脂、低能量、高维生素、高膳食纤维的饮食。

2) 正常体重者:应提供正常能量、低盐、低脂、高维生素、高膳食纤维的饮食,还需要注意补充钙、钾。

(三) 膳食组成

1. 鼓励选择的食物

(1) 大豆:具有预防脑卒中的作用,故应适当供给,每日应不少于 30 g。

(2) 蔬菜、水果:可提供大量的维生素、矿物质,尤其要注意摄取适量的葱、蒜,以降低血脂。

(3) 适量饮茶:饮茶者宜饮用淡茶(每日茶叶量不超过 3 g)。

2. 应限制摄取的食物

(1) 应忌乙醇、咖啡:两者均可能引发脑卒中的发生。

(2) 肥肉和动物内脏:两者均可导致动脉粥样硬化的发生。

(莫宝庆)

第十章 糖尿病

第一节 概述

糖尿病是一种具有遗传倾向的内分泌代谢疾病,主要因胰岛素绝对或相对分泌不足,引起碳水化合物、脂肪、蛋白质、水及电解质代谢紊乱,从而导致高血糖、糖尿,临床上出现多饮、多食、多尿、疲乏和消瘦等症状,严重时可发生酸碱平衡失调、酮症酸中毒,甚至昏迷。糖尿病早期无症状,中晚期多合并有心血管、肾脏、眼部及神经系统病变,外科常合并化脓性感染、坏疽及手术后创面长期不愈合等。

一、糖尿病发病情况

糖尿病是一种常见病。世界各国,各民族都有发病,并且逐年增高。据 WHO 提供的资料,1995 年全世界的糖尿病病人有 1.25 亿,预计到 2025 年,患病人数将增至 2.99 亿,将成为世界第 5 位死亡原因。全世界多数国家的发病率为 1%~2%。工业发达国家的发病率较发展中国家为高。美国发病率为 5%~6%,每年增长 6%;日本发病率为 0.6%~5.10%。我国在 1980 年第一次普查时发现,20 岁以上人群发病率为 0.674%,1994 年第三次普查,结果为 2.51%,比 1980 年增长 3 倍以上。到目前为止,全国糖尿病病人人数已在 3 000 万以上。

糖尿病在同一人群中发病率有较大差异,年龄和性别是主要影响因素。我国调查资料显示,20 岁以下人群最低,40 岁以上人群急增,60 岁组为最高。在欧美国家,女性发病率高于男性,男女发病率之比为 1:1.4,但在东南亚国家男性发病率高于女性。我国男女发病率之比为 1.08:1,差别不显著。就职业而言,从事家务的人患病率最高,干部和知识分子次之,农民最低。超重的人无论年龄大小,发病率均明显高于非超重者。

二、糖尿病临床分型与诊断

(一) 分型

根据美国糖尿病协会(ADA)1997 年提出的糖尿病分型标准,糖尿病可分成以下几种。

1. 1 型糖尿病 即胰岛素依赖型糖尿病(insulin-dependent diabetes mellitus, IDDM),血浆胰岛素水平低于正常低限,体内胰岛素绝对不足。

2. 2 型糖尿病 即非胰岛素依赖型糖尿病(NIDDM),是最常见的糖尿病类型,占全世界糖尿病病人总数 90%,在我国占 95%。发病年龄多见于中、老年人,起病隐匿,症状较轻或没有症状,不一定依赖胰岛素治疗。

3. 其他型糖尿病 如孕期糖尿病(GDM)、感染性糖尿病、药物及化学制剂引起的糖尿病,胰腺疾病、内分泌疾病伴发的糖尿病等。

(二) 诊断标准

成人正常空腹血糖值为 3.9~6.0 mmol/L, 餐后 2 h 血糖值 <7.8 mmol/L。1999 年 WHO、IDF 公布了糖尿病诊断标准, 同年得到中华医学会糖尿病学会等认同, 并建议在中国执行 (表 10-1)。

诊断要求的几点说明如下。

(1) 严重症状和明显高血糖者, 要求血糖值超过以上指标即可诊断。

(2) 在急性感染、外伤、手术或其他应激情况下, 虽测出明显高血糖, 亦不能立即诊断为糖尿病 (DM)。

(3) 无症状者不能依一次血糖检测结果诊断, 必须另一次也超过诊断标准。

儿童 DM 多数症状严重, 血糖高, 尿糖、尿酮体阳性, 无需做糖耐量试验; 少数症状不严重, 则需测空腹血糖或做糖耐量试验。

表 10-1 糖尿病、糖耐量损害、空腹血糖损害诊断标准 [mmol/L (mg/dl)]

项 目	血 糖 浓 度		
	全血	血浆(静脉)	静脉毛细血管
糖尿病			
空腹	≥6.1(≥110)	≥6.1(≥110)	≥7.0(>126)
服糖后 2 h	≥10.0(≥180)	11.1(≥200)	≥11.1(>200)
IGT(糖耐量损害)			
空腹	<6.1(<110)	<6.1(<110)	<7.0(<126)
服糖后 2 h	≥6.7(≥120)	≥7.8(≥140)	≥7.8(≥140)
IFG(空腹血糖损害)			
空腹	>5.6(>100)及	>5.6(>100)及	≥6.1(≥110)及
	<6.1(<110)	<6.1(<110)	<7.0(<126)
服糖后 2 h	<6.7(<120)	<7.8(<140)	<7.8(<140)

第二节 糖尿病病人的代谢变化

由于胰岛素的不足或利用障碍, 糖尿病病人体内碳水化合物、脂肪和蛋白质代谢发生严重紊乱, 进而引起水、电解质等的代谢紊乱。

一、糖代谢

肝脏中糖原分解增加, 合成减少, 糖原异生增强。脂肪组织和肌肉中糖进入的减少, 利用减少。肌肉中糖酵解减弱, 糖原合成减少, 分解加速。其结果可引起高血糖、糖尿、高血浆渗透压、乳酸性酸中毒。

二、脂肪代谢

由于糖代谢失常, 引起能量供应不足, 促进脂肪大量分解, 经 β-氧化而产生大量乙酰 CoA, 又因糖酵解失常草酰乙酸减少, 使乙酰 CoA 不能与之充分结合氧化而转化为大量酮体。当酮体生成过多过速、氧化利用减慢时, 则出现酮血症和酮尿。临床上可发生酮症、酮症酸中毒, 严重时出现糖尿病性昏迷。

乙酰 CoA 增多可促进胆固醇合成,形成高胆固醇血症。脂肪代谢失常还可引起血中三酰甘油和游离脂肪酸增加,形成高三酰甘油伴高游离脂肪酸血症。血脂的升高是糖尿病病人动脉粥样硬化并发症的主要因素。

此外,由于肝糖原合成及储藏减少,在脑垂体及肾上腺等激素调节下,脂肪自脂库动员分解转移入肝脏,导致脂肪沉着、肝细胞变性及肝脏肿大,成为脂肪肝。

三、蛋白质代谢

为了提供更多的能量弥补糖代谢失常所引起的能量不足,肌肉和肝脏中蛋白质分解亢进,合成减少,呈负氮平衡。血浆成糖氨基酸如丙氨酸、甘氨酸、苏氨酸、丝氨酸及谷氨酸下降,提示由于胰岛素不足引起糖异生旺盛;成酮氨基酸亮氨酸、异亮氨酸、缬氨酸及 α-氨基丁酸成倍上升,尤其是前两者在肝脏中脱氨生酮,使血酮升高形成酮血症,严重时可发展为酮症酸中毒。此外,血中氨基酸、非蛋白氮浓度增高,尿中尿素氮及有机酸也增高,影响水和酸碱平衡,使失水及酸中毒进一步恶化。由于蛋白质呈负平衡,肌肉等组织不断消耗,以致病人消瘦、疲乏、软弱、无力等。当蛋白质合成抑制时,可引起抗体形成受限,抵抗力减弱,病人易感染,创口不易愈合,儿童生长发育受阻等。

四、矿物质和维生素代谢

由于糖尿、酮尿引起多尿症,蛋白质分解时产生大量酸性代谢产物如磷酸、硫酸、酮酸及其他有机酸在排出时损失大量水分以及细胞外渗透压增高等,可引起机体严重失水。在糖尿病酮症酸中毒时,失水更为严重。严重的糖尿病酮症酸中毒时可发生电解质代谢紊乱。早期可出现低钠低钾血症,当肾功能减弱时,血钾滞留而升高。由于尿路失钙较多,可出现负钙平衡,但血钙降低不明显。糖尿病病人血磷水平常降低。

糖尿病也可引起维生素代谢改变,与碳水化合物、脂肪和蛋白质代谢有关的维生素,尤其是 B 族维生素变化较为明显,常见缺乏。

第三节　糖尿病病人的营养治疗

饮食治疗是治疗糖尿病行之有效的基本措施。无论何种类型,用胰岛素还是用口服药,都必须通过饮食控制以减轻胰岛 β 细胞的负担,改善症状,防治各种并发症。对于年长、肥胖而无症状或少症状的轻型病人,血浆胰岛素空腹及餐后偏高者,饮食治疗为首要措施。严重病人,除药物治疗外,更要严格饮食治疗以防病情波动。

一、营养治疗的原则

糖尿病饮食治疗的目的在于使病人恢复和维持正常的血糖、尿糖、血脂水平,防止和减缓并发症的发生,因此在饮食治疗中要注意以下原则。

(1) 当节制饮食,限制总能量摄入量,以达到和维持理想体重。

(2) 膳食中碳水化合物、蛋白质和脂肪比例应适当。同时注意补充足够的维生素和微量元素。

(3) 避免高糖食物,如各式甜食、糖果等。不偏食。

(4) 提倡高纤维饮食,减少乙醇和钠的摄入。

(5) 糖尿病饮食治疗需长期坚持。

(6) 肥胖、妊娠、并发症病人的饮食治疗应视具体情况而定。

二、饮食治疗方法

(一) 确定能量及营养素供给量

1. 能量　糖尿病病人的能量供给量应以能维持或略低于理想体重为宜,可根据病人的年龄、劳动强度、肥胖程度等按下式计算能量供给量。

$$能量供给量(kJ) = 理想体重(kg) \times 能量供给标准[kJ/(kg \cdot d)]$$

(1) 理想体重:根据病人身高按下式计算。

$$理想体重(kg) = 身高(cm) - 105$$

(2) 糖尿病病人能量供给标准(成人)如下。

休息状态：$104.6 \sim 125.5$ kJ$(25 \sim 30$ kcal$)/($kg$\cdot$d$)$

轻体力劳动：$125.5 \sim 146.4$ kJ$(30 \sim 35$ kcal$)/($kg$\cdot$d$)$

中体力劳动：$146.4 \sim 167.4$ kJ$(35 \sim 40$ kcal$)/($kg$\cdot$d$)$

重体力劳动：$167.4 \sim 188.3$ kJ$(40 \sim 45$ kcal$)/($kg$\cdot$d$)$

(3) 肥胖程度:按体质指数(BMI)判断。BMI 可按下式计算。

$$BMI = 体重(kg) \div 身高(m)^2$$

BMI 的正常值为 $20 \sim 24.9$,BMI≥ 25 即属肥胖。BMI 在 $25 \sim 29.9$ 为轻度肥胖;BMI > 30 为中度以上肥胖;BMI < 19 属消瘦。

在计算糖尿病病人总能量时,消瘦者应取总能量的上限值,轻度肥胖者应取下限值,中度以上肥胖者在下限值的基础上再减去 $2\,092$ kJ$(500$ kcal$)$。

2. 碳水化合物　胰岛素问世以前,为了控制高血糖,糖尿病病人膳食中的碳水化合物被严格控制在 15% 以下。以后的研究发现,血糖增高主要取决于总能量的摄入,在合理控制总能量的前提下,提高碳水化合物的摄入量可改善糖耐量,不仅不增加胰岛素的需求,反而还可提高胰岛素的敏感性,因此应提高膳食中碳水化合物的供给量。目前主张碳水化合物以占总能量的 50%~65% 为宜。但是空腹血糖高于 11.1 mmol/L,尿糖较多时,需限制碳水化合物的摄入量。膳食中碳水化合物的重量,可按下式计算。

$$碳水化合物(g) = 总能量(kcal) \times (50\% \sim 65\%) \div 4(kcal)$$

式中 4(kcal)为每克碳水化合物的生理卡价。

糖尿病膳食对碳水化合物的种类有一定的要求,其来源以米、麦类多糖为好,尽量避免使用单糖或双糖。因此要严格限制蜂蜜、糖浆、麦芽糖等纯糖制品及含糖度较高的甜点。尽管有些研究发现蔗糖对血糖的影响与淀粉无明显差异,认为限制蔗糖等简单糖不合理,但这一观点在国内尚未被接受。

由于给碳水化合物的同时混有脂肪、蛋白质或膳食纤维时,血糖有不同的反应,血糖指数可作为选择多糖类食物的参考依据。在谷类主食中尽量选择血糖指数较低的品种(见表 1-11,1-12),如莜麦面、荞麦面、玉米面等。

3. 脂肪　早期糖尿病治疗膳食提倡低碳水化合物高脂,以为高脂饮食既可避免餐后高血糖,又可提供能量。以后发现,高脂饮食可引发和加重高脂血症,继而导致脂肪肝、心脑血管病变、高血压等并发症。因此糖尿病膳食应当控制脂肪的供给量。目前要求,脂肪供给量应占总能量的 20%~35%。如肥胖病人伴血脂蛋白增高者或者有冠心病等动脉粥样硬化者,脂肪摄入量应控制在30%以下。

研究发现,降低食物中的饱和脂肪酸而增高不饱和脂肪酸,可降低血压,减少冠心病的发生和死亡率。因此需严格控制饱和脂肪酸的摄入,一般要求不超过总能量的10%,或低于脂肪总摄入量的1/3,并希望多不饱和脂肪酸与饱和脂肪酸的比值(P/S比值)能达到1.5~2.5。

4. 蛋白质　糖尿病病人体内糖原异生增强,蛋白质分解增加,蛋白质摄入量不当易出现负氮平衡,故应保证蛋白质的供给量。目前主张,糖尿病病人膳食中蛋白质提供的能量应占总能量的15%~20%,或成人$1.0 g/(kg \cdot d)$,这一数量与正常人的摄入量基本相同。儿童、孕妇、乳母、营养不良及有消耗性疾病的病人,在肝肾功能及代谢允许的情况下,可将供给量提高至$1.2~2 g/(kg \cdot d)$,或高于总能量的20%。确诊有肾衰竭时,蛋白质的供给量则应限制为$0.8 g/(kg \cdot d)$。为了发挥食物蛋白质的互补作用,要求动物性蛋白须占总蛋白供给量的1/3~1/2,并应提供一定量的豆类及豆制品,以利降低胆固醇。

5. 维生素和矿物质　糖尿病病人代谢相对旺盛,尿量较多,致使维生素丢失和消耗增多,所以常有维生素的缺乏,继而引起各种并发症。与糖尿病关系较密切的是B族维生素、维生素C和β-胡萝卜素等。B族维生素是碳水化合物和蛋白质等代谢过程中许多酶的辅酶,缺乏时可加重糖尿病的代谢紊乱;维生素C可预防因其缺乏而引起的微血管病变;β-胡萝卜素及维生素E、维生素C等可清除糖尿病病人体内因葡萄糖和糖基化蛋白自动氧化产生的大量自由基,因此糖尿病膳食中要保证这些维生素的供应。目前主张维生素B_1的供给量:成年男性为1.2 mg/d,女性为0.9 mg/d;维生素B_2:成年男性为1.8 mg/d,女性为1.3 mg/d;维生素C:成年男女子均为80 mg/d。

矿物质对糖尿病的营养治疗效果也有密切关系。特别是铬、锌、钙、磷、镁、钠等。铬是人体必不可少的微量元素。三价铬是葡萄糖耐量因子的组成成分,对碳水化合物代谢有直接作用。良好的铬营养既有助于预防和延缓糖尿病的发生,又可改善糖尿病病人的糖耐量,降低血糖和血脂,增强胰岛素的敏感性。锌是体内代谢中多种酶的组成部分和活化剂,参与胰岛素的合成,稳定胰岛素的结构,协调葡萄糖在细胞膜间的转运,并与胰岛素的活性有关。糖尿病病人常因分解代谢亢进,尿锌排出增多,引起锌缺乏。研究发现,机体锌不足时,常伴有胰岛素分泌减少,组织对胰岛素作用的抗拒性增强。因此在糖尿病病人膳食中应注意锌的补充。钙和磷是骨骼和牙齿的主要成分。糖尿病病人常伴有钙磷代谢紊乱,所继发的骨质疏松与钙、磷的大量丢失有密切关系,故钙、磷的补充不可忽视。糖尿病病人出现的糖尿和酮症酸中毒,可使镁从尿中大量丢失而引起低镁血症。缺镁可致胰岛素抵抗,降低2型糖尿病对胰岛素的敏感性。补充镁后可使胰岛素分泌能力改善,防止视网膜病变的发生。锰代谢障碍可引起葡萄糖耐受性损害。因此糖尿病病人的饮食中,还应注意镁、锰等的补充。此外,糖尿病病人的饮食中,应控制食盐的供给量,每日应小于3 g。伴有高血压者应少于2.4 g。低钠有利于糖尿病的控制及预防并发症。

6. 膳食纤维　膳食纤维对糖尿病有良好的防治作用。它们不仅可改善糖代谢,还可降血脂、防止便秘等。饮食中膳食纤维含量下降,可使糖尿病、冠心病、肥胖等疾病的发病率明显升高。

水溶性纤维在肠内形成凝胶时,可减慢糖的吸收,从而降低空腹血糖和餐后血糖水平,改善糖耐量,增高组织胰岛素受体敏感性,既有利于病人的血糖控制,又能降低血清胆固醇浓度。非水溶性纤维虽然对血糖和血脂代谢无直接影响,但能促进胃肠蠕动,加快食物通过,减少吸收,所以可间接降低血糖。此外,还可增加粪便体积,通便和减肥。

正常人膳食纤维的摄入量每日为15~20 g,糖尿病病人应增加到30 g左右。

（二）制订食谱

制订食谱是治疗糖尿病的具体措施。食谱是否适当，直接关系到饮食治疗效果。制订食谱通常是以《食物成分表》为基础，以糖尿病病人的能量和营养素需要量为依据，以食品交换法进行制订。具体方法如下。

（1）根据能量需要确定各类食物的交换份数。能量需要量可根据病人的理想体重和能量供给量标准计算（见前）。各类食物交换份数可查表10-2获得。每份交换食物的营养素含量如表10-3所示。

表10-2 不同能量治疗饮食中各类食物交换份数

能量 (kcal)*	谷类 （份）	蔬菜 （份）	肉类 （份）	乳类 （份）	水果 （份）	油脂 （份）	合计 （份）
1 000	6	1	2	2	—	1	12
1 200	7	1	3	2	—	1.5	14.5
1 400	9	1	3	2	—	1.5	16.5
1 600	9	1	4	2	1	1.5	18.5
1 800	11	1	4	2	1	2	21
2 000	13	1	4.5	2	1	2	23.5
2 200	15	1	4.5	2	1	2	25.5
2 400	17	1	5	2	1	2	28

*：1 kcal = 4.184 kJ。

表10-3 各类食物中每份交换食物的营养素含量

食品类别	交换份数（份）	能 量（kcal）*	碳水化合物（g）	蛋白质（g）	脂 肪（g）
谷类	1	90	19	2	0.5
蔬菜	1	80	15	5	—
水果	1	90	21	1	—
瘦肉	1	80	—	9	5
乳类	1	80	6	4	5
油脂	1	80	—	—	9

*：1 kcal = 4.184 kJ。

（2）根据餐次分配比例确定一日每餐各类食物交换份数。一般一日按三次固定进餐，其比例为1/5，2/5，2/5。然后按此比例根据从表10-2确定的各类食物的交换份数，参照病人的饮食习惯，分配到各餐中。例如表10-4中的举例所示。

表10-4 提供1 800 kcal能量饮食的各餐食物交换份数

食品类别	早餐（份）	中餐（份）	晚餐（份）	合计（份）
谷类	2	5	4	11
蔬菜	—	0.5	0.5	1
水果	—	1	—	1
瘦肉	—	2	2	4
乳类	2	—	—	2
油脂	—	1	1	2
合计（份）	4	9.5	7.5	21

（3）根据病人口味和其他情况，查《等值食物交换表》（表10-5），确定各餐食物的品种和

数量,订出菜谱。

表 10-5 等值食物交换表

食物类别	食物名称	重量	食物名称	重量	食物名称	重量
谷类(每份)	大米或面粉	25 g	干粉条	25 g	山药	125 g
	生挂面	25 g	绿豆或赤豆	25 g	藕粉	25 g
	小米面	25 g	苏打饼干	25 g	荸荠	150 g
	玉米粉	25 g	凉粉	400 g	银耳	25 g
	咸面包	37.5 g	土豆(食部)	125 g		
	生面条	30 g	慈茹(食部)	75 g		
水果(每份)	鸭梨(2 小个)	250 g	葡萄(20 粒)	200 g	苹果(2 小个)	200 g
	桃(1 大个)	175 g	李子(4 小个)	200 g	鲜枣(10 个)	100 g
	西瓜	750 g	鲜荔枝(6 个)	100 g	黄岩蜜橘	250 g
	橙(中 3 个)	350 g	汕头蜜橘	275 g	香蕉(2 小个)	100 g
瘦肉(每份)	瘦猪肉	25 g	鱼	75 g	猪舌	50 g
	蛤蜊肉	100 g	瘦牛肉	50 g	瘦羊肉	50 g
	兔肉	100 g	北豆腐	100 g	豆腐丝	50 g
	香肠	20 g	酱肉	25 g	虾	75 g
	猪肝	70 g	鸡蛋	55 g	南豆腐	125 g
	干黄豆	20 g	猪排	25 g	家禽类	50 g
	猪血	70 g	肉松	20 g	麻豆腐	125 g
乳类(每份)	淡牛奶	110 ml	牛乳粉	15 g	酸牛奶	110 ml
	淡炼乳	60 ml	豆浆	200 ml	豆汁	500 ml
油脂(每份)	豆油或菜油	9 g	麻油或花生油	9 g	南瓜子	30 g
	核桃仁	12.5 g	花生米或杏仁	15 g	芝麻浆	15 g
蔬菜(每份) 含糖>4%	南瓜	350 g	鲜豇豆	250 g	鲜豌豆	100 g
	柿椒	350 g	扁豆	250 g		
	丝瓜	300 g	四季豆	250 g		
蔬菜(每份) 含糖<3%	白菜	500 g	油菜	500 g	西葫芦	500 g
	圆白菜	500 g	韭菜	500 g	菜花	500 g
	菠菜	500 g	芹菜	500 g	鲜蘑菇	500 g
	番茄	500 g	莴笋	500 g		
	冬瓜	500 g	苦瓜	500 g		
	黄瓜	500 g	茄子	500 g		
			绿豆芽	500 g		

(三)固定菜肴法

采用食品交换法制订每位病人食谱,较为精确,但在医院实际应用时较不方便,因此在配餐时通常将每位病人的菜肴部分统一配置,然后以病人需要的总能量减去菜肴中的能量,所得能量的差额由主食补充。这样可使配餐工作简化,主要用于医院营养室。

三、特殊情况下的饮食治疗原则

(一)糖尿病合并妊娠

胰岛素问世后,孕妇和婴儿死亡率明显降低。但是新生儿畸形仍是妊娠糖尿病的重要问题。因此加强糖尿病病情的控制十分必要。

妊娠糖尿病病人的营养治疗原则是能量和营养素的供给量能同时满足母体和胎儿生长发

育的需要,并严格监测孕妇血糖和体重。体重的增长不超过 9~10 kg。妊娠期前 4 个月的能量和营养素供给量与普通病人相同,以后每日增加能量 1 255.2~1 673.6 kJ(300~400 kcal),蛋白质 25 g,并注意钙、磷、铁和多种维生素的补充。有水肿倾向和高血压者要限制钠盐,每日食盐摄入要小于 6 g;肥胖病人不宜过分采用低能量饮食降低体重,以免影响胎儿的发育。

(二) 儿童糖尿病

儿童糖尿病多属 1 型糖尿病,病情控制不好,可使病人死亡率明显增加,因此要加强儿童糖尿病的管理。由于患儿正处于生长发育阶段,能量和营养素的供应一定应满足需要,不能过分限制能量,同时避免血糖波动,维持血脂正常。

具体的饮食方案应结合年龄,身高,体重而定。4 岁以下者可按 209 kJ(50 kcal)/(kg·d),4 岁以上按 188~209 kJ(45~50 kcal)/(kg·d),10~15 岁按 146~167 kJ(35~40 kcal)/(kg·d) 供给食物。凡有营养不良及消耗性疾病时,总能量可酌情增加。三大营养素占膳食总能量的比例为:碳水化合物 50%,脂肪 30%~35%,蛋白质 15%~20%。

主食宜用大米、面粉,避免食用白薯、土豆、芋头等块茎食物。平时须忌食糖果,蜜饯等甜食。脂肪以植物油为主,避免肥肉和动物脂肪。蔬菜选含糖量较低者。同时还应注意补足维生素和微量元素。

(三) 糖尿病合并酮症酸中毒

酮症酸中毒是一种严重急性并发症,如病情不能及时控制可发生昏迷。饮食治疗的原则是急性期如果血糖过高,应先短期禁食,血糖下降至 14~16.8 mmol/L 后可考虑给予饮食。如果病人无昏迷,应供给易于消化的单糖、双糖类食物(如水果汁等)。每日所进的碳水化合物总量一般不少于 200 g,或者根据病人使用胰岛素的剂量及具体病情而定。渡过急性期后,可以加粥、面包等含多糖类的主食,但要求严格控制每日脂肪和蛋白质的摄入量,以防体内产生新的酮体,使病情反复。当血糖正常、尿酮完全消失后,方可逐渐增加脂肪和蛋白质的用量。若出现昏迷不能进食,应给予全流质易消化的饮食鼻饲,开始时用量宜少,以后逐渐增加。

(四) 低血糖反应

当血糖浓度小于 2.8 mmol/L(50 mg/dl) 时可发生低血糖反应,多见于注射胰岛素或口服降糖药过量所致。轻症病人可出现冷汗、心悸、头晕等症状;严重者可致昏迷,甚至死亡。症状较轻、神志清晰者,可用蔗糖 20~50 g(儿童 10~15 g)温水冲服,多数病人能迅速缓解。如果症状较重,除用糖水外,应进食些水果、饼干、馒头等。若病情严重神志不清,应立即送医院抢救,予以静脉输注葡萄糖液。为防止低血糖反应,糖尿病病人最好随身带些糖果、饼干等食品,并学会随体力活动的增减而适当调整饮食总量。

(五) 糖尿病肾脏病

本病是糖尿病病人,特别是幼年病人的主要死亡原因。其主要临床表现是蛋白尿、血浆蛋白下降、高血压、血浆胆固醇浓度升高、氮质血症和水肿等,最后可发展为肾衰竭、尿毒症。营养治疗的原则是保证能量供给,蛋白质根据病情决定。食物应选择有利于减轻临床症状和肾脏负担者。食谱的制订主要根据蛋白尿程度及氮质血症情况而定。无论蛋白质供应量多少,均应充分注意优质蛋白质(动物蛋白)的供给。如果氮质血症较轻,24 h 尿蛋白丢失达 15~20 g,每日膳食中蛋白质应提高至 100 g。但当肾衰竭导致尿毒症时,应限制蛋白质的摄入,每日 20~30 g,能量不宜低于 8 370 kJ(2 000 kcal)。

(郭俊生)

第十一章 骨质疏松症

第一节 概述

一、定义及分类

骨质疏松症(osteoporosis syndrome)是一种全身性骨骼疾病,以低骨量及骨组织微结构退变为主要特征,可导致骨质脆性增加,即使在最小的创伤中也会增加骨折的风险。骨质疏松症无论在中国还是世界各地都是一个重大的健康问题,1999年起每年10月20日被定为"世界骨质疏松日"。

骨质疏松症可分为原发性和继发性2类,其中原发性骨质疏松症又可分为2种亚型:Ⅰ型为绝经后骨质疏松症,Ⅱ型为老年性骨质疏松症。

绝经后骨质疏松与雌激素的缺乏有关,通常发生于妇女绝经后5~10年内,其特点是骨吸收和骨形成都亢进的同时,骨吸收更活跃。老年性骨质疏松是一种与增龄有关的骨质疏松,松质骨和皮质骨均丢失。松质骨表现为骨小梁变细、穿孔、断裂、数量减少,皮质骨表现为宽度下降和孔道增多增大。老年性骨质疏松可能与性激素水平低下,蛋白质合成代谢减弱,钙的流失以及成骨细胞功能减退、骨质形成减少等因素有关。

继发性骨质疏松症可继发于其他疾病如皮质醇增多症、甲状腺功能亢进症、原发性甲状旁腺功能亢进症、肢端肥大症、糖尿病、慢性肾炎等或由药物引起,也包括废用性骨质疏松。某些药物如糖皮质激素和免疫抑制剂可诱导骨质疏松,短期应用糖皮质激素即可显著降低血清OPG(osteoprotegerin,护骨素)水平。体外实验表明,糖皮质激素在转录水平下调OPG和上调OPGL的表达,如地塞米松可使成骨细胞OPG表达下降90%,RANKL表达增加4倍,使破骨细胞分化和活性增强,导致骨量丢失。废用性骨质疏松见于长期卧床病人,以及太空飞行员等。对骨骼的机械刺激减弱可造成肌肉萎缩、骨形成作用减少,骨吸收作用增强。

二、流行病学

骨质疏松症是最常见的人类骨骼疾病,全球约有2亿人受到骨质疏松的影响。据估计,欧洲、美国、日本约有7 500万人患骨质疏松症。50岁以上人群中约有1/3的女性以及1/5的男性发生骨质疏松性骨折。2005年在美国发生的骨质疏松相关性骨折超过200万例。预计到2050年,全球髋关节骨折的发病率将增高240%(女性)和310%(男性)。

根据中国"九五"期间对华北、华东、中南、西南、东北五大行政区48 615人(其中7 182人用双能X线吸收测定仪测量腰椎及股骨骨密度)的流行病学研究结果,在40岁以上人群中骨质疏松症的患病率女性为19.9%,男性为11.5%。60岁以上人群的骨质疏松症患病率女性为28.6%,男性为15%。采用分层分阶段整群抽样方法进行骨密度及胸、腰椎侧位X线平片测量和问卷随机调查显示,上海地区40岁以上女性和男性的骨质疏松症患病率分别为21%和14.2%,四川地区分别为21%和11.3%,吉林地区分别为24.5%和15.1%,广州地区分别为20.2%和10.2%,北京地区分别为11.8%和5.2%。

50~70岁绝经后妇女患骨质疏松症的可能性最大。老年性骨质疏松最常见的年龄是在70岁或以上。继发性骨质疏松可以发生任何年龄。90%的髋部骨折发生于50岁或以上人群,80%髋部骨折病人为女性。虽然髋部骨折在40~45岁的妇女即有发生,但以后每增加5岁,其发病率可能加倍。

三、发病机制和临床表现

骨质疏松症的主要发病机制是机体的骨重建失衡。骨重建是指去除骨骼局部旧骨代之以形成新骨的过程,是成熟骨组织的一种重要替换机制,是破骨细胞与成骨细胞间成对的、相偶联的细胞活动过程。骨骼主要由骨细胞,细胞外矿化及非矿化基质组成。皮质骨和骨小梁的骨结构不同,但由相似的分子组成。骨强度主要由胶原蛋白(韧性强度)和矿物质(机械强度)决定。骨骼的机械强度主要由细胞外基质的成分和结构决定,钙含量越高,骨骼耐压强度越大。成人骨骼在不断地重新改变结构来保持骨骼的强度。骨的形成和再吸收是同时进行的,成骨细胞不仅分泌和矿化骨样物质,并且负责再吸收破骨细胞分解的骨样物质。通常破骨细胞需要几周的时间去吸收骨质,同时成骨细胞需要数月制造新骨。任何骨的重新修复过程都会加速骨质的流失,如在快速的骨质重新修复期(绝经后),由于新成骨的骨矿物质含量逐渐下降,胶原蛋白在异构化和成熟化过程中受损,骨骼骨折的风险会逐渐加大。分子生物学家已经开始探索骨重建的机制,例如骨吸收的最后通路细胞核因子κB受体活化因子配基(RANKL)/核因子κB受体活化因子(RANK)/OPG系统。成骨细胞和活化T细胞在骨髓中产生细胞因子,破骨细胞和破骨细胞前体分泌的破骨细胞分化因子协同RANK促进破骨细胞的分化。OPG是RANKL/RANK系统的可逆性拮抗受体,通过与RANKL结合来阻碍其进程。

青年人在身高停止增长数年后骨量还在继续增加,在30~40岁之间骨密度达最高峰,称为峰值骨密度,然后随着年龄的增长骨量开始慢慢丢失,在这一时点上未能达到最佳骨密度值是导致以后骨质疏松的一个主要因素。女性在绝经期前脊椎骨骨量即开始丢失,在停经后的5年期间,脊椎骨骨量的丢失速度为每年3%~6%,以后逐渐减慢。横断面调查发现女性在绝经前髋部骨量的丢失即已开始(在20~40岁间下降约10%),在绝经后早期骨量的丢失速度增加,与雌激素分泌的减少有关。男性在20~90岁之间的骨量丢失速度比较恒定,每年从脊柱和桡骨的骨量丢失分别为2%和1%。因此,营养和体育锻炼在生长发育期是极为重要的。然而在决定个体峰值骨密度差异的因素中,遗传因素依然发挥着主要的作用。

钙、维生素D、甲状旁腺激素参与维持骨质代谢的平衡。膳食中钙的缺乏、由于年龄和疾病导致肠内钙吸收的下降均会导致继发性甲状旁腺功能亢进症。血钙浓度过低促使甲状旁腺激素分泌,而甲状旁腺激素会导致钙质从骨中流失,减少肾脏钙的排泄并促使肾脏生成$1,25-(OH)_2-D_3$。$1,25-(OH)_2-D_3$是维生素D的活性形式,有促进肠道吸收钙磷的作用,并且抑制甲状旁腺系统,在骨的吸收中也发挥一定的作用。维生素D缺乏通过减少肠钙的吸收可导致继发性甲状旁腺功能亢进。值得关注的是,甲状旁腺激素和$1,25-(OH)_2-D_3$对骨骼的效应通过协同成骨细胞和激活RANKL/RANK系统可保持一个动态的平衡。

现在人们已越来越认识到,不论何种年龄,骨质疏松症是多种发病机制交互作用的结果。

骨质疏松症作为一种慢性进行性疾病,通常很难早期发现,病人多在病程中期当骨量减少至一定程度以后才出现临床症状,而少数继发性骨质疏松症病人可以迅速或亚急性出现疼痛、身材缩短、脊椎变形、骨折等症状和体征。

双能X线骨密度测定法(DXA)是唯一被美国FDA允许用于监测骨密度的测量方法,也是早期诊断骨质疏松的"金指标"。尽管任何部位的骨密度测量都可以用来评估总体骨折风险,但髋关节和椎骨骨密度测定是最佳预测值。世界卫生组织(WHO)将正常标准定义为受试者骨密度在同性别健康年轻人峰值骨密度均值的1个标准差以内,低于1至2.5个标准差之间为低骨量(osteopenia),低于2.5个标准差表明患有骨质疏松症。骨密度标准差每降低1,骨折的相对危险性增加1.5~3倍。但此标准不适用于绝经前妇女、年龄小于50岁的男性或儿童。这些群体骨质疏松症的诊断不应当仅根据骨密度法判断。另外,不同种族也应有所调整。

第二节 营养及其他因素对骨质疏松症的影响

骨质疏松主要表现为骨量减少,而骨量受许多遗传和环境因素的影响,如绝经年龄、身高和体重、体力活动、吸烟、饮酒、膳食中钙和维生素D的摄入量等。这些因素影响骨量的机制还不很清楚。各个危险因素对骨量的影响又因年龄、性别和种族的不同而有所差异。

一、营养因素

1. 钙　钙是影响骨量的重要膳食因素,青少年期钙的摄入量高其峰值骨密度也较高。而峰值骨密度比以后骨量丢失的速度对老龄妇女骨密度的影响更大,即峰值骨密度高的人,在老年期虽然骨量丢失的速度与峰值骨密度较低的人相等,但骨密度值相应较高。因此有人建议18~24岁青年人钙的摄入量应从800 mg/d提高到1 200 mg/d。

钙剂治疗骨质疏松已经有多年的历史。前瞻性研究表明,食物中钙的摄入量从900 mg/d增加到1 500 mg/d可以预防绝经期前妇女的脊椎骨骨量丢失,但对桡骨和尺骨的影响不明显。在绝经期后的开始几年给原来摄入钙1 000 mg/d者提高到2 000 mg/d,可使桡骨近端的骨量丢失速度减慢而对脊柱和桡骨远端没有影响。膳食钙摄入量不同人群以及绝经后早期与晚期人群对补钙的反应不同。平时钙摄入量较低者在绝经后早期补钙的效果不明显,而在绝经后的骨量迅速丢失期以后对补钙的反应较好。有人观察给绝经12年后平时钙摄入量较低者补充柠檬酸苹果酸钙500 mg/d,补充2年后可减少脊柱、髋部和桡骨的骨量丢失,而平时钙摄入量较高者对补钙的反应不大。一般认为,平时钙摄入量低的女性在闭经后骨量丢失多,而增加钙的摄入可以使闭经6年以上女性的骨量丢失减少。

2. 维生素D　维生素D可以由膳食中获得,也可以由皮肤中的7-脱氢胆固醇在紫外线的作用下合成。维生素D在肝脏中经羟化形成25-OH-D_3,然后在肾脏中羟化为1,25-$(OH)_2$-D_3,后者可以促进小肠对钙的吸收以及肾脏对钙的重吸收,对于维护骨骼的正常代谢是必需的。老年人随年龄的增加,血清甲状旁腺激素(PTH)升高,而血浆中25-OH-D_3和1,25-$(OH)_2$-D_3降低,这种激素的改变与年龄有关的骨丢失一致,但还不能确定其因果关系。骨质疏松症病人血中25-OH-D_3、1,25-$(OH)_2$-D_3浓度和肠道钙吸收率均比同年龄对照组低,有报告显示补充1,25-$(OH)_2$-D_3可以减少脊柱骨折发生率,但另一些报告则没有影响。如果补充1,25-$(OH)_2$-D_3而不补充适量的钙,也不能阻止骨吸收。在芬兰曾观察到在钙摄入量高而维生素D摄入量不足的老年人中,补充维生素D 400或800 IU/d者的骨折发生率比对照者低20%。

3. 维生素 K　维生素 K 作为 γ-谷氨酰羧化酶的辅酶,至少在 12 种蛋白质中有将谷氨酸残基羧化为 γ-羧基谷氨酸的作用,反应产物 γ-羧基谷氨酸残基有高特异的钙结合活性。骨钙素(BGP)就是钙化组织中最具特征的维生素 K 依赖蛋白质,由成骨细胞合成,与骨矿化有密切关系,占骨蛋白总量的 2%,非胶原蛋白的 10% ~ 20%。Warfarin 可抑制它的合成,而 1,25-$(OH)_2$-D_3 促进它的合成。约 20% 的 BGP 不与骨结合,而游离于血浆中。因为它是唯一由成骨细胞合成的,因此可以作为骨形成的标志物。成人的 BGP 浓度约为 4 ~ 8 μg/L,儿童为 10 ~ 40 μg/L,儿童和某些代谢性骨病病人的血液循环中的 BGP 浓度较高。BGP 在血浆中以羧化及未羧化的两种形式存在,这可能代表了骨中 BGF 的状态。Knapen 等给予绝经期后妇女维生素 K_1 14 d 后测定 BGP,结果 BGP 水平增加,尿钙和尿羟脯氨酸排出减少。Hodges 等观察到脊柱和股骨颈骨质疏松的骨折病人血浆中叶绿醌和甲萘醌类水平均降低。他们还发现髋部骨折的老年妇女血浆和骨骼的叶绿醌和甲萘醌类水平均有下降。

4. 蛋白质　正常膳食时,钙从尿中排出量约为摄入量的 20%。膳食中蛋白质摄入过高,可增加肾小球滤过率,降低肾小管对钙的重吸收,使尿钙排出增多,导致钙的负平衡。研究显示,如蛋白质摄入量由每日 47 g 增加至 142 g 时,24 h 尿钙由 184 mg 增至 394 mg。高蛋白膳食经常被认为是骨质疏松症的危险因素,但中国膳食中蛋白质的量对钙代谢的影响不大。此外,一般含蛋白质丰富的膳食(主要来自肉类)也富含磷,当增加肉食使膳食中蛋白质含量增加时,尿钙排泄的增加并不明显。混合膳食中由于营养素之间的相互作用,尿钙虽有增加,但不能确定有骨量的丢失。

5. 其他矿物质　氟可以刺激成骨细胞的活性,使某些部位的骨量增加,天然高氟区人群的骨密度较高。氟也可置换骨的羟磷灰石结构中的羟离子,这种置换导致骨的晶状结构增大但弹性降低。虽然骨的压强有所增加,但张力下降,因而它并不比正常骨对致骨折因素有更大的抵抗力。较高的氟可使脊柱骨密度增加 10%,但对脊柱骨折率并没有影响。有人认为低剂量的氟可能有抗骨折的效果,但还需要进一步研究证实。

雷奈酸锶(Strontium ranelate)是一种有机锶制剂,一项为期 3 年的脊柱骨质疏松治疗性实验表明,雷奈酸锶能够选择性地促进成骨细胞的活性、增加基质形成来刺激骨形成,通过抑制破骨细胞的分化和活动降低骨吸收,持续增加骨密度,使脊柱骨折发生率降低了 41%,非脊柱骨折和股骨颈骨折分别降低了 16% 和 36%。

钠与钙在肾近曲小管再吸收的机制相同,因而有人认为膳食高钠也是骨质疏松症的危险因素。

6. 大豆异黄酮(soybean Isoflavone)　大豆异黄酮属于植物雌激素,主要存在于大豆及其制品中,有较弱的雌激素样效应而无明显的雌激素样不良反应。动物实验发现,大豆异黄酮 120 mg/kg 能明显提高 10 ~ 12 月龄的去卵巢雌性 Wistar 大鼠的股骨和椎骨骨密度。Potter 等报道了给予大豆异黄酮对绝经后妇女骨密度及骨矿含量的影响,结果表明,大豆异黄酮高剂量组妇女的腰椎骨密度及骨矿含量上升,低剂量组保持不变,而酪蛋白组下降。有研究发现三羟基异黄酮(genistein)可通过 Ca^{2+} 信号途径诱导破骨细胞的凋亡,抑制骨吸收并刺激成骨细胞形成,增加小鼠 BMP22 mRNA 的表达。BMP22 是具有诱导成骨活性的生长因子,其主要生物学作用是诱导未分化的间质细胞分化形成软骨和骨。用大豆异黄酮 75 mg/d 对骨质疏松症妇女进行治疗可以明显增加髋部和 Ward 三角区的骨密度。有一项试验显示大豆异黄酮 100 mg/d 对腰椎和股骨颈骨密度的增加最为明显,但 200 mg/d 效果却不理想,而且有体重增加趋势。1995 年 WHO 以夏威夷岛 70 岁以上的日本妇女为对象,进行了大豆异黄酮排泄量与骨密度关系的研究。结果显示,骨密度高的人群异黄酮排泄量也较多,而尿中异黄酮排泄量与大豆异黄酮摄入量成正相关,提示大豆异黄酮摄入量与骨密度有一定关系。

二、体力活动

体力活动对于各年龄的人预防骨质疏松都很重要。有研究发现,运动可使活动部位的骨量增加,而骨量的增加减少了以后发生骨质疏松性骨折的风险。老年人参加体力活动还可以维持和增进肌肉系统的力量、身体的稳定性和平衡,有助于减少跌倒。同样,运动可以使成年妇女骨量的丢失减少。有研究表明妇女在闭经以后 5 年中如未接受雌激素替代疗法,运动可以帮助维持脊柱和桡骨远端的骨密度。但一定是有重量负荷或用力的训练才对骨的健康有利。此外,运动只加强直接参与活动的骨骼,而且只有坚持运动才有作用。

三、雌激素

成骨细胞,骨细胞和破骨细胞均有雌激素受体,雌激素可通过雌激素受体调节成骨细胞和破骨细胞的生成和活性。研究表明,雌激素通过促进 β 型转化生长因子(transforming growth factor type beta,TGF-β)的生成来促进 OPG mRNA 的表达,加速破骨细胞的凋亡。雌激素缺乏时,T 细胞通过影响细胞因子白细胞介素 1(interleukins-1,IL-1)、白细胞介素 6(interleukins-6,IL-6)及肿瘤坏死因子 α(tumor necrosis factor alpha,TNF-α)来促进破骨细胞的再生、分化以及活性周期延长。T 细胞同时也通过细胞因子如 IL-7 来阻碍成骨细胞的分化和激活,并且诱导其过早凋亡。雌激素的缺乏还会导致骨骼对甲状旁腺激素的敏感性增高。

绝经期提前(由于手术或自然的因素)可增加发生骨质疏松症的危险性。在绝经的最初几年,骨量丢失的速度加快,用雌激素替代疗法可以预防快速的骨量丢失以减慢脊柱压缩性骨折的形成。近来有研究证明,在正常人的成骨样骨细胞中有雌激素受体,雌激素通过其对 $1,25-(OH)_2-D_3$ 的作用而增进钙吸收。补充钙可以减少维持骨矿物质的雌激素用量。但当停用雌激素治疗后,骨量迅速丢失,与围绝经期的骨量丢失速度相似。目前认为雌激素替代疗法对预防老年性骨质疏松症有一定效果。

四、遗传因素

骨代谢和骨密度明显受到遗传因素的影响,已发现多态性的 IL-1、IL-6 和 TNF-α,以及它们的受体对骨量有影响。维生素 D 受体基因,雌激素受体基因、I 型胶原基因等多个基因与骨密度有关。事实上,在决定个体之间峰值骨密度的差异中遗传因素起的作用约占 80%。

第三节 骨质疏松症的防治措施

骨质疏松症对病人的体力和精神生活质量有深远影响。中国作为最大的发展中国家,所面临的骨质疏松症对国民和社会的危害和影响不亚于欧美发达国家。骨质疏松症的预防重于治疗,提高峰值骨量是预防骨质疏松症的关键。需要纠正骨质疏松症只在老年才发生的错误观点,要鼓励人们早期采取措施预防骨质疏松症。任何时候开始预防骨质疏松症都不为早,因为儿童期适当的营养和生活方式有助于减少老年期骨质疏松的危险。任何时候开始行动预防骨质疏松症也不为晚,因为骨量一旦丢失就不可能再恢复,但可以因采取预防措施而使其余骨量的丢失减慢。应努力提高骨质疏松症的知晓率,加强社区防治,改变不良生活方式,大力推广乳制品,加强钙营养和更年期保健,提倡适量运动和早防早治,以降低骨质疏松症和骨折的发病率。

一、合理膳食

预防骨质疏松症是人的一生都需要关注的问题。从胎儿期开始,孕妇就应注意合理营养,增加钙的摄入量。婴幼儿至 35 岁以前,要注意合理膳食,保持良好的钙营养状况,尽可能在骨骼成熟之前促使骨密度达到较高的峰值。以后随着年龄的增长要继续加强钙营养,防止骨钙大量丢失。饮食治疗对骨质疏松症的恢复没有明显效果,但对病情发展的严重程度有一定的减缓作用。其治疗原则是合理选择食物,保证供给病人足够的钙和维生素 D 等营养素。

传统的中国膳食缺钙现象比较普遍。其原因之一是膳食结构导致了钙含量较低。2002 年中国居民营养与健康状况调查结果显示,我国居民标准人日的钙摄入量为 389 mg,仅相当于中国居民膳食钙适宜摄入量(AI)的 50%。原因之二是奶类及其制品摄入量低。全世界平均人均年占有奶量为 103 kg,发达国家人均年占有奶量约 300 kg,而我国居民仅为 13~14 kg。原因之三是钙吸收的干扰因素较多,目前我国居民膳食钙的来源以植物性食物为主,奶类及奶制品提供的钙不到 7%,而粮食、蔬菜中植酸、草酸含量较多,影响了钙的吸收。

鉴于上述情况,迫切需要针对缺钙的原因调整膳食结构。中国居民膳食指南(2007 年)已建议每人每日饮奶 300 g,也可食用其他相当量的奶制品,如奶粉、酸奶、奶酪等。这一举措每日约可获得 300 mg 钙,加上其他食物中的钙,基本能够满足人体对钙的需要。奶类不仅钙含量高,而且钙、磷比例比较合适,还含有维生素 D、乳糖、氨基酸等促进钙吸收的成分,因而钙的吸收利用率较高,是膳食优质钙的主要来源。2005 年美国膳食指南顾问委员会报告指出,针对所有年龄段人群的研究都显示,奶类及其制品的消费对骨骼的作用至少和使用钙补充剂一样重要。且与钙补充剂相比,奶类的钙更易被吸收,可以使骨密度的增加更为持久。我国居民中乳糖不耐受者比例较高,乳糖不耐受者可选择酸奶、奶酪等低乳糖奶制品。含钙较高的动物性食物还有贝蟹虾类、禽蛋及其制品以及某些鱼类如沙丁鱼、鲈鱼、泥鳅等,而各种肉类的含钙量则较低。其次,植物性食物中含钙较高的有菌藻类如发菜、海带、蘑菇、紫菜,豆类及其制品,某些蔬菜等。

蛋白质是构成骨基质的主要原料,膳食中适量的蛋白质有助于骨基质的生成。维生素 C 缺乏可引起胶原合成障碍,致使骨中有机质形成不良。绿叶蔬菜不仅是维生素 C 的食物来源,也是维生素 K_1 的良好食物来源,如菠菜、甘蓝菜、生菜中叶绿醌含量高达 400 μg/100 g,故应多吃新鲜蔬菜水果。一些研究表明,少量饮酒不会增加骨质疏松症的风险,但长期过量饮酒(乙醇摄入量大于 20 ml/d),尤其是在年轻的时候,骨质疏松症的风险大大增加。资料还显示,软饮料(其中许多含有磷酸和咖啡因)也会增加骨质疏松症的风险。但有人认为软饮料可能只是取代了含钙饮料如牛奶等的摄入,而不是直接导致骨质疏松症。应节制饮酒并减少软饮料的摄入量以降低骨质疏松症的风险。茶叶中氟含量丰富,可以适量饮用。

二、营养制剂

1. **钙剂** 缺钙是骨质疏松的原因之一,如果膳食中摄入不足,就需要适时适量补充钙剂。尤其是青春前期和青春期,钙的营养状况对峰值骨密度有显著影响,如果这个时期钙的摄入量充足,有助于提高骨密度的峰值,使骨质疏松发生的年龄推迟,并可减少骨折的危险性。

根据中国营养学会推荐的钙摄入量标准,1~17岁每日钙的摄入量应为600~1 000 mg,成年人为800 mg,50岁以后为1 000 mg,孕妇和乳母为800~1 200 mg。美国国家骨质疏松基金会建议没有骨质疏松症危险因素的绝经前妇女和年龄小于50岁的男性每日应摄入1 000 mg钙,而绝经后妇女、50岁以上男性和其他具有骨质疏松症风险的人每日应摄入1 200~1 500 mg钙。但钙摄入量过多也会产生副作用。研究表明,青少年和成年人每日摄入的钙在2 000 mg以内是安全的。当摄入量超过2 500 mg时,可引起尿钙排出增加,血钙升高,便秘等,并可干扰铁、磷、锌等元素的吸收。因此钙的补充应适量。

口服钙剂主要有碳酸钙、枸橼酸钙、葡萄糖酸钙、乳酸钙、氨基酸螯合钙等,其中有机钙的吸收利用率较高。钙剂尤其是不溶性钙,如与膳食一同摄入可增进其吸收,可能由于进餐刺激胃酸的分泌和延迟胃的排空,使钙可以较好地分散和溶解。目前市售钙剂种类很多,补充时除了应注意其生物利用率外,还应注意制剂中钙元素的含量,如碳酸钙、乳酸钙分别含元素钙40%、13%,应以元素钙而不是按钙制剂计量。

2. 维生素D 某些人单纯补钙往往效果不佳,需要和维生素D联合使用,以促进钙的吸收利用。中国居民膳食维生素D推荐摄入量(RNI)为婴幼儿10 μg/d(400 IU/d),11岁以上儿童和成年人5 μg/d,50岁以上中老年人10 μg/d。美国国家骨质疏松基金会建议年龄小于50岁的成年人每日应摄入400~800 IU维生素D_3,所有50岁以上的成年人每日应摄入800~1 000 IU维生素D_3。老年人皮肤合成维生素D的速率、形成具有活性功能的维生素D的速率以及靶组织的反应都下降,加上衣服穿着较多,皮肤暴露在阳光下的时间减少,维生素D缺乏较多见,可增加骨质疏松、髋部骨折的发生率。维生素D制剂中以α-D_3较好,它由人工合成,是活性维生素D_3的前体,只需肝脏一步转化即成1,25-$(OH)_2$-D_3,其用量为每日0.25~1.0 μg。补充维生素D的过程中应每月监测血清钙的含量,以防发生高钙血症。

3. 维生素K 目前有关维持正常骨钙代谢的维生素K需要量尚缺乏足够的证据。从一项中老年妇女维生素K不同摄入水平与骨折发生率关系的调查分析中推测,为保证骨骼系统的健康,维生素K的每日适宜摄入量应在2 μg/kg左右。中国营养学会2000年制订的维生素K适宜摄入量(AI)为成年人不分性别均为120 μg/d。

4. 氟化物 氟可和羟磷灰石晶体结合在一起,有稳定骨盐晶体结构的作用,可抑制骨质的吸收和刺激新骨的形成,故骨质疏松病人常用氟化物治疗。一般每日口服氟化钠50~60 mg,疗程可达1年。为了防止新生骨钙化不足,主张与钙剂和维生素D联合应用。氟化钠有引起胃肠不良反应和关节痛等副作用,使用时应予注意。

三、增加体力活动

体力活动能刺激成骨细胞活动,有利于骨质形成,故经常进行体育锻炼有助于预防骨质疏松症。如因骨痛需要暂时卧床,也应在床上尽可能进行四肢和腹背肌肉的主动或被动运动,防止发生废用性肌肉萎缩和骨质疏松进一步加重。室外活动可多晒太阳,有助于人体皮肤合成维生素D_3,促进肠道对钙的吸收。

四、药物治疗

目前,临床上常用于治疗骨质疏松症的药物有骨吸收抑制药如雌激素、双膦酸盐、降钙素等,骨形成促进药如氟制剂、同化类固醇等以及骨矿化药物。

1. 雌激素类药物 雌激素治疗骨质疏松始于20世纪60年代的美国,雌激素在骨折愈合早期具有抑制软骨前体细胞的分裂增殖及向软骨细胞转化的作用,能抑制骨质疏松性骨折愈合早期软骨骨痂的形成,并能加快随后的小梁骨增生及向编织骨的转化过程。但其副作用亦较明显,与乳腺癌、子宫内膜癌的发病有一定联系,并可能引发心肌梗死、脑卒中、深静脉血栓形成和肺栓塞。有研究显示口服低剂量的雌激素(0.25~0.4 mg/d)或经皮注射超低剂量雌激素(7.5~14 μg/d)也可以增加骨密度,降低骨转化,却并没有增加子宫内膜增生和血栓栓塞的危险。但其最终疗效评价仍需要进一步扩大临床试验和深入研究。

2. 选择性雌激素受体调节剂(selective oestrogen receptor modulator) Raloxifene 是非甾体类选择性雌激素受体调节剂,作为一种治疗和预防骨质疏松的药物,已经被美国 FDA 批准上市。它能够选择性地对不同组织的雌激素受体表现出不同的作用。在绝经后妇女的骨骼上能够表现类似雌激素的作用而减少骨质丢失,同时却抑制雌激素在乳腺上的作用而降低乳腺癌的发生。选择性雌激素受体调节剂已经作为抗骨质疏松的一线药物,其治疗效果和雌激素相似而没有潜在的乳腺、心脏不良反应,研究显示低骨密度病人脊柱骨折的危险性可降低 48%。

3. 双膦酸盐类(biphosphonate,BP) 双膦酸盐类是一类与含钙晶体有高度亲和力的人工化合物,它具有抑制钙结晶溶解的作用。BP 已成为用于防治以破骨细胞为主的各种代谢性骨病及高转化型骨质疏松症的药物之一。口服或静脉注射 BP 可以抑制骨吸收,选择性吸附骨矿物质表面,被破骨细胞吸收后干扰破骨细胞的多个生化过程。

4. 降钙素(caicitonin,CT) 降钙素是由 32 个氨基酸构成的多肽。目前能够人工合成的有 4 种,以鲑鱼降钙素更为常用。CT 注射剂和鼻喷剂是美国 FDA 批准的治疗骨质疏松症药物之一。CT 能够降低血钙,促进骨钙沉积,抑制破骨细胞活性,从而抑制骨吸收过程,降低骨转换。鲑鱼降钙素持续作用时间是人类降钙素的 10 倍以上。Chesnut 等的研究显示,给予绝经后妇女每日 200~400 IU 鲑鱼降钙素,新的脊椎骨折发生率降低了 33%~36%,脊椎骨密度增加了 1%~5%。

(沈新南)

第十二章 痛 风

痛风是嘌呤代谢障碍性疾病。由于嘌呤代谢紊乱或者尿酸排泄减少导致高尿酸血症，而尿酸钠结晶沉积到关节或者关节周围所引起的急性或慢性病变称为痛风，其主要临床表现是反复发作的关节炎和(或)肾病变。

一、流行病学

调查提示，近年来高尿酸血症和痛风的阳性检出率呈上升趋势，但因地区、生活习惯、种族的不同而异。患病率男性远高于女性，男女比例约为3∶1。女性发病一般见于绝经期后，少有绝经期前患病者，89岁以上为女性发病的高峰期。发病率随年龄的增高而增多，男性青春期前、女性绝经期前很少发病。

30年前，高尿酸血症和痛风还是欧美国家的流行病，20世纪70年代，欧洲国家痛风的患病率为0.13%～0.36%，美国报道为0.3%，而当时中国内地报道的还不足30例，然而到1996年，杨岫岩等报道他们对中国内地21个医院1979～1993年间住院病人的分析发现，原发性痛风住院构成比有升高的趋势，尤其是南方沿海城市升高更为明显。汕头大学医学院风湿病研究室报道了1992、1995年和1999年调查结果，患病率分别为0.17%、0.15%和0.26%，上海1998年杜蕙等报道上海黄浦区调查结果，患病率达0.77%，而戴生明等2002年报道上海杨浦区调查的结果则为0.33%。分析痛风患病率与社会经济的发展、人民生活水平的提高、饮食结构的改变有关。

二、痛风的相关危险因素研究

1. **遗传因素**　人们早就认识到痛风是一种家族性疾病。如美国的非洲裔人群痛风的患病率高于高加索人群；新西兰的毛里人高于当地其他人群；我国台湾中部的土著居民，其痛风的患病率也高于其他人群。研究结果表明台湾土著居民原发性痛风有遗传因素存在，并表明其易感基因可能定位于1号染色体的1q21区。罗彦玲等164例痛风先证者中，32个阳性家族史家系调查结果，支持痛风属于多基因遗传模式。近年来的研究发现，有两种先天性嘌呤代谢异常症是性连锁的遗传，即嘌呤代谢过程中的关键酶次黄嘌呤-鸟嘌呤磷酸核苷转移酶(HGPRT)缺乏型和5-磷酸核糖-1-焦磷酸合酶(PRPP Synthetase)的活性过高型，女性为携带者，而男性为发病者。但是，这在原发性痛风中仅占1%～2%，为数极少。

2. **环境因素**　大部分的痛风病例没有遗传史。与痛风有关的环境因素有饮食、乙醇，疾病因素如高血压、体质指数(尤其是向心性肥胖)、慢性铅中毒、使用利尿药，以及肾功能不全等。

Chio等对4万多男性白种人医务工作者进行了长达12年的前瞻性随访研究，发现痛风与饮酒的相关性不但和酒量有关，而且和酒的类型有关。相对于不饮酒者，每日摄入乙醇量为10.0～14.9g、15.0～29.0g、30～49.0g和50g以上者，其患痛风的相对危险性各为1.32、1.49、1.96和

2.53。啤酒与痛风的相关性最强,烈酒次之,中等量以下的红酒不增加痛风的危险性。啤酒之所以和痛风的相关性最强,可能与啤酒中含有大量的嘌呤,且主要是鸟嘌呤核苷有关。鸟嘌呤核苷比其他核苷、核苷酸或碱基更容易吸收。因此啤酒中的嘌呤对血尿酸增高的作用比红酒或烈酒更强。但有的研究认为,对于痛风来说,嘌呤不是重要的危险因素,乙醇才是重要的危险因素。另有研究发现,无乙醇啤酒和普通啤酒一样,在饮用后6h内尿酸排泄减少。因此,考虑啤酒中来自啤酒花的特殊成分异葎草酮(isohumulones)可能对尿酸代谢有所影响。至于红酒不增加痛风的危险性,Choi等认为可能和其中有某种未知的成分,抵消了乙醇和嘌呤的作用有关。饮酒对痛风产生的影响,与个体的饮食习惯、生活习惯的关系,尚需进一步研究。

高血压作为痛风的危险因素,则是因为高血压可以引起肾功能减低,使尿酸排泄减少,从而导致血尿酸升高所致。

有研究发现,应用于胰岛素抵抗病人的减肥和常量营养饮食方案对降低痛风病人的尿酸水平有益。

在讨论痛风的相关危险性时应该注意的是,高尿酸血症对于痛风来说是最基本的必要条件。一项对200名白种人男性15年的随访研究表明,血尿酸水平处于<70 mg/L、70～89 mg/L 和 ≥90 mg/L 的人群中,痛风的年发病率分别为 0.1%、0.5% 和 4.9%,提示痛风的患病率和血尿酸水平密切相关。

三、机体尿酸的来源

人体尿酸是体内氨基酸、核苷酸及其他小分子化合物合成及核酸代谢以及饮食中核酸中的嘌呤核苷酸代谢的终末产物。前者为内源性尿酸来源,约占80%,后者为外源性来源,约占20%。核苷酸水解为核苷,再进一步分解为嘌呤碱,嘌呤碱可参与核苷酸的补救合成,也可进一步代谢成为尿酸。

以前认为,尿酸仅是嘌呤代谢产生的废物,在人体内不参与生理功能。近年的研究表明其具有下述生理作用:①具有清除氧自由基和其他活性自由基的作用,有比维生素C(抗坏血酸)更显著的增强红细胞膜脂质抗氧化、防止细胞溶解凋亡的作用;②具有抗氧化剂的作用,保护肝、肺、血管内皮细胞的,防止细胞过氧化,延长其生存期,延缓自由基所引起的器官退行性病变;③延迟、免疫淋巴细胞和巨噬细胞的凋亡,维护机体的免疫防御能力。

尿酸是一弱酸,超过溶解度的尿酸盐析出呈针状结晶,特别容易沉积在温度较低的远侧端肢体例如足趾和酸度较高的组织,例如运动后的肌肉、关节腔。主要侵犯部位是关节的滑囊膜和关节软骨、肾脏和皮下软组织。关节腔中的尿酸盐结晶被吞噬细胞、白细胞吞噬后,可破坏细胞的溶酶体等细胞器,释放出蛋白水解酶、组胺、趋化因子等物质,引起局部血管扩张和渗透性增加、血浆渗出、白细胞集聚等炎症反应,炎症细胞释放白细胞介素(IL-1、IL-6)、肿瘤坏死因子等细胞因子,激活环氧化酶-2(cox-2)合成前列腺素类,使炎症范围进一步扩大,表现为急性痛风性关节炎。大量尿酸盐结晶沉积成为结节状硬结,称为痛风石。尿酸盐通过肾脏排出时,可沉积在肾间质,引起间质性肾炎,UA性肾病,导致肾功能不全。

对高尿酸血症的发生,内源性嘌呤代谢紊乱比外源性因素更为重要。正常人体内尿酸代谢池平均为1 200 mg,每日产生约750 mg,约2/3 经尿排泄,1/3 由肠道排出或在肠道内被细菌分解。

血尿酸浓度与嘌呤代谢密切相关。有几种可能的机制使嘌呤合成增加:①底物磷酸核糖焦磷酸(PRPP)和(或)谷氨酰胺增多;②酶的量或者酶的活性增加,或对嘌呤核苷的反馈抑制的敏感性降低;③腺苷酸或鸟苷酸减少,从而对酶的抑制降低时,均可使嘌呤合成增加而导致尿酸增多。次黄嘌呤-鸟嘌呤磷酸核糖转换酶(HGPRT)缺乏,使PRPP消耗减少而积聚,导致嘌呤合成加速和尿酸生成增多。

有些原发性痛风病人,体内尿酸生成并不增加,而是由肾脏的清除减退引起高尿酸血症。

四、痛风的临床表现

痛风临床表现可分为4个阶段:无症状的高尿酸血症、急性复发性痛风、痛风发作间期和慢性痛风石性痛风。

1. 无症状的高尿酸血症　不少高尿酸血症病人可以持续终生不发生症状,称为无症状的高尿酸血症。只有发生关节炎时才成为痛风。

2. 急性复发性痛风　是原发性痛风最常见的首发症状,好发于下肢关节。多数患者在发病前无前驱症状,半数以上病人首发于跚趾。关节及周围软组织出现明显的红肿热痛,痛甚剧烈,大关节受累时可有关节渗液。并伴有头痛、发热、白细胞增高等全身症状。一般发作持续数天至数周,可自然缓解,而后出现无症状阶段。反复发作者可引起慢性关节炎及关节畸形。

3. 痛风发作间期　在两次痛风发作之间有个间歇期,痛风发作后,疼痛缓解,关节活动可恢复,而后出现无症状阶段。间歇期长短不一,数月、数年甚至10余年,有的终生仅发作一次。但多数病人在一年内复发。也有病人第一次发作后进入急性或亚急性期,而没有间歇期。

4. 慢性痛风石性痛风　在未经治疗的病人,尿酸盐结晶在关节内沉积增多,炎症反复发作,影响关节功能。尿酸盐结晶在关节附近肌腱、腱鞘及皮肤结缔组织中沉积,形成痛风石。病程越长,发生通风石的机会越多。

5. 肾脏病变　临床能见历时较久的痛风病人约1/3有肾脏病变。表现为:①痛风性肾病。尿酸盐沉积于肾组织引起间质性肾炎。早期仅有蛋白尿和显微镜下血尿,病情进一步发展,最终由慢性氮质血症发展到尿毒症症群;②急性肾衰竭。由于大量尿酸结晶广泛阻塞肾脏小管腔,导致尿流梗阻而发生急性肾衰竭症状;③尿路结石。原发性痛风病人有20%～25%并发尿酸性尿路结石,部分病人肾结石的症状早于关节炎的发作。

痛风病人常伴有高血压、高血脂、动脉粥样硬化、冠心病和2型糖尿病。

美国风湿病学会1977年推荐的诊断标准如下,可供参考。

(1) 关节液中存在特征性尿酸盐结晶。

(2) 用化学的方法或偏光显微镜证明痛风石中含有尿酸盐结晶。

(3) 符合下列12项临床和实验室X线表现的6项:①1次以上的急性关节炎发作;②炎症在1d内发展到高峰;③单关节关节炎发作;④观察到关节红;⑤第一跖趾关节痛或肿;⑥第一跖趾关节单侧累及;⑦单侧跗关节累及;⑧可疑痛风石;⑨高尿酸血症;⑩X线像显示关节内非对称性肿胀;⑪X线像显示骨皮质下囊性变而无侵蚀;⑫关节炎发作期间关节液细菌培养阴性。

五、痛风病的营养治疗原则

(1) 避免高嘌呤食物。痛风病人最主要的是不用或禁用含嘌呤的食物。表12-1～12-3是一些不同嘌呤含量的食物,表12-4是常用食物中的嘌呤含量。

表12-1　嘌呤含量高的食物(100～1 000 mg/100 g)

分类	举例
畜禽肉类及其制品	肝、肠、胰、心、脑、肉汁、肉汤
水产类	鲭鱼、大比目鱼、鱼卵、小虾、牡蛎、淡菜
其他	酵母

表 12-2　嘌呤含量中等的食物(90~100 mg/100 g)

分　类	举　例
畜禽肉类及其制品	牛肉、猪血、羊肉、猪肉、鸡肉、鹅肉
水产类	鳗鱼、鳝鱼、乌贼、海蜇、海参
其他	干豆类、干豌豆、菠菜、扁豆、芦笋(龙须菜)、蘑菇

表 12-3　嘌呤含量少的食物

分　类	举　例
谷类	各种精制的谷类及制品,如大米或精细加工的玉米面等、精白面粉制品、蛋糕、饼干
乳类、蛋类及其制品	牛奶、奶酪、适量奶油、冰淇淋、鸡蛋、鸭蛋
蔬菜、水果类	除列于第二类以外的蔬菜、水果类、花生、杏仁、核桃等硬果
油脂类及其他	植物油、动物脂肪、黄油、食盐、糖、醋等调味品、茶、咖啡、巧克力、橄榄、泡菜

摘自:陈仁惇《现代临床营养学》,人民军医出版社,1996年。

表 12-4　常用食物嘌呤含量(mg/100 g)

食物	含量	食物	含量	食物	含量
谷薯类		**水产类**		苦瓜	11.3
麦片	24.4	小鱼干	1 638.9	南瓜	2.8
糙米	22.4	凤尾鱼	363.0	冬瓜	2.8
大米	18.1	沙丁鱼	295.0	茄子	14.3
面粉	17.1	白带鱼	291.6	青椒	8.7
小米	11.1	白鲳鱼	238.0	胡萝卜	8.0
玉米	9.4	牡蛎	239.0	萝卜	7.5
马铃薯	5.6	鲢鱼	202.4	洋葱	3.5
白薯	2.4	草鱼	140.2	番茄	4.3
干鲜豆类		鲤鱼	137.1	豆芽	14.6
黄豆	166.5	鳗鱼	113.1	**水果类**	
黑豆	137.4	鳝鱼	92.8	橙	1.9
豌豆	75.7	乌贼	87.9	橘	2.2
绿豆	75.1	海蜇皮	9.3	苹果	0.9
红豆	53.2	海参	4.2	梨	0.9
四季豆	29.7	**蔬菜类**		桃	1.3
肉类		蘑菇	28.4	西瓜	1.1
鸡肉	140.3	韭菜	25.0	香蕉	1.2
猪肉	122.5	菠菜	23.0	**奶蛋类**	
羊肉	111.5	菜花	20.0	牛奶	1.4
牛肉	83.7	芥蓝菜	18.5	鸡蛋(1个)	0.4
小肠	262.2	空心菜	17.5	**硬果及其他**	
肝	233.0	白菜	12.6	黑芝麻	57.0
脑	175.0	卷心菜	12.4	花生	32.4
肾	132.6	芹菜	10.3	瓜子	24.5
肚	132.4	黄瓜	14.6	红枣	8.2
猪血	11.8	丝瓜	11.4	木耳	8.8

摘自:葛可佑总主编《中国营养科学全书》,人民卫生出版社,2004年10月。

长期选用无嘌呤或限制嘌呤的食物,也会限制蛋白质的摄取,对病人的营养带来不利影响。目前主张仅禁用含嘌呤高的食物,并根据不同的病情,决定膳食中嘌呤的含量。

在急性期,应该严格限制嘌呤的摄入在 150 mg 以下,可选择第三类嘌呤含量低的食物,蛋白质按照 0.8~1.0 g/(kg·d) 供给,以牛奶、鸡蛋和谷类为蛋白质的主要来源。脂肪每日不超过 50 g,每日饮用液体 3 000 ml 以上,可用碳酸氢钠或枸橼酸钠等使尿液碱性化,以利于尿酸的排泄。

在缓解期,选用正常平衡膳食。蛋白质不能超过 80 g/d,有限制地选用第二类含嘌呤中等量的食物,自由摄取第三类含嘌呤低的食物。

（2）保持适宜体重。肥胖是高脂血症、高血压、高尿酸血症及痛风的共同危险因素之一,因此,痛风病人应控制适宜体重,增加活动量,加大热量的消耗,限制饮食摄入量。但是,超重、肥胖的痛风病人如欲减体重时,不能减得太快,以防止机体产生大量酮体,酮体与尿酸相互竞争排出,导致血尿酸升高,促使痛风急性发作。而缓慢稳定地降体重,可有利于血尿酸水平下降,尿酸清除率与尿酸转换率下降,不至于引起痛风急性发作,还可改善病情。

（3）避免饮酒。病人应该禁酒。乙醇可使血乳酸水平升高,而乳酸可抑制肾小管分泌尿酸,使尿酸排泄减少。酗酒如与饥饿同时存在,常常可诱发急性痛风。啤酒本身含有大量嘌呤,可使病人血尿酸增高。

（4）保证饮水。水可促使尿酸溶解排出体外,可预防尿酸肾脏结石,延缓肾脏进行性损坏。成人每日最低饮水量为 2 000 ml 左右,每日排尿量也应维持在 2 000 ml 左右。即使是在服用抗痛风的药物时,也要多饮水。为防止夜间尿液浓缩,夜间亦应补充水分。

（5）建立良好的饮食习惯。不要暴饮暴食和饥饿,每日保持有规律的进食制度,注意烹调食物的方式,如肉类煮后弃汤可减少其中的嘌呤含量。在总能量控制的基础上,蛋白质占总能量的 10%~15%,碳水化合物占 55%~65%,脂肪占总能量的比例小于 30%,其中饱和脂肪酸、单不饱和脂肪酸和多不饱和脂肪酸的比例约为 1:1:1,维生素与矿物质的摄入量达到中国营养学会推荐量要求。

六、痛风的预防

主要是注意健康的饮食和生活方式,如上所述,痛风的病因既有遗传因素也有环境因素,但遗传因素的作用不是很大,目前世界性的痛风患病率升高,主要是源于环境因素的改变,即经济发展带来的生活改善和生活方式的变化。因此注意健康的饮食和生活方式,如控制体重、节制乙醇摄入,以及合理的饮食习惯是预防痛风的最好方法。

（郭红卫）

第十三章 营养与肿瘤

癌症是遗传因素和环境因素相互作用的结果。食物是人体联系外环境最直接、最经常、最大量的物质,也是机体内环境及代谢的物质基础。在食物中既存在许多保护机体的营养素和抗癌成分,也可能存在致癌物或其前体。在癌症的发生、发展中,膳食因素既有重要的保护作用,也有重要的病因性作用。因此,研究膳食、营养与肿瘤的关系在探讨肿瘤的病因、找出肿瘤防治措施方面占有极其重要的地位。

大量的研究证实,饮食在癌症的发生、发展过程中起着重要的作用。20世纪80年代初,著名的流行病学家Richard Doll和Richard Peto提出由于癌症引起的死亡中约35%与膳食有关。许多研究乐观地估计适量的饮食和适度的运动可使癌症的发生率降低30%~40%。食物、营养与癌症之间关系的研究体现在三个方面:一是食物中存在的致突变物和致癌物;二是食物中存在的抗突变物和抗癌物;三是膳食结构及某些饮食习惯与癌症的关系。表13-1内容来自流行病学研究结果,是与某些癌症有关的一些因素,重点是膳食因素。

表13-1 与癌症有关的一些因素

癌症部位	危险因素	保护因素
膀胱	饮用水中砷	牛乳
乳腺	含乙醇饮料,高出生体重,腹部肥胖	哺乳
子宫颈		胡萝卜
结、直肠	红肉,含有动物脂肪的食物,盐腌、烟熏和化学方法存储的肉类,含乙醇饮料,身体肥胖	身体活动,含膳食纤维的食物,大蒜,牛奶,钙,含维生素D的食物
食管	含乙醇饮料,红肉,加工肉类、高温饮料	水果和蔬菜,含有维生素C和β-胡萝卜素的食物
肝脏	黄曲霉毒素,含乙醇饮料	水果、蔬菜
肺	β-胡萝卜素补充剂,饮用水中砷	水果,含类胡萝卜素的食物
卵巢	未确定膳食危险因素	蔬菜,哺乳
胰腺	红肉、高能量摄入、吸烟	蔬菜,水果,身体活动
前列腺	高钙膳食,加工肉类	含有番茄红素的食物,含硒的食物,硒,豆类,含维生素E的食物
胃	盐,盐腌或烟熏食品,烧烤的动物食物	蔬菜和水果,葱属蔬菜,全谷类,含硒的食物

一、膳食因素与癌变过程的关系

膳食成分及其相关因素在癌变的启动(initiation)、促进(promotion)和进展(progression)的所有阶段均起作用。膳食因素对肿瘤的作用包括抑制和促进两个方面,下面从肿瘤发展的各阶段阐述膳食因素和肿瘤的关系。

(一) 启动阶段

在癌变初期膳食致癌物可能启动癌变过程。例如杂环胺(heterocyclic amines)、多环芳烃(polycyclic aromatic hydrocarbons)及亚硝胺(nitrosamine)等化合物有可能启动癌变过程。不合理的食品加工方式是引发食物中致癌物产生的重要原因。Nagao 等从烘烤油煎(炸)的肉和鱼类食品中分离出 19 种具有致突变作用的杂环胺类物质,其中 10 种能诱发大鼠发生乳腺癌。Bal 等报道,烧焦(炭化)、烟熏、盐渍、腌制的食品含有多种致癌物能促进胃癌和食管癌的发生。但是,如果膳食富含蔬菜和水果生物活性物质,又可诱导解毒酶,减少或消除致癌物对 DNA 的损伤。维生素 C 是最早受到注意的膳食中抗癌成分,其低摄入量与胃、食管、口腔、胰腺、宫颈、直肠、乳腺和肺等部位肿瘤的高发生率相关,维生素 C 缺乏有利于亚硝胺合成,还可降低免疫力。许多流行病学资料发现,低纤维素摄入量与高结、直肠癌发生率相关。膳食纤维可通过结肠细菌发酵产生挥发性脂肪酸,后者可能增加异常细胞凋亡;膳食纤维还能通过增加排便次数和排便量,缩短肠道转运时间,稀释肠内容物,改变肠道菌群,结合前致癌物或致癌物,减少胆汁酸及其产物等多种途径抑制肠癌发生。

(二) 促进阶段

膳食成分和饮食行为也可作为一种促癌剂或促癌因素增加组织对致癌物的易感性。在癌促阶段,能量平衡和能量转变可能是保持正常细胞行为或使不正常细胞扩展的关键,肥胖可通过某些激素和生长因子的作用增加癌症的危险性,Albans 等发现高能量食品的摄入能增加患乳腺、直肠、子宫内膜、膀胱、肾、卵巢、前列腺和甲状腺癌的危险。Higginson 等指出,高脂肪食品可能引发乳腺癌、直肠癌、胰腺癌和前列腺癌。含大量红肉的膳食很可能增加结、直肠癌的危险性,这类膳食也可能增加胰腺、乳腺、前列腺和肾癌的危险性。

乙醇本身无致癌作用,但可加强其他致癌物的作用,其机制可能是改变了细胞膜的渗透性或作为致癌物的一种溶剂,使致癌物容易进入对其敏感的器官组织。浙江肿瘤研究所进行的动物实验发现,单用高浓度食盐未发生胃癌,而致癌剂(甲基硝基亚硝基胍,MNNG)与高浓度食盐并用时胃癌的发生率较单用致癌剂明显增加,因此认为高浓度食盐是一种促癌剂。高浓度食盐破坏胃黏膜屏障,使致癌物直接接触其作用部位,并增加致癌物在胃内的合成。

不良的饮食习惯、嗜好和发生胃癌的危险性有关。上海调查发现不同饮食行为患胃癌的相对危险度分别是:三餐不按时的人为 2.65;暴饮暴食者为 3.82;进食快者为 1.61;进餐时经常生气者为 7.0;喜食重盐者为 2.64;烫食为 2.04;干硬食为 1.80;喜生食者为 0.63;冷食者为 0.64;软食为 0.60。一般认为有不良饮食习惯者易使胃黏膜受损伤,增加对致癌物质的易感性,并容易导致胃肠道功能紊乱以致全身代谢紊乱。

(三) 进展阶段

在癌进展阶段,含有大量脂肪的高能量膳食可产生更多的脂质过氧化物和氧自由基,这些自由基在癌形成后期对 DNA、核酸等大分子物质有巨大的破坏作用,然而在植物性食物中广泛存在的抗氧化剂则可减少自由基的产生。

已表明有许多癌基因的结构、转录和表达与营养素密切相关。与肝癌相关的转甲状腺素

(transthyretin,TTR)基因可能与视甲酸的转运有关,加入视甲酸后可明显抑制肝癌细胞的生长。绿叶蔬菜中的类胡萝卜素是一类有效的抗氧化剂,可保护生物器官、组织和细胞免受自由基的氧化破坏。1995 年 Lo GS 等的流行病学研究表明,大豆摄入量与乳腺癌、胰腺癌、结肠癌、肺癌和胃癌等许多癌症的发病率呈相反关系。动物试验和人体癌组织培养的研究结果已经证明大豆中天然存在的异黄酮(isoflavones)、蛋白酶抑制剂(protease inhibitors)、植酸(phytate)和特殊的氨基酸模式(specific amino acid profile)具有抗癌作用,其中染料木黄酮(genistein)的抗癌机制可能包括:①抑制酪蛋白激酶;②抑制血管瘤的形成(angiogenesis);③抗氧化作用;④竞争性结合到雌激素受体部位。蔬菜中所含叶酸的抑癌作用与其减少 DNA 低甲基化(hypomethylation)和染色体断裂有关。

此外,蔬菜可能含有多种抗癌成分,如类胡萝卜素、谷胱甘肽、钙、维生素 C、维生素 B_2 和维生素 E、硒、膳食纤维、β-硫代葡萄糖苷酸、吲哚、异硫氢酸酯、类黄酮、酚、蛋白酶抑制因子、植物固醇、葱化合物、柠檬烯等。这些成分有相互渗透的抗癌作用机制,包括诱导解毒酶、提高抗氧化防卫能力、阻断自由基反应、提高免疫力、抑制突变作用、抑制致癌物的合成、提供抗癌物质形成的底物、稀释和结合消化道致癌物、改变激素的代谢及其他机制。

总之,总的膳食质量决定于体内营养状况,从而决定着癌变过程的转归。如果膳食中含致癌物或促癌因素多,而含抗癌成分或抗癌因素少,则促癌;反之则抑癌。

二、食物与癌症的关系

(一) 谷类

谷类食物 70% 是淀粉(重量比),谷类还提供非淀粉的纤维素、蛋白质、B 族维生素、维生素 E、各种微量元素和一些生物活性物质。谷类中的营养成分很大程度上受到加工过程的影响,大多数纤维素在谷类的外层,常常因为加工制作而被丢失;谷类食物蒸烹方式和如何食用会影响碳水化合物的消化和个体血糖效应。谷类食物食用目前存在两个问题:①在发达国家,谷类的摄入量越来越少;②谷类食物常在加工后摄入,精制的谷类缺乏外层的纤维素和维生素。完整的谷类可能能预防结肠/直肠癌的发生,但是谷类容易受到真菌毒素污染,而黄曲霉毒素污染的食物是导致肝癌发生的一个确定因素。

(二) 蔬菜和水果

蔬菜和水果富含维生素、矿物质和其他生物活性物质。在大部分国家,蔬菜和水果提供 5%~10% 的能量。大量的流行病学、临床试验、动物试验和体外试验结果表明,摄入蔬菜和水果与消化道(口、咽、喉、食管、胃)肿瘤的保护因素,还可能降低宫颈癌、卵巢癌、子宫内膜异位症、甲状腺癌、肝癌、前列腺癌和肾癌的发病率。葱属蔬菜很可能预防胃癌,蔬菜和水果一般低能量、脂肪含量少,并含各种微量营养素,因而有助于减少肥胖和对抗心血管疾病,并对抗与超重或肥胖相关的癌症;高纤维素有助于防治糖尿病、降低胆固醇、对抗肠息肉的发生和其他消化道疾病,并增加肠道有害物质的排出;钾离子有助于控制血压,减少脑卒中和心脏疾病。蔬菜中的植物固醇能抑制胆固醇的吸收,也有利于降低血清胆固醇浓度,因而可降低与胆固醇升高相关的癌症的危险性。有研究报道,植物固醇能抑制化学诱导的直肠癌的发生。此外,蔬菜和水果也含有较高的叶酸和少量的植物异黄酮,而叶酸和异黄酮可发挥抗癌作用。

陈君石等报告,在食物、营养和癌症的关系中只有蔬菜和水果的保护作用是最具有说服力和经得起时间考验的。Black 等有关 156 种水果、蔬菜和肿瘤的研究指出:水果和蔬菜所含成分差异很大,不同成分对于肿瘤不同形成阶段所起的作用不同,选用多种蔬菜和水果比选用单一的好。

(三) 动物性食物

动物性食物含20%左右的蛋白质,脂肪含量变异较大,如瘦肉和鱼类大约含4%的脂肪,而肥肉含30%~40%的脂肪。畜肉类的脂肪中40%~50%为饱和脂肪酸。鱼类脂肪中饱和脂肪酸低于20%~25%,并富含n-3(ω-3)不饱和脂肪酸。畜禽肉含有丰富的维生素B_6、维生素B_{12}和易吸收的铁、锌、硒。鱼含有丰富的维生素A、维生素D。鸡蛋中蛋清含有清蛋白,蛋黄含有钙、维生素A、维生素D、维生素B_1、维生素B_2、卵磷脂和较高的胆固醇。牛奶、奶酪、酸奶富含钙、维生素B_2和维生素B_{12}和维生素A。

奶及制品对肿瘤的发生一般没有明显的影响,奶制品较多时有可能增加前列腺癌发生的危险性,其机制可能与钙太多使维生素D代谢为$1,25-(OH)_2-D_3$的转化率下降,进而促进前列腺的细胞增殖有关。

含大量红肉(牛、羊和猪肉)和加工肉类的膳食能增加结、直肠癌的危险性,有可能增加食管、胰腺癌的危险性。红肉类增加结肠/直肠癌的发病机制包括:①肉类摄入增加导致大肠致癌物如亚硝基化合物的增加;②一些肉类高温烹饪时可产生杂环胺和多环芳烃;③红肉含有血红素铁,游离铁离子可导致自由基的生成。

(四) 豆类

豆类对肿瘤危险性研究目前尚无统一结论。大约有54项有关豆类和胃癌的流行病学研究,大多数的研究认为高摄入豆类减少胃癌发生的危险性。由于豆类含有大量的异黄酮,实验室研究结果表明其具有抗癌性,大豆中的皂苷和其他生物活性物质也可能有抗癌作用。不过这方面的证据尚不够充分。

(五) 茶叶

茶叶中的多酚类化合物占茶叶干重的20%~35%,由30多种酚类物质组成,统称茶多酚。按其化学结构可分为4类:儿茶素、黄酮及黄酮醇类、花青素及花白素、酚酸类和缩酚酸类。

许多研究表明,茶叶及茶多酚对肿瘤有化学预防作用,尤其是绿茶,对实验性肿瘤具有一定的化学预防作用,并证实其主要物质基础是茶多酚,其他物质如维生素C、维生素E、胡萝卜素、微量元素硒等物质也有一定作用。但茶叶对肿瘤的抑制作用也有相反的报道,目前还不能对茶叶与肿瘤的关系作出结论。

(六) 含乙醇(酒精)饮料

含乙醇(酒精)饮料是口腔癌、咽癌、喉癌、食管癌、结肠/直肠癌(男性)和乳腺癌的危险因素之一,也可能是肝癌和结肠/直肠癌(女性)的危险因素。

三、能量、营养素及植物化学物与癌症的关系

(一) 食物中能量

能量摄入下降,癌症发生率下降。动物实验中,发现在致癌条件下限制实验动物的能量摄入,限食动物癌症发生时间可推迟至正常喂养的动物死亡之后,但是,没有试验证据表明人类中存在这种效应。

过多能量摄入可促进癌症的过程仍然不清楚,但一些研究者估计与肾上腺产生的激素有关。高能量摄入刺激肾上腺激素的释放,这些激素可导致炎症,而炎症可刺激肿瘤的生长。限制能量摄入抑制了肾上腺素的释放。另一种观点是肥胖以及肥胖引起的胰岛素抵抗,可促进

癌的形成。不管是何种理论何种机制,重要的是,高能量膳食能够加重其他致癌物的损伤效应。因此,应该适度摄入能量。

(二) 脂肪与脂肪酸

动物实验研究提示高脂摄入可能与癌的形成相关。然而,仅给动物喂饲脂肪不足以引发肿瘤,动物还必须暴露于某种已知的致癌物。暴露于致癌物后,喂饲高脂膳的动物比喂饲低脂膳的动物产生癌肿更多、更快。因此,脂肪似乎是一种较强的促癌剂而不是启动剂。

在人类,高脂、高胆固醇膳食与许多形式的癌症呈正相关。有关膳食脂肪与某些癌症的理论如下:当烹调温度过高时,食物中脂肪易于被氧化。在体内,被氧化的脂肪化合物可产生氧化的应激环境,这种环境可引发结肠和直肠组织的癌性病变。另一种理论是,高脂膳促进癌发生是因为引起了某种激素的分泌,而这种激素有利于某些癌的形成。脂肪还刺激胆汁分泌,结肠中的微生物可将胆汁转变为致癌物。

仅某些形式的脂肪有上述作用,而且这方面的研究结果也有相互矛盾之处。如一些结果显示亚油酸与癌症的促进有关,然而仅在动物性食品中存在的一种化学修饰的亚油酸似乎对癌症具有保护作用。饱和脂肪似乎比同等数量的不饱和脂肪酸或 n-3(ω-3)脂肪酸在结肠的最终浓度大,粪便中的脂肪与结肠的致癌作用有关。此外,一些证据表明来自鱼类的n-3(ω-3)脂肪酸可能对癌症具有预防作用,而不是促进作用。无论如何,适度的脂肪摄入仍然是一个合理的原则。

(三) 维生素

与癌症发生有关的维生素主要有维生素A、维生素C、维生素E和B族维生素。维生素E、维生素C和β-胡萝卜素因具有抗氧化性而具有抗癌作用;其他维生素以其他方式抗癌,如抗促癌剂作用,这类维生素包括维生素B_6、维生素B_{12}和泛酸。维生素A调节细胞的正常分化和增生;有助于维持机体正常的免疫功能,免疫细胞能识别癌细胞并在形成癌肿以前杀死癌细胞。叶酸具有抗宫颈癌和其他癌肿的作用。宫颈癌的根本病因是一种常为无症状的性传播性病毒——人类乳头状瘤病毒(HPV),而膳食中叶酸不足与这种病毒的激活有关。单就此原因,所有的性活动期妇女均应注意其叶酸的需要。

1. **类胡萝卜素** 目前大多数研究显示类胡萝卜素的摄入可降低肺癌,食管癌,胃癌,结、直肠癌,乳腺癌和子宫癌发病的危险性。对类胡萝卜素抗肿瘤作用机制研究,主要来自对β-胡萝卜素和番茄红素抗肿瘤的作用研究,涉及以下几方面:①在动物体内β-胡萝卜素转化为维生素A而发挥抗肿瘤作用,包括对致癌剂与癌变过程的直接拮抗或阻断,对基因表达的调控,并参与生长因子的合成,增强机体的免疫力;②β-胡萝卜素本身代谢能直接控制靶细胞的分化和增殖;③β-胡萝卜素具有自由基的淬灭剂或捕获剂的功能,减少自由基对DNA的损伤;④诱导Ⅱ相解毒酶的活性。

2. **维生素C** 流行病学调查显示:食管癌和胃癌高发区居民维生素C摄入量低。我国食管癌高发区普遍缺少新鲜水果和蔬菜,使用维生素C后可阻止食管上皮细胞增生转化为癌,同样有研究证明维生素C摄入增加,喉癌和宫颈癌发病的危险性下降。维生素C还能降低鼻咽癌、口腔癌、肺癌、胰腺癌和子宫癌的发病危险性。

维生素C的抗癌机制有:①阻断致癌物亚硝基化合物的形成,减少致癌物的作用;②阻止癌细胞的转化,使癌细胞生长受阻,如维生素C可阻止DMBA的促细胞生长作用;③阻止终致癌物的形成;④对某些癌可能与其抗氧化作用及减少DNA加合物的形成有关;⑤对于胃癌,可能通过抑制幽门螺杆菌而发挥减低胃癌危险性的作用。

3. 维生素 E 维生素 E 的作用主要是抗氧化,对心血管的作用较明显。除此之外,维生素 E 还具有阻断致癌性的亚硝基化合物形成的能力。在这一方面,维生素 E 的作用比维生素 C 的作用更明显。在动物试验也证明,维生素 E 具有降低二甲基苯诱发动物乳腺癌发生的作用。

4. 其他维生素 B 族维生素缺乏时,会影响机体的免疫功能和正常的代谢,这都将影响肿瘤的发生。有研究报道,前致癌物的活化和 B 族维生素有关。如维生素 B_2 对二甲基偶氮苯所诱发的大鼠肝癌有对抗作用,这可能与黄素酶系统加强去毒作用有关。食管癌高发区的居民主食中维生素 B_2 和烟酸不足。B 族维生素对化学致癌作用比较复杂,有研究认为维生素 B_2 还可增加其他化合物的致癌作用,因为前致癌物变成终致癌物的活化需要维生素 B_2。

（四）矿物质

1. 钙 一些证据提示高钙膳食有助于预防结肠癌。Newmark 等提出钙能与胆酸在肠腔内结合,从而抑制了它们的增生和致癌作用。已有动物实验表明,食物中的钙对胆酸引起的肠黏膜损伤和实验性肠内致癌效应有一种预防作用。一项大型、长期的人群研究发现结肠癌病人钙和维生素 D 的摄入量稍低于非结肠癌病人,既使研究者在分析时去除了膳食脂肪的效应,钙摄入越多的人群其结肠癌的发生越少。然而,流行病学研究结果并不一致,另一些研究表明未发现两者相关。也有认为奶制品较多时可能增加前列腺癌发生与钙有关。但鉴于钙的其他益处,建议每人都应保证其每日钙的需要得到满足。

2. 硒 硒与癌症的关系,在微量元素中是研究最多的。27 个国家地区的调查资料表明,癌症的死亡率与食物中的硒成负相关。大部分研究表明食物中缺硒增加某些癌症的危险性,促进癌症的发生、发展,而补充适量的硒可减少癌症的发病率、延缓癌症的发展。在动物干预试验中,5 mg/kg 的硒能预防二甲基苯诱导大鼠肝癌的作用。此外,硒还能控制多种致癌物对试验动物的致癌作用,这些致癌物包括 3-甲基胆蒽、苯、黄曲霉毒素、二甲基肼和氯化偶氮甲烷。

目前关于硒抑癌作用的机制有以下几种学说:①硒可以阻断致癌物在体内的代谢或活化过程;②硒是谷胱甘肽过氧化物酶的成分,具有抗氧化作用,保护生物膜和防止 DNA 受损;③硒可抑制癌细胞的能量代谢;④硒可抑制肿瘤细胞的繁殖。

3. 锌 锌参与体内 200 多种酶活性中心的构成,在机体代谢中发挥重要作用。锌也是 DNA 和 RNA 聚合酶的结构成分,从而对核酸代谢和机体的免疫监护功能起重要作用。锌可以促进膜中巯基与磷脂的稳定性,并增强膜结构对氧自由基的抗击能力;锌可以诱导金属硫蛋白的合成,而金属硫蛋白可能具有较强的防止氧化损伤的作用。从锌在体内起重要作用来推断,人类饮食中缺锌可能影响癌症的发生,但人群流行病学关于锌与癌症关系的报道不一致,有许多研究表明食管癌、肝癌、胃癌、乳腺癌和骨癌病人往往出现低血清锌状况。

4. 碘 碘缺乏或过多都会增加甲状腺肿瘤的危险性。一般认为滤泡状甲状腺癌与碘缺乏有关,而乳头状甲状腺癌与碘摄入过量有关。病例对照研究发现碘缺乏与甲状腺癌危险性呈相关性,而长时间大量摄入含碘高的食物（如海产品）可阻断甲状腺对碘的摄取,导致甲状腺肿,从而增加甲状腺癌的危险性。

（五）膳食纤维

Burkitt 等在 1972 年发现膳食中低纤维素与结肠癌的发病呈正相关,随后人们进行了大量的流行病学调查研究证实了膳食纤维具有抗直肠癌的作用。除此之外,高膳食纤维可能降低胰腺癌发病的危险性。美国进行的一项研究表明,摄入粗纤维与直肠癌呈负相关,摄入蔬菜水果可减少结肠癌发生的危险性,但摄入较多的谷类作用不明显。膳食纤维对癌症的影响大多来自富含纤维素的蔬菜、水果,而这种结果又受到蔬菜、水果中微量元素、维生素、植物固醇和黄酮等有机物的影响,因而难以排除膳食中其他成分的作用,或不能排除膳食中各成分与纤维素的相互作用。因此,是高纤维膳食(如丰富的蔬菜水果)的某些特性而不是纤维素本身可能有助于对抗其他形式的癌症(结、直肠癌以外的癌症)。

膳食纤维抑制直肠癌或其他癌的作用机制包括:①缩短粪便通过时间、增加粪便量,稀释大肠内容物及排便次数,吸收毒素并排出体外,即减少了有害物质接触肠道细胞的时间和接触剂量。②为正常存在于大肠内的菌群提供发酵的底物,膳食纤维酵解后产生的短链脂肪酸阻止细胞生长、分裂和选择健康细胞,并可刺激回肠末端收缩,因而增加了结肠的运动。③促进胆汁的分泌,纤维素可与胆汁酸及其代谢产物、胆固醇结合,减少初级胆汁酸和次级胆汁酸对肠黏膜的刺激作用。④在结肠内产生有益的类激素样物质。⑤清除肠内容物中的自由基;刺激机体的免疫系统对抗致癌作用。

(六) 植物化学物

有关植物化学物抗癌作用的资料大多来自动物试验,这些试验结果表明这些物质具有抗癌作用,并提出了一些似乎合理的生物学机制。

1. 葱属化合物　在大蒜或洋葱产量很高的地区,人群的胃癌死亡率很低,葱属化合物可能通过诱导酶的解毒作用而具有抗癌作用,另外它们有抗胃幽门螺杆菌的作用。但由于关于人类的资料还很少,而且动物试验中这些物质的摄入水平远远高于人类从膳食中所获得的水平,因此尚不能确切地下结论。

2. 吲哚类化合物　吲哚类化合物可以增强雌二醇在肝脏的 α-羟化过程,使其活性降低,从而可能预防与雌激素有关的癌。其可通过诱导肝脏混合功能氧化酶的活性而抑制化学物质的致癌作用。但它对多种致癌物即有活化作用也有解毒作用。

3. 叶绿素　叶绿素抗诱变作用的研究多为 Ames 实验的结果,结果表明叶绿素既能抗移码突变,又能抗碱基置换突变;能抑制苯并芘、3-甲基胆蒽等多环芳烃、N-甲基-N′-亚硝基脲、黄曲霉毒素 B_1(AFB$_1$),某些工业毒物,如防化剂 MB、邻硝基苯胺、邻苯二胺及某些抗肿瘤药如柔红霉素等诱变剂的诱变作用。此外,它还能抑制日常生活环境和膳食中经常接触的复杂混合物如炸牛肉、炸羊肉提取物、香烟烟雾、柴油机引擎排出尘粒等诱变作用。叶绿素在哺乳动物体内的研究报道较少,有的研究表明它可抑制环磷酰胺引起的小鼠骨髓微核的形成,可能有抗癌作用。

叶绿素的抗诱变机制不明了,它可影响某些酶活性,如抑制肝微粒体酶系、减少肝微粒体细胞色素 P450 的含量、抑制氨基比林去甲基酶、苯胺羟化酶以及 NADPH-细胞色素 C 还原酶的活性。另外,叶绿素可能与清除自由基有关,叶绿素分子内有较强的电子共振和移位,推测其可有效地获取亲电基团和自由基。

4. D-萱烯　又称柠檬烯或柠檬苦素,属类萜烯化合物,来自香精橘子油、苍耳籽油和芹菜籽油。以含 D-萱烯为主的橘子油可抑制由苯并芘诱导的肿瘤,对 DMBA 和 TPA 诱导的乳腺癌的起始阶段也有明显的抑制作用,并显示明显的剂量效应关系。由于 D-萱烯对于各种直接和间接致癌物诱导产生的各部位肿瘤有明显的抑制作用,而且在癌症起始阶段和促进阶段都有效,提示 D-萱烯能抑制微粒体内参与激活前致癌物的细胞色素 P450 混合功能氧化酶的活性,阻断终致癌物的形成。D-萱烯还能升高 GST 的活性,使亲电子性致癌物与内源性谷胱甘肽结合而排出体外,因而保护了蛋白质、核酸等亲核物质。

5. 黄酮类化合物(flavonoids)　黄酮类化合物已被证实能抑制肿瘤的发生。如芦丁、桑黄素能抑制苯并芘对小鼠皮肤的致癌作用;芹黄素、山柰酚、槲斗素对 AFB_1 与 DNA 加合物形成有抑制作用等。黄酮类化合物的抗突变、抗癌机制一方面的化学预防作用,即与终致癌物、致突变物直接反应达到去毒作用,另一方面可抑制肿瘤细胞 DNA 合成,从而抑制肿瘤细胞生成,发挥细胞毒作用。黄酮类还具有抗氧化功能,这是黄酮类抗癌作用的另一机制。有研究表明黄酮类参与将细胞内致癌物泵出细胞外的调节。还有一些黄酮类可诱导混合功能氧化酶的活性,因而黄酮类就有可能具有阻止或增加致癌的双重作用,这一特性取决于所涉及的致癌物。

6. 姜黄素　姜黄素来自姜黄,是一种多酚类化合物,具有很强的抗氧化作用、自由基清除作用和强有力的抗亚硝基化作用。在吸烟者中,姜黄素可以减少尿中致突变物的含量,而在非吸烟者无此作用。动物实验显示姜黄素具有抑制肿瘤发展的作用。在小鼠,姜黄素可增加谷胱甘肽转移酶(GST)的活性和抑制化学物的致癌作用;在大鼠,姜黄素可减少化学物引起的 DNA 加合物的形成。

四、食物中的致癌物

食物致癌物根据其来源可分为三大类:①食物在一定储存条件下自身变化所形成的,如 N-亚硝基化合物;②食物在加工过程中产生的,如多环芳烃类化合物和杂环胺类化合物;③食物受污染后所形成或残留的致癌物,如黄曲霉毒素、农药和工业三废等。

流行病学调查已证实了某些癌症与这三大类致癌物有关,如中国林县食管癌与当地居民喜食的酸菜中高含量 N-亚硝基化合物有关。广东地区高发的肝癌与居民主食大米中含较高的黄曲霉毒素有关。冰岛地区胃癌高发与当地居民喜食的熏烤牛羊肉中含较高的多环芳烃类化合物有关。

食物加工过程中不仅能产生致癌物,而且也能影响食物中抗致癌物的含量和影响其生物学功能。如食物的加工影响番茄红素的吸收和血浆中的含量。所以既要重视食物加工过程中致癌物的产生,也不能忽视加工过程中抗癌营养素或植物化学物的改变和破坏。

食物储存过程中受到真菌的污染而产生黄曲霉毒素受到广泛地重视和研究。黄曲霉毒素诱发肝癌的作用是相当肯定的。黄曲霉毒素有很强的急性毒性和明显的慢性毒性作用,持续摄入黄曲霉毒素所造成的慢性毒性,主要表现在动物生长障碍,肝脏急、慢性损伤,长期发展成肝硬化和肝癌。

农业生产过程中常常使用多种化学物质,如农药、化肥和兽药等。这些化学物质可能残留在人类的食物链中。如有机氯农药 DDT 能够积聚在食物中人体内。动物实验研究显示 DDT 是有致癌作用的。化肥的使用可以促进农业的产量,但是化肥增加食物中硝酸盐,估计英国人每日食入硝酸盐为 30~185 mg,平均为 54 mg。此外,工业化的生产、化学物质的处理,使得许多食物和饮料中含有化学成分和毒物,如食物易于被包装中的微量重金属污染,食物被多氯联苯、二噁英污染。这些物质的毒性很高,在动物实验中显示出致癌作用。多氯联苯、多溴联苯和二噁英等在环境中非常稳定,易蓄积和具有终毒性,这些毒物可积蓄在人体脂肪和分泌在人的乳汁中。有些毒物的残基表现为激素作用,可以增加激素反应组织发生肿瘤的危险性,如乳腺组织、卵巢和前列腺。

到目前为止,动物实验中已经证明这些污染物具有致癌毒性,但是很少有相关的人群的流行病学研究。由于这些污染物广泛存在和其毒性作用,尽快研究食物中污染物对肿瘤发生影响的作用机制和人体的允许摄入范围是十分迫切的。

五、防癌膳食建议

通过切实可行的合理膳食措施和健康的生活方式,可望减少全球的癌症发病率30%~40%。世界癌症研究基金会(WCRF)和美国癌症研究所(AICR)提出的膳食建议(2007年)如下。

(1) 身材尽量保持在正常体重范围内。21岁时能使体重处于正常BMI的低端。

(2) 将从事积极的身体活动作为日常生活的一部分。每日至少30 min的中等身体活动(相当于快走)。

(3) 限制进食热量密度高的食物(特别是高糖分或低纤维或高脂肪的加工食物),避免饮用含糖的饮品。

(4) 以植物来源的食物为主。多吃不同种类的蔬果、全谷物和豆类食物。

(5) 限制红肉(如牛肉、猪肉和羊肉)进食量,避免食用加工的肉制品。

(6) 限制含乙醇饮料。如要喝酒,男士每日不超过两份,而女士不超过一份(一份酒含10~15 g乙醇)。

(7) 限制盐的摄入量,每日盐的摄入量低于6 g。

(8) 强调通过膳食本身满足营养需要。不推荐使用营养补充剂来预防癌症。

(9) 母乳喂养。最理想是母乳喂哺婴儿至6个月大,然后添加其他液体和食物。研究显示喂哺母乳能有助母亲预防癌症,以及预防婴儿体重过度增加。

(10) 癌症病人治疗后应遵循癌症预防的建议。

(王 劲)

第十四章 手术与灼伤

第一节 概 述

无论是手术或是灼伤,都会不同程度地造成营养不良。据 Bristrion 报道,美国一个大医院的外科病人中,有50%患有蛋白质能量营养不良。英国的普外病房中也有相同的情况,当病人接受大手术后住院日期超过1周时,有50%的病人有贫血、体重下降、肌肉消耗、血浆白蛋白和运铁蛋白低下及维生素缺乏。国内也有类似报道,营养不良的发生率亦达40%~50%。

引起营养不良的原因主要与手术或灼伤、创伤引起的超高代谢及医源性的半饥饿或饥饿有关。创伤引起的超高代谢可使蛋白质、脂肪和糖原大量分解,能量、矿物质和维生素消耗及丢失增加;医源性如诊断检查或治疗所需要的禁食,并发症引起的厌食、胃肠不良反应等都可使营养素得不到充分的补充更加重营养不良。

营养状况对手术和灼伤的痊愈有着十分密切的关系。如果手术或灼伤前有良好的营养状况,治疗就能顺利进行,及早康复。但如果有营养缺乏,在创伤治疗过程中又没有得到良好的营养支持,常因抵抗力下降,不能及时防止或控制感染,使创口愈合延迟,甚至使治疗失败而导致死亡。据临床观察,营养状况良好的健康人可耐受体重减轻5%~10%,而对组织器官的功能无明显影响;当体重减轻35%~40%时,体内蛋白质、脂肪等明显减少,各脏器的功能丧失,除个别外,一般很难存活。

鉴于创伤治疗中营养支持的重要性,创伤营养学得到了快速发展。现已对不同创伤类型的营养素代谢、营养素需要量、营养素在创伤治疗中的作用以及创伤营养治疗方法等方面进行了深入的研究,获得了大量的营养治疗经验和充分的理论依据。特别是静脉全营养及经肠营养的应用,使得创伤营养治疗获得极大成功。目前手术和灼伤治疗中,营养支持已成为不可缺少的重要支柱。

第二节 手术与灼伤病人的代谢变化

手术和灼伤病人因损伤程度和治疗过程不同,所表现出的代谢改变也不相同,但所有的代谢改变,都是在内分泌变化等因素的作用下发生的。

一、手术后代谢变化

根据手术后内分泌及代谢变化特点,可分为三期:分解代谢旺盛期、转折点期和合成代谢期。

(一) 分解代谢旺盛期

由于手术、麻醉、禁食饥饿等应激因素的影响,内分泌发生明显改变,其主要特点是肾上腺皮质和髓质激素分泌增加,胰岛素生成减弱,胰高血糖素升高,生长激素、甲状腺素、血管升压素(抗利尿激素)及醛固酮增多,故此期也称"肾上腺能-类皮质激素"期。此期的代谢变化特点是肝糖原和肌糖原分解为葡萄糖进入血液,使血糖保持较高的浓度,以保证主要以葡萄糖为能源的脑组织、外周神经、红细胞、白细胞、某些吞噬细胞以及肾髓质等组织和细胞在机体应激时的需要。机体各组织,特别是肌组织蛋白质分解为氨基酸,以供伤口愈合所需的底物和肝脏合成应激蛋白或葡萄糖异生的前体。脂肪组织脂肪动员加强,使血中脂肪酸和甘油浓度升高,前者可氧化供能,后者可作为糖原异生的原料。机体对水负荷的排泄能力受抑制,引起水和钠潴留,手术伤口可发生不同程度的水肿。由于肌蛋白的动用,可出现负氮平衡,可达5～15 g/d,损伤愈重,负氮平衡愈大;脂肪的动用,可表现出消瘦。此期体内某些蛋白质合成并未减弱,包括代谢所需要的各种酶类、抗体、免疫球蛋白、补体、肽类激素和其他应激蛋白等。

(二) 转折点期

又称皮质激素撤销期。如果没有手术并发症,约从第4日或第5日开始,持续3～4 d。内分泌的变化逐渐缓和,去甲肾上腺素和肾上腺素分泌减少,胰岛素抑制的情况减轻,胰高血糖素下降,糖皮质激素逐渐恢复正常。此时,组织蛋白分解和脂肪动用减少,负氮平衡降低,出现代谢转折。尿和钠排出增多。此期机体仍处于负氮平衡。

(三) 早期合成代谢期

约在手术后8～14 d,也称康复早期。促进分解代谢的内分泌激素基本恢复到手术前水平,生长激素及胰岛素等促进合成代谢的激素占优势。如果能供给充足的能量和蛋白质,可出现正氮平衡。若每日达到正氮平衡2～4 g时,可获得瘦体组织60～120 g/d。

(四) 后期合成代谢期

也称外科康复期或脂肪累计期。氮代谢平衡,但仍处于合成代谢范围。体蛋白恢复至正常水平后,脂肪开始累积,体重逐渐恢复正常。

二、灼伤后代谢变化

灼伤后代谢变化可分为两期,即低落期和高涨期。前者是灼伤后立即发生的一个早而短的反应,为1～2 d,相当于病人的休克反应,此期的基础代谢下降。随着有效的复苏,病人很快进入高涨期,从灼伤后2～3 d起一直到创面大部愈合,可持续数周到数月。高涨期是体内代谢最旺盛的阶段,主要代谢变化就发生在此期。

(一) 能量代谢

自灼伤后2～3 d起,静息代谢率开始明显增加,可超高正常人的1.5～2倍,在6～7 d达到高峰,以后随创面愈合或感染消退逐渐下降到基础水平。代谢率的增加与灼伤面积有关。当灼伤面积小于50%时,代谢率随灼伤面积的增加而直线上升;大于50%时代谢率的增高就不明显了。高代谢主要表现在高体温、高循环、高度换气和创面的高水分蒸发。

(二) 蛋白质代谢

分解代谢增强,尿氮排出增多,呈负氮平衡,与灼伤程度呈正比。一般在灼伤后1～2周为高峰,以后逐渐降低,可持续数日或数周,甚至上月。灼伤面积大于50%体表面积时,每日丢失氮可达30 g左右。蛋白质分解产生的氮约80%～90%以尿素氮的形式自尿中排出,其余部分可由创面和粪等途径丢失。体重减少,灼伤面积大于40%体表面积时,体重减少20%;如果长时间感染,体重可失去1/3,此时病人衰弱无力,恶病质,有生命危险。

氨基酸代谢也发生明显变化。改变特点为血清氨基酸总量降低,氨基酸谱改变。多数氨基酸包括亮氨酸、异亮氨酸、缬氨酸、精氨酸、脯氨酸、丝氨酸、苏氨酸和半胱氨酸浓度降低,谷氨酸、苯并氨酸和天冬氨酸浓度升高,其他氨基酸无明显改变。

蛋白质分解代谢增强的同时,合成代谢也在不断进行。若没有充足蛋白质或氨基酸的供给,合成代谢受抑制,更加重负氮平衡,出现低蛋白血症。

(三) 糖代谢

灼伤早期,体内储备的肝糖原迅速分解,血糖明显升高,可达 44.0~55.5 mmol/L,并与灼伤的程度成正比。这种因创伤应激引起的高血糖倾向,称创伤性糖尿病。高血糖有利于保证靠葡萄糖供能组织的能量供应。由于糖原储备有限,仅能提供 10 余小时,故灼伤后血糖维持主要依靠糖异生。

灼伤病人的葡萄糖代谢约 70% 是以无氧代谢或少氧途径进行的,因此可产生大量的乳酸引起乳酸血症,这些乳酸可进入肝脏再合成葡萄糖。

灼伤病人都有不同程度糖耐量降低,可能与肝脏和细胞内出现的胰岛素抵抗有关。如果补充过高的能量和糖,有可能引起胰岛细胞受损,胰腺功能障碍。

(四) 脂肪代谢

灼伤后脂肪被大量动用分解,重者一日可达 600 g。脂肪的大量分解可使血清游离脂肪酸和三酰甘油浓度明显升高。人体总脂肪减少 50% 无明显危害,但过度脂解则有害,如易发生脂肪肝,影响红细胞膜脂肪酸组成使其形态改变以及免疫功能降低等。如果灼伤病人能得到适量的能源支持,就可减少脂肪的动用量。

(五) 水、矿物质

灼伤早期由于毛细血管通透性增加,大量水与钠自创面丢失或潴留在组织间隙,可使血容量降低、血液浓缩、血黏度增加等。细胞破坏可引起血清钾和其他细胞内液矿物质及微量元素含量升高;到高涨期,尿排出和创面丢失增加,则血清含量下降。钾磷代谢常与氮代谢平行而出现负平衡。尿钙排出增多,但血清钙在正常范围。锌可自创面和尿中丢失引血锌下降,如未能及时补充,可引起锌缺乏。镁的变化与锌相似。

(六) 维生素

由于灼伤的超高代谢,维生素特别是 B 族维生素消耗明显增加,且从创面也可丢失,因此可发生维生素严重缺乏。血清维生素 A、维生素 E 水平下降,尿负荷试验可见维生素 B_1、维生素 B_2、维生素 C 和烟酸排出减少,表明体内这些维生素不足。

第三节 手术与灼伤病人的营养素需要量

由于手术与灼伤损伤程度和代谢变化不同,因此营养需要上也略有差异。

一、手术病人营养素需要量

(一) 手术前

为了使病人在手术前有良好的营养状况及较多的营养素储备,防止手术后分解代谢期体重的明显下降及营养素缺乏,手术前就应当注意营养素的充分供给。

如果没有手术禁忌,应在正常需要的基础上适当增加能量、蛋白质和维生素的数量。一般能量每日应达 8 368~10 460 kJ(2 000~2 500 kcal);蛋白质含量应占总能量的 20%,其中 50% 应为动物蛋白;其余由脂肪提供 15%,碳水化合物提供 65%。每日维生素 C 应供给为 100 mg、维生素 B_1 5 mg、维生素 B_6 6 mg、胡萝卜素 3 mg、烟酸 50 mg。若有出血或凝血机制降低时,应注意维生素 K 的补充。

(二) 手术后

如果手术后无高代谢及并发症,用葡萄糖水溶液静脉补充,可维持数日不至于发生明显的营养不良,但是如果病人体重已丧失 10%,就需要确定营养素需要量,给予明确的营养支持。

1. 能量　手术后能量的供给应满足基础代谢、活动及应激因素等的能量消耗。其需要量可按下式计算。

$$能量(维持体重, kcal) = BMR \times 活动系数 \times 应激系数$$
$$BMR(男) = 66.6 + 13.7W + 5H - 6.8A$$
$$BMR(女) = 665.1 + 9.56W + 1.85H - 4.6A$$

W = 体重(kg), H = 身高(cm), A = 年龄(岁); 活动系数:卧床为 1.2, 轻度劳动为 1.3; 应激系数:外科小手术为 1.0~1.1, 大手术为 1.1~1.3。上述公式计算所得能量可维持体重, 如果需恢复体重, 需按下式计算(1 kcal = 4.18 kJ)。

$$能量(获得体重, kcal) = 维持体重的能量(kcal) + 1 000 kcal$$

2. 蛋白质　为了及时纠正负氮平衡,促进合成代谢,蛋白质供给量应适当提高,一般要求每日为 1.5~2.0 g/(kg·d)左右。当蛋白质供给量提高而能量未相应提高时,可使蛋白质利用不完全,因此要求能量和蛋白质比值达到 150:1(kcal:g)。

3. 脂肪　脂肪一般要求占总能量 20%~30%,但需结合病情而定,如肝、胆、胰手术后应限制脂肪。

4. 维生素　如果手术前营养状况良好,术后脂溶性维生素供给无需太多。水溶性维生素在手术后消耗和丢失较多,故应提高供给量,一般以正常需要量 2~3 倍为宜,每日应提供维生素 B_1 20~40 mg,维生素 B_2 20~40 mg,维生素 B_6 20~50 mg,维生素 B_{12} 0.5 mg。维生素 C 是合成胶原蛋白的原料,为伤口愈合所必需,故应大量供给,每日为 1~2 g。骨折病人应适当补充维生素 D,以促进钙磷代谢,有利于骨折愈合。肝胆外科病人,有阻塞性黄疸或肠道术前用抗生素者,由于肠道菌丛改变使得肠道细菌合成维生素 K 减少,也应适当补充。

5. 矿物质　术后随着尿氮丢失,一些矿物质排出量增加,故术后及康复期应注意适当补充,特别要注意钾、锌的补充。矿物质丢失的多少,随手术创伤严重程度而异,应结合血生化测定结果补充。

二、灼伤病人营养素需要量

1. 能量　大面积灼伤后基础代谢明显增加,能量消耗增多,常并发感染发热,故能量供给量应提高,一般成人每日供给 209~251 kJ(50~60 kcal)/kg,儿童为 632 kJ(151 kcal)/kg。也可按前面提出计算公式计算,烧伤面积 0%~20% 时,应激系数为 1.0~1.5;烧伤面积 20%~40% 时,应激系数为 1.5~1.85;烧伤面积 40%~100% 时,应激系数为 1.85~2.05。

2. 蛋白质　由于蛋白质大量分解,故需要量明显增加,约为正常人的 2~4 倍。一般认为成年严重烧伤病人约需 2~3 g/(kg·d),儿童严重烧伤病人为 6~8 g/(kg·d),但这不包括烧伤面积因素。若考虑面积和体重因素,可按下式计算。

$$成人:蛋白质(g/d) = 1 g/kg \times 体重(kg) + 3 g \times 烧伤面积(\%)$$
$$儿童:蛋白质(g/d) = 3 g/kg \times 体重(kg) + 1 g \times 烧伤面积(\%)$$

3. 维生素　由于灼伤病人维生素消耗增加、吸收障碍以及创面渗出丢失等因素的影响,需要量成倍增加。根据一些单位研究,需要量要比正常人高出近 10 倍,并随灼伤面积或程度的增加而加大(表14-1)。

表14-1 灼伤病人主要维生素需要量(成人)

维生素	灼伤面积(%)		
	<30	31~50	51~
维生素 A(μgRE)	3 000	6 000	9 000
维生素 B_1(mg)	30	60	90
维生素 B_2(mg)	20	40	60
维生素 B_{12}(mg)	2	4	6
维生素 C(mg)	300	600	900

4. 矿物质 蛋白质分解代谢的同时伴有钾、磷、钙、镁和锌等离子的大量排出,故也需要注意补充。

一般认为,大面积灼伤病人每日需要补充钠 2.3 mmol/(kg·d),钾 2~3 mmol/(kg·d),镁 0.3~0.4 mmol/(kg·d),磷 0.6~1 mmol/(kg·d),锌 1.5~3 μmol/(kg·d),铁 1.8 μmol/(kg·d),铜 0.4~1 μmol/(kg·d),钙 0.2 mmol/(kg·d)。

5. 水分 灼伤病人经灼伤创面蒸发丢失的水分与灼伤伤面积成正比。因此除正常需要量外应增加创面失水量的补充。其量可按 Samdell's 公式计算:补水量(ml/h) = [25 + 烧伤面积(%)] × 体表面积(m^2)。例如 60% 烧伤面积的病人创面蒸发失水量约需 3 000~3 500 ml/d,加上生理需要量,则这类病人每日的入水量应是 6 000~7 000 ml。

6. 碳水化合物和脂肪 碳水化合物可保护心、肾、肝及防止酸中毒与缓解脱水,同时也是能量最经济的来源,因此要保证供给。一般包括静脉输入的葡萄糖在内,每日可在 400~600 g 之间。脂肪摄入不宜太多,否则会影响食欲,引起胃肠功能紊乱,供给量以占总能量的 30% 左右为宜。

第四节 营养治疗

一、营养治疗的原则

(一) 手术病人

1. 手术前 为了保证病人手术后病程经过良好,减少并发症,尽可能地储备各种营养素,故应采用高能量、高蛋白、高维生素饮食。口服困难者,可鼻饲混合奶、匀浆膳、要素膳,必要时可输血或氨基酸液及脂肪乳剂。

2. 手术后 结合病情和手术部位,确定营养素供给量、进食途径和餐次分配。饮食也应以高能量、高蛋白、高维生素为主,一般从流质开始,逐步过渡到普通饭,最好采用少量多餐方式。

(二) 灼伤病人

根据灼伤的临床过程合理营养。

1. 休克期 补充多种维生素,不强调蛋白质和能量,尽量保护食欲。

2. 感染期 以高维生素饮食为主,逐步增加蛋白质和能量的供给量。蛋白质以优质蛋白为主,至少占总蛋白的 60% 以上。

3. 康复期 膳食组成以高蛋白、高能量、高维生素为主,注意微量元素的补充,逐步增加脂肪摄入,促进迅速康复。

二、营养治疗途径

(一) 营养治疗途径

无论手术或是灼伤,均可采用以下方式进行营养支持。

1. **经口营养** 包括流质、半流食、普通食及特殊饮食等。
2. **管饲营养** 包括经鼻胃管管饲或经胃和肠造瘘管灌注混合奶或要素膳等。
3. **肠外营养** 包括外周静脉滴注葡萄糖盐水、等渗氨基酸液、水解蛋白等或中心静脉注入高渗葡萄糖液及氨基酸、脂肪乳剂等。

(二) 选择的原则

选择营养治疗途径时应尽可能采取简单的方式。凡能接受肠内营养者,尽量避免肠外营养,因为肠内营养经济而安全。病人自己进食是最简单和最经济安全的方式,故经口营养是首选途径。对危重病人,才考虑完全肠外营养。

三、营养治疗方法

(一) 确定供给量和选择营养剂

根据手术类型、部位、并发症等情况或灼伤的程度等,并依据营养治疗的原则,确定营养素供给量。据此制订相应的食谱或确定营养制剂的类型和数量。

(二) 确定营养支持的方式

根据营养途径的选择原则确定营养支持的方式。每种方式的特点和方法如下。

1. **经口营养** 可依据制订的食谱提供营养支持,有经济、安全、简便等优点。可保护胃肠道的消化吸收功能,最主要的是预防肠源性感染。因此,凡是未做气管切开,肠鸣音存在者,均应鼓励口服进食。
2. **鼻饲** 当口服不能满足营养需要,或是颜面部灼伤不能经口进食者,或是病人拒食而消化吸收功能正常者可采用鼻饲。一般用管径为 $0.15 \sim 0.20$ cm 的胶管作鼻饲插管。鼻饲膳食不宜太稠,一般采用混合奶、匀浆膳食或要素膳食。温度以 $37 \sim 38℃$ 为好,过冷可刺激胃肠蠕动引起腹泻。鼻饲开始浓度要低,速度要慢,成人 $40 \sim 50$ ml/h,$7 \sim 10$ d 内逐渐增加至最高,可达 $100 \sim 150$ ml/h。除用吊瓶滴注之外,也可用低速泵,速度 1.4 ml/min,要求缓慢而均匀。鼻饲膳食尽可能等渗,如果渗透压过高,会引起恶心、呕吐。蛋白质过多时易引起高渗性脱水,婴儿和神志不清者更容易发生,故应在鼻饲之间适当增加水分的供给。配制混合奶时最好不超过 4.18 kJ(1 kcal)/ml,尽量加水稀释。要素膳食可用 20% 浓度。鼻饲膳食应新鲜配制,置冰箱内保存,一般不宜超过 24 h。
3. **人工造瘘供给营养** 上消化道灼伤或是肠道梗阻不能进食者,可行空肠造瘘,经瘘管提供营养支持。滴注的营养液须严格消毒,开始应先滴米汤、果汁等,待适应后可增加高压奶或脱脂奶,以后再递增混合奶。配方中蛋白质、蔗糖及能量均不宜过高,还需控制脂肪的用量。滴速 40 ml/h,逐渐增至 120 ml/h,温度应保持 $40 \sim 42℃$。
4. **完全胃肠外营养** 灼伤病人体重丢失 >40% 或热能需要量 > 12 552 kJ(3 000 kcal)/d 而口服和鼻饲一般达不到要求者,或由于胃肠功能紊乱或并发症不能口服或鼻饲者以及严重电解质紊乱需要大量补充高渗溶液者,均需经静脉补充营养素及液体。因高能量高蛋白溶液为高渗性,对周围静脉刺激较大,易发生血栓性静脉炎,故需经中心静脉插管补充营养。此法每日可供热能 12 552~20 920 kJ(3 000~5 000 kcal),蛋白质 100~200 g。

5. **周围静脉营养** 对损伤后体液平衡,电解质成分和血容量恢复作用较快。静脉滴注需用等渗液体。用脂肪乳剂可补充较高的能量。用等渗营养液输注时,即可补充一定量的水分,又可使蛋白质丢失减至最低限度。现认为用联合输注的方法效果最好,即用 4% 氨基酸液与 4%~6% 葡萄糖液同时输注。

(郭俊生)

第十五章 肾脏疾病

肾脏具有三个重要生理功能:排泄、内分泌和代谢。肾脏由百万计的肾单位组成,每个肾单位含有一个肾小球,其将水分、矿物质和废弃物过滤到肾小管内,后者选择性地重吸收水分和多种离子以及代谢产物,以保持内环境的稳定。肾小球和肾小管的上皮还具有重要的合成和降解功能。肾小球滤过率(glomerular filtration rate,GFR)的变化可反映具有功能的肾单位数量的变化。GFR 降低的程度可反映肾功能损伤和肾单位丢失的程度。GFR 降低时血清中代谢产物蓄积,最常见的是尿素和肌酐水平升高。如果肾功能丧失是迅速而可逆的,即为急性肾衰竭;如果肾功能丧失是缓慢而不可逆的,便称为慢性肾衰竭。当肾功能下降到不能维持机体内环境稳定,就到了末期肾病阶段,必须采取血液透析、腹膜透析或肾移植等替代治疗。

肾脏疾病可使病人产生营养素(包括水、电解质、蛋白质、碳水化合物、脂肪、维生素和某些微量元素)代谢紊乱,直接或间接影响包括肾脏在内的器官和组织的功能,甚至危及生命;而营养不良也可加重病人肾功能障碍。因此,了解肾脏疾病营养素代谢特点,对肾脏病病人进行合理的饮食营养调整,在减轻肾脏负担的同时维持病人的营养需要,是肾脏疾病治疗的基础。

第一节 急性肾小球肾炎

急性肾小球肾炎(简称急性肾炎)是一组急病,以血尿、蛋白尿、水肿、高血压、少尿和一过性尿素氮与肌酐升高为主要表现的临床综合征。病理特征为弥漫性增生性肾小球肾炎。

急性肾炎可由多种病因引起,以链球菌感染后的急性肾炎最为常见,即急性溶血性链球菌"致肾炎株"胞质和分泌蛋白的某些成分诱发的免疫介导性肾小球炎症。主要治疗措施为对症药物治疗和卧床休息,配合适当的饮食治疗。大部分预后良好,少数可发展成急性肾衰竭或转为慢性肾炎。

一、营养代谢特点

急性肾炎病人由于肾小球炎症,肾小球毛细血管袢淤滞,肾小球滤过率降低,而远端肾小管没有明显病变,重吸收相对正常,以致水、钠在体内大量潴留,出现少尿、水肿等症状。因此,急性肾炎病人表现为以水钠潴留为特点的营养代谢紊乱。另外,肾小球炎症可导致基膜病变,白蛋白、红细胞和纤维蛋白从尿中逸出。长时间蛋白尿、血尿可造成病人营养不良、低蛋白血症和贫血。

二、急性肾炎病人的营养治疗原则和配膳要点

(一) 营养治疗原则
(1) 根据病情轻重,饮食治疗方案因人而异。

(2) 限制水和钠的摄入量,以减轻因水钠潴留所致的水肿和高血压。

(3) 控制蛋白质摄入量,提供优质蛋白,以减轻肾脏负担,保障受损伤肾组织的修复。

(4) 减少钾盐摄入,纠正电解质紊乱。

(5) 提供适量碳水化合物,补充足量水溶性维生素,以满足机体在疾病过程中和康复时的营养需要。

(二) 配膳要点

(1) 根据水肿程度和尿量决定水和钠盐的摄入量:轻度水肿者予以低盐饮食(2~3 g/d),选择低钠盐,适当降低饮水量;水肿严重,出现少尿则在进食无盐饮食的同时,严格控制摄水量,即每日总进水量为前1 d尿量加非显性失水量(一般为500~1 000 ml/d),调味可选择无盐酱油或醋。如果肾功能差,因无盐酱油含钾量较高也必须受到限制。另外,避免摄入咸菜、咸蛋、腌肉、海味、豆腐、蘑菇、紫菜等含钠高的食品。

(2) 合理供给蛋白质:蛋白质过少不利于肾脏组织修复,过多则加重肾脏负担。一般情况蛋白质供给量保持在1 g/(kg·d)(每日为50~60 g)。出现肾功能不全、氮质血症时,应严格控制蛋白质摄入量在0.6 g/(kg·d)(每日为30~40 g)左右,并注意在限量范围内给以含优质蛋白质丰富的食物,如乳类、蛋类、鱼类、鸡肉和瘦肉等,少用豆类及其制品。低蛋白饮食时间不宜过长,以免发生蛋白质营养不良和贫血。经治疗后病人尿量增加(每日排尿量在1 000 ml以上),氮质潴留逐渐改善时,可适量增加蛋白质摄入量,但不超过0.8 g/(kg·d)。待病情稳定2个月后,可恢复正常蛋白质摄入量。

(3) 限制富钾食物摄入:病人少尿、无尿、肾功能差,常常合并钾潴留,应严格限制钾的摄入量,避免摄入含钾丰富的食物,如鲜蘑菇、红枣、贝类、蔬菜类及橘子、香蕉等水果。

(4) 适量的能量供应:因急性肾炎病人需要卧床休息,每日提供的能量不必过高,以105~126 kJ(25~30 kcal)/(kg·d)为宜,并以碳水化合物为主要热能来源。

(5) 其他:补充足量水溶性维生素,维生素C每日摄入量应在300 mg以上。另外,应避免进食辛辣油腻食物。

膳食中营养成分建议如表15-1和表15-2所示。

表15-1 急性肾炎病人膳食中营养成分建议值

名 称	轻 型	中度和重度型
蛋白质	0.8~1 g/(kg·d)(50~60 g/d)	0.6~0.8 g/(kg·d)(30~50 g/d)
食盐	4~5 g/d	无盐或低盐(2~3 g/d)
水分	不限	前1 d尿量+500~1 000 ml
能量	126~147 kJ(30~35 kcal)/(kg·d)(日常活动)	105~125 kJ(25~30 kcal)/(kg·d)(卧床)
维生素	足量维生素,其中维生素C>300 mg/d	同轻型

表15-2 急性肾炎病人一日食物数量和营养素

食物名称	数量(g)	蛋白质(g)	脂肪(g)	糖类(g)	能量(kcal)
大米	150	10.2	2.0	115.0	519
面粉	150	14.9	2.7	111.9	531
鸡蛋	50	7.4	5.8	0.8	85
菠菜	50	1.2	0.2	1.5	14

续表

食物名称	数量(g)	蛋白质(g)	脂肪(g)	糖类(g)	能量(kcal)
茄子	250	5.7	0.2	7.5	58
番茄	200	1.6	0.6	4.4	30
苹果	100	0.4	0.5	13.0	58
糖	35	–	–	35.0	140
油	20	–	20.0	–	180
合计		41	32	289	1 615

摘自:顾景范《现代临床营养学》,科学出版社,2003年。

第二节 慢性肾小球肾炎

慢性肾小球肾炎(简称慢性肾炎)是由多种病因致病,多种病理类型组成,以蛋白尿、血尿、管型尿、水肿、高血压为基本表现,最终将发展为慢性肾衰竭的一组原发于肾小球的疾病。慢性肾炎大部分是免疫复合物疾病,可以是循环内可溶性免疫复合物沉积于肾小球,或由抗原与抗体在肾小球形成免疫复合物,进而激活补体,引起组织损伤。也可能是由沉积于肾小球的细菌毒素、代谢产物等通过"旁路系统"激活补体,进而引起的炎症反应。研究发现,诸如高血压、高脂血症、慢性小管性间质损害等非免疫介导的肾脏损害在慢性肾炎发生发展过程中也有重要作用。

慢性肾炎起病隐匿、病程迁延、进展缓慢、病情变化多端、具有不同程度的肾功能损害。对慢性肾炎病人进行科学的饮食指导,改善营养状况,对提高疗效,保护肾脏功能,延缓肾衰竭进展有积极的作用。

一、营养代谢特点

绝大部分慢性肾炎病人病变迁延多年不愈。长期蛋白质和氨基酸的摄入不足和丢失过多,加上分解代谢增强,可导致机体蛋白质营养不良和低蛋白血症。同时可见血浆中支链氨基酸水平偏低,血浆极低密度脂蛋白(VLDL)和中间密度脂蛋白(LDL)水平升高,而高密度脂蛋白(HDL)降低;外周胰岛素抵抗、糖耐量降低;水溶性维生素缺乏,但维生素 A 水平升高。另外,慢性肾炎病人长期食欲不振,胃肠道消化吸收功能不良,可导致铁、锌、硒摄入不足,但血清铜有蓄积的倾向。

二、慢性肾炎病人的营养治疗原则和配膳要点

(一)营养治疗原则

营养治疗的目的是减轻肾脏负担,设法消除或减轻症状。因临床症状错综复杂,营养治疗主要依据肾功能状况确定食物供给内容。肾功能损害尚不明显的轻型病人,膳食不必限制太严格,避免长期限制饮食造成体质减弱、抵抗力下降。急性发作时按急性肾炎营养治疗原则处理。如肾功能急剧恶化,应根据肾功能损害程度及时调整饮食。

(二)配膳要点

(1)根据肾功能减退程度决定蛋白质摄入量:如病人的肾功能基本正常,可适当放宽蛋白质摄入量,但不能超过 1 g/(kg·d),以免肾小球高滤过等因素造成肾小球硬化。轻度肾功能损伤者蛋白质摄入量为 0.6 g/(kg·d),以优质蛋白为主,适当给以 α-酮酸或必需氨基酸,以

补充体内必需氨基酸的不足,在低蛋白饮食时,可适当增加碳水化合物的摄入量,保证机体能量代谢的需要,防止负氮平衡。

(2) 有高血压和水肿的慢性肾炎病人应限制食盐摄入:食盐的摄入一般每日不超过 3 g。同时限制或禁食各种咸菜和腌制食品、含盐调料。水肿明显者,每日食盐摄入量限制在 2 g 以下,或给予无盐饮食,同时定期检测血钾、钠水平。

(3) 限制膳食脂肪摄入量:高脂血症是促进肾脏病变进展的独立危险因素。慢性肾炎,尤其是出现大量蛋白尿的病人,极易出现高脂血症,故应限制膳食脂肪摄入量,特别是限制含有大量饱和脂肪酸的肉类摄入,可适当摄入含多不饱和脂肪酸的食物。

(4) 适量的能量:慢性肾炎病人的能量供给以 146~167 kJ(35~40 kcal)/(kg·d) 为宜,以碳水化合物为主。可选择小麦淀粉、藕粉、蜂蜜、白糖等,这些食物在体内代谢的终产物是二氧化碳和水,不会增加肾脏的负担(表 15-3)。

(5) 提供充足的维生素和微量元素:每日应供应足量的新鲜蔬菜和水果。另外,要戒烟、戒酒,避免进食辛辣、油腻和腌制食品。适量补充铁剂和锌剂,纠正贫血。

表 15-3 慢性肾炎病人一日食物数量和营养素

食物名称	数量(g)	蛋白质(g)	脂肪(g)	糖类(g)	能量(kcal)
面粉	200	18.8	2.8	150.0	700
大米	150	10.2	1.9	115.2	519
鸡蛋	50	7.4	5.8	0.8	85
猪肉	75	12.5	21.6	0.8	248
牛奶	200	6.6	8.0	10.0	138
扁豆	100	1.5	0.2	4.7	27
茄子	200	4.6	0.2	6.2	46
番茄	100	0.6	0.2	3.3	17
苹果	100	0.4	0.5	13.0	58
糖	15	—	—	15.0	60
油	25	—	25.0	—	225
合计		62	66	319	2 123

摘自:顾景范《现代临床营养学》,科学出版社,2003 年。

第三节 肾病综合征

肾病综合征(nephrotic syndrome,NS)是由慢性肾炎、结缔组织病、代谢性疾病或肿瘤伴发的一种临床综合征。其特征为:大量蛋白尿、低白蛋白血症、高度水肿和高脂血症。

常见的病理类型有微小病变型、系膜增生型、膜增殖型、局灶阶段硬化型等。由于肾小球滤过膜受损,致使白蛋白、低分子蛋白和球蛋白"漏出",原尿中蛋白滤出量增加超过近曲小管上皮细胞的重吸收及分解能力,以至出现大量蛋白尿。尿中大量蛋白丢失使血浆蛋白降低,血浆胶体渗透压下降,改变了毛细血管与组织间液体交换的平衡,水潴留在组织间隙内形成水肿;而有效血容量减少,促使肾素、血管紧张素、醛固酮分泌增加也可引起水钠潴留;肾血流量减少而致 GFR 下降,可进一步促发水肿。低白蛋白血症致使肝脏代偿性增加白蛋白的合成,可伴有转铁蛋白、IgG、ALB、铜蓝蛋白、各种内分泌结合蛋白、抗凝因子等血浆其他成分蛋白含量的下降,导致免疫、抗凝、微量元素及内分泌代谢紊乱。低白蛋白血症还可导致肝脏代偿性脂蛋白合成的增加,同时,多种因素可造成脂蛋白在外周组织的分解代谢降低,加上尿中调节脂质代谢物质的丢失,故表现为胆固醇、三酰甘油、低密度和极低密度脂蛋白升高。

一、营养代谢特点

由于大量蛋白尿和低蛋白血症,加上食欲不振、恶心呕吐、胃肠道消化吸收功能减退,可使NS病人营养不良和氮负平衡,并会引起一系列代谢紊乱。

(一)蛋白质代谢变化

1. 血浆蛋白质代谢变化　血浆总蛋白水平下降,尤其是血浆白蛋白水平下降,主要机制是由于血浆中大量蛋白质自尿中丢失。另外一个不可忽略的原因是血管内白蛋白池的分解代谢率显著增加,由于肾小球滤过屏障损害,大量白蛋白自血浆经损害的滤过膜进入原尿,被肾小管重吸收,超出常量的白蛋白被肾小管重吸收后随即在肾小管降解,降解所产生的非蛋白氮,在肾功能正常情况下,随终尿排出体外。另外,还有少部分白蛋白是由于胃肠道水肿等继发病变,自血浆经胃肠道丢失。

NS病人的白蛋白绝对合成率比正常人高,每日可达160 mg/kg。然而因"病肾"对白蛋白的降解增加,仍然不能使其血浆白蛋白回升至正常水平。

2. 组织(器官)蛋白质代谢变化　包括:①肌肉组织的蛋白质合成代谢明显降低,分解代谢明显增高;②肝脏蛋白质合成代谢明显增高;③肾脏蛋白质分分解代谢明显增高。

(二)脂质代谢变化

NS病人脂质代谢变化的主要标志是高脂血症,血浆中总胆固醇、三酰甘油、低密度脂蛋白、极低密度脂蛋白和载脂蛋白B、C、E等均升高,高密度脂蛋白可正常、升高或降低,载脂蛋白A多正常。继发于NS的高脂血症是动脉粥样硬化所致的缺血性心、脑血管病,肾小球硬化和脂肪肝等疾病的危险因素。

花生四烯酸代谢的变化与肾脏病发生发展相关。花生四烯酸的代谢产物前列腺素类化合物(PGs)具有调节肾小球系膜细胞功能的作用,对水、盐代谢的调节也起重要作用。研究发现,PGs产生减少可导致急性肾功能减退。如果膳食中缺乏必需脂肪酸,可造成花生四烯酸池的磷脂酰肌醇缺乏,PGs合成及释放减少,低蛋白饮食可影响肾小球磷脂酶(PL)A_2等酶的活性,导致PGs合成显著减低。有学者发现,富含鱼油饮食可由于n-3(ω-3)系多不饱和脂肪酸(PUFA)与花生四烯酸氧化途径的底物(ω-6系PUFA)竞争,导致无生物活性的终末产物形成。

(三)水、钠代谢变化

导致NS病人水、钠潴留的机制,传统观点认为:①由于血浆白蛋白水平下降,导致血浆胶体渗透压下降,使水分向组织渗透;②低血容量可激活肾素-血管紧张素-醛固酮系统,引起继发性钠潴留;③在低血容量引起钠潴留的同时,低血容量促进血管加压素分泌,致水潴留,进一步加重水肿。近年来研究发现,肾交感神经活性增高在NS钠潴留中的重要作用。另有研究结果显示,NS病人的血浆容量多属正常或增高,说明血容量下降并不是NS病人发生水肿的关键环节。有学者认为可能与肾脏对房钠肽(ANP)反应性降低导致肾小管排钠减少有关。

(四)常量、微量元素及维生素代谢变化

1. 钙代谢变化　NS病人低钙血症极为常见,表现为血清钙下降,机体总钙缺乏。血清钙中约0.7 mmol/L(28 mg/L)与白蛋白结合,故既往认为低血钙的原因是由于与白蛋白结合的钙随白蛋白自尿中丢失所致。近年来研究发现其主要原因是由活性维生素 D $[1,25\text{-}(OH)_2\text{-}D_3]$ 的前体物质 $25\text{-}OH\text{-}D_3$ 结合蛋白自尿中丢失,循环中活性维生素 D 水平下降,钙吸收减少,以致血清钙及总钙减少。低钙血症和低活性维生素 D 血症可使 NS 患儿并发佝偻病,成人并发骨软化。

2. **锌代谢变化** 锌缺乏在 NS 病人中常见,白蛋白是主要的锌结合蛋白,锌除了随白蛋白在尿中丢失外,重吸收减少也是原因之一。锌缺乏可能是 NS 病人细胞免疫减弱、伤口愈合延迟、食欲不佳和乏力等临床表现的原因之一。

钙、锌代谢变化均可引起 NS 患儿生长、发育延迟。

3. **铁代谢变化** 血清铁随结合铁的转铁蛋白自尿中丢失,血中铁浓度下降,导致小细胞低色素性贫血。如肾小球滤过屏障的损害没有恢复,即使补铁也难以纠正此种贫血,故称之为"铁治疗抵抗性贫血"。由于低白蛋白血症致血浆胶体渗透压下降,NS 病人的血容量减少,血红蛋白浓度相对升高,故临床检测贫血程度较轻,甚至不易发现。

4. **铜代谢变化** 虽然由于铜蓝蛋白自尿中丢失导致血清铜浓度下降,但一般并无相应的临床表现出现。

(五)其他代谢变化

由于与内分泌激素代谢相关的蛋白质,诸如甲状腺结合球蛋白、皮质醇结合蛋白等在尿中丢失,不同程度地影响了内分泌激素代谢的正常进行。另外,与抗凝和纤溶、免疫相关蛋白质的丢失,可影响 NS 病人的凝血机制及免疫功能。

二、肾病综合征的营养治疗原则和配膳要点

(一)营养治疗原则

(1)根据肾功能状况和血浆白蛋白水平,调整蛋白质摄入的种类和数量。
(2)供给充分的碳水化合物和维生素,及时纠正病人的营养不良状态。
(3)通过营养调理,纠正体内水、电解质的紊乱。
(4)水肿明显者应给予低盐或无盐饮食。

(二)配膳要点

1. **蛋白质** 传统观点认为 NS 病人应给予高蛋白$[1.5\,g/(kg \cdot d)]$饮食,以补充尿蛋白丢失和提高血浆蛋白水平。但研究发现高蛋白饮食可导致肾小球内血流动力学的变化和肾小球滤过膜通透性进一步增高,从而使尿中白蛋白的丢失及肾小管对白蛋白降解更为增加,致使血浆白蛋白水平不仅未升,反而更为下降,并可导致肾功能减退,故 NS 病人的高蛋白饮食已被临床弃用。

近年来的临床研究表明,严格限制 NS 病人饮食中蛋白质含量,同时补充必需氨基酸和(或)α-酮酸,不仅可降低尿白蛋白排泄量,升高血浆白蛋白水平,还可以改善或稳定肾功能。

饮食中蛋白质种类的选择稳定病情十分重要。有研究显示,植物蛋白质有其优点:①含有较多的支链氨基酸,后者对肾小球血流动力学影响较小,可在一定程度上减少尿蛋白的排泄;②植物蛋白对高脂血症有益;③植物蛋白成为"致敏原"的可能性较小。但植物蛋白也有缺点,即必需氨基酸含量较少。动物蛋白含有较多的必需氨基酸,但易成为过敏原,加重肾小球损害和增加肾小球滤过膜通透性,或由于影响肾小球血流动力学而导致尿蛋白量增多。

因此,NS 病人的蛋白质摄入量可参考下列原则给予:①一般饮食蛋白质含量为 $0.8 \sim 1.0\,g/(kg \cdot d)$,其中动物蛋白 2/3,植物蛋白 1/3;②伴有肾功能不全可酌情给予低蛋白 $0.6 \sim 0.8\,g/(kg \cdot d)$ 饮食,或极低蛋白 $0.3\,g/(kg \cdot d)$ 饮食,并应供应优质蛋白;③NS 极期(血浆白

蛋白<20 g/L;尿蛋白>10 g/24 h)可适当增加饮食中蛋白质含量,给予1.2~1.5 g/(kg·d),同时加用血管紧张素转换酶抑制剂。

2. **脂类** 低脂饮食是 NS 病人高脂血症的基础治疗措施。

NS 病人的脂肪摄入量可参考下列原则给予:①脂肪摄入量应占总能量的30%以下。饱和脂肪酸、单、多不饱和脂肪酸的摄入量分别应占总能量的4.3%、10.9%和12.8%;②尽管目前尚无足够证据表明鱼油对 NS 病人有益,但仍推荐应用于非 IgA 肾病导致的肾病综合征;③控制饮食后未能使血脂达到正常水平的 NS 病人,应给予相应的降脂药物。

3. **能量** 为防止能量摄入不足,以致氨基酸氧化增加,故应给予 NS 病人充分的能量供应。一般以146 kJ(35 kcal)/(kg·d)为宜,肥胖病人可适当减少。

4. **其他营养素** 包括:①限制食盐摄入。出现严重水肿则应限制钠盐摄入,水肿病人以1 g/d 为宜。但对服用利尿剂的病人,应予监测,以防低钠血症、低钾血症或脱水的发生;②血钙及血浆 1,25-$(OH)_2$-D_3 水平降低,应予适当补充钙和维生素 D;③对血中锌、铜、铁等物质浓度低于正常的应予以补充;④给予足够的水溶性维生素(表15-4)。

表15-4 肾病综合征病人一日食物数量和营养素

食物名称	数量(g)	蛋白质(g)	脂肪(g)	糖类(g)	能量(kcal)
面粉	150	14.1	2.1	112.5	525
大米	150	10.1	1.9	115.2	519
红豆	25	5.4	0.2	15.2	84
牛奶	400	10.0	16.0	20.0	276
鸡蛋	100	14.7	11.6	1.6	170
瘦猪肉	50	10.7	5.3	1.3	85
黄鱼	150	25.0	5.4	—	149
冬瓜	200	0.8	—	4.8	22
黄瓜	200	1.6	0.4	4.0	26
番茄	100	0.8	0.3	2.2	15
圆白菜	100	1.1	0.2	3.4	20
梨	250	0.3	0.3	22.5	92
糖	30	—	—	30.0	120
油	30	—	30.0	—	270
合计		95	74	333	2 373
高生物价蛋白质		63.6%			

摘自:顾景范等《现代临床营养学》,科学出版社,2003年。

第四节 急性肾衰竭

急性肾衰竭(acute renal failure, ARF)是由各种病因引起的肾功能急骤恶化的临床综合征。主要表现为氮质血症、水、电解质紊乱和酸碱平衡失调。临床检查可以发现肾小球滤过率快速下降。不同病因、病情和病期 ARF 的发病机制、临床表现、治疗方法及预后有所不同。及时诊治可使多数病人肾功能完全恢复,延误诊治则可使病情迁延不愈,导致慢性肾功能不全,甚至死亡。加强防治措施、及时纠正可逆性因素和及早透析是降低 ARF 病死率的关键。

ARF 一般分为肾前性、肾性和肾后性三大类。各种肾前性因素引起有效循环容量减少,肾灌注减少,使肾小球滤过率下降、肾小管内压力降低,肾小管对尿素氮及钠的重吸收相对增加,从而引起血中尿素氮升高、尿量减少及尿比重增高等现象,称为肾前性氮质血症。由各种肾实质疾患所致,或因肾前性因素未能及时去除的肾前性氮质血症也可发展为肾性急性肾衰竭,可见于肾小球疾病、肾血管病变、肾间质炎症或肾小管坏死。肾后性因素主要见于尿路结石、膀胱和盆腔脏器肿瘤、前列腺疾病、手术意外或尿路损伤等引起的急性尿路梗阻。

ARF 典型的临床过程为少尿期,多尿期和恢复期三个阶段。

一、营养代谢特点

大多数急性 ARF 病人不同程度存在蛋白质分解、体液和电解质紊乱及酸碱平衡失调。常见的有水钠潴留,高血钾,高血磷,低血钙,氮质血症和代谢性酸中毒。病人每日可能从尿液中丢失 150~200 g 以上的蛋白质。同时,机体蛋白质分解代谢增强,加剧了血磷、血钾和氮代谢的升高,血 pH 值下降,伤口愈合延迟,免疫功能受损,易受感染。

代谢性酸中毒和尿毒症对蛋白质分解有加速作用,尿毒症并发胃肠道症状,使病人进食受限,加上血透可造成氨基酸等营养物质丢失,因此,ARF 病人常存在营养不良,抵抗力下降,多死于感染。另外,ARF 病人高血糖素升高、外周胰岛素抵抗,可引起糖代谢紊乱。

二、急性肾衰竭的营养治疗原则和配膳要点

(一)营养治疗原则

(1)在及时根治原发病、早期透析及对症性处理的基础上,针对临床各期不同的营养代谢特点,进行积极营养治疗。

(2)合理的营养,保证足够的能量和蛋白质,减轻或消除机体自身组织分解和氮质血症,增强抵抗力。但不能给予过多的蛋白质,以免加剧肾功能损害(表 15-5)。

表 15-5 急性肾衰竭一日食物数量和营养素

食物名称	数量(g)	蛋白质(g)	脂肪(g)	碳水化合物(g)	能量(kcal)
大米	50	3.4	0.7	28.4	173
面粉	100	9.4	1.4	75.0	350
挂面	100	9.6	1.7	70.0	334
牛奶	200	6.6	8.0	10.0	138
鸡蛋	50	7.4	5.8	0.8	85
瘦猪肉	25	4.2	7.2	0.3	83
番茄	150	1.2	0.5	3.3	23
橘子汁	200	—	—	20.0	80
紫菜	2	0.5	—	1.0	6
苹果	100	0.4	0.5	13.0	58
糖	10	—	—	10.0	40
油	10	—	10.0	—	90
合计		43	36	232	1 460

摘自:顾景范等《现代临床营养学》,科学出版社,2003年。

(3)根据临床过程机体代谢变化和检测结果,调节饮食组成,缓解各种症状和体征。

(4)食物可促进唾液分泌,改善口腔卫生,减少并发症。必要时给予静脉营养,或经肠与

静脉营养同时使用,可促进机体各项功能的恢复。

(二) 配膳要点

1. 少尿期　足够的能量,适量的蛋白,严格控制水盐平衡,为少尿期饮食治疗的三大要素。

(1) 能量:给予少尿期病人以足够的能量,可以提高蛋白质的利用率,减轻负氮平衡。制订方案时,病人的性别、年龄、体重、原发病、并发症等方面都应加以考虑。若处于高分解类状态,每日总热量应在 8 368~12 552 kJ(2 000~3 000 kcal),但少尿期病人常常食欲很差,难以达到这样的热量要求,可考虑用静脉营养,或经肠与静脉营养同时使用。若病情得到控制,分解代谢不剧烈,一般每日能量可维持在 4 184~6 276 kJ(1 000~1 500 kcal)。能量来源以易消化的碳水化合物食品为主。

(2) 蛋白质:少尿期病人的蛋白质摄入应控制,一般为 0.3~0.5 g/(kg·d),以优质蛋白为主。如已开始透析,能排出氮质代谢产物,则蛋白质摄入量可以适当放宽至 3 g/d 以上。

(3) 少尿期病人严格控制水、钠摄入,应采用低盐甚至无盐饮食。根据每日的出水量补充水分。但若有高热、感染,可适当增加。而在严重心力衰竭、肺水肿、高血压时水分要酌情减少。透析可以超滤排出水液,水分补充可适量增加。

(4) 钾:在少尿期应视病人有无高钾血症,对钾盐的摄入量加以调节,以免外源性摄入钾过多而致高钾血症。有高钾血症时,除避免食用含钾量高的食物。

(5) 在计算好水摄入量和了解血钾状况的基础上,可适当进食各种新鲜水果汁或蔬菜汁,以补充机体代谢必需的维生素与无机盐。

2. 多尿期　以纠正水、电解质紊乱为目标,同时保证适当能量与蛋白质摄入。多尿期病人如果补液不足可致机体失水,补盐不足则可导致低钾、低钠血症。但是,补液也不能过多,否则可导致多尿期延长而减慢机体康复的速度。对于此阶段的病人一般应鼓励进水,进食,进盐,以口服为主。

3. 恢复期　此阶段病人排尿趋于正常,临床症状有所缓解,病情稳定后,可恢复正常饮食。可给予总能量 12 552 kJ(3 000 kcal/d),蛋白质 0.5~1 g/(kg·d),以高生物价优质蛋白为宜。同时注意给予含维生素 A、维生素 B_2 和维生素 C 丰富的食物。

第五节　慢性肾衰竭

慢性肾衰竭(chronic renal failure,CRF)简称慢性肾衰,是指各种原因造成的慢性进行性肾实质损害,以不可逆的肾小球滤过率下降为特征,致使肾脏不能维持其基本功能。临床表现为肾功能减退,代谢产物滞留,水、电解质和酸碱平衡失调,代谢紊乱及各系统受累的一种临床综合征,预后差。临床一般按肾功能损害程度分为四期。

1. 肾功能代偿期　指肾小球滤过率 >50 ml/min,血肌酐(Scr) <133 μmol/L,一般无临床症状。

2. 氮质血症期　肾小球滤过率 25~50 ml/min,Scr 为 133~221 μmol/L,通常除轻度贫血、夜尿增多等症状外,无明显不适。但在劳累、感染、血压波动或食用蛋白质过多时可出现或加剧临床症状。

3. 肾衰竭期(尿毒症早期)　肾小球滤过率 <25 ml/min,Scr 为 221~442 μmol/L,大多有较明显的贫血及消化道症状,部分有轻度的代谢性酸中毒及钙、磷代谢异常,但无明显水、电解

质代谢紊乱。

4. 肾衰竭终末期（尿毒症晚期）　肾小球滤过率<10 ml/min，Scr>442 μmol/L，有明显贫血、重度恶心、呕吐等尿毒症症状，伴明显水、盐代谢障碍和酸碱平衡紊乱。80%以上的尿毒症病人有心血管损害，主要为左心室的扩大、左心室功能异常，表现为尿毒症性心包炎、心肌病、心力衰竭、缺血性心肌病、心律失常等。此外，可合并消化、血液、呼吸等其他各系统的并发症。

一、营养代谢特点

（一）蛋白质与氨基酸代谢

临床检测可见CRF病人血浆支链氨基酸水平降低，尤以缬氨酸为甚，这可能是代谢性酸中毒使骨骼肌中的支链氨基酸氧化增加所致。此外，苏氨酸、赖氨酸、丝氨酸、酪氨酸和支链酮酸的水平也下降，而血浆苯丙氨酸水平基本在正常范围，血浆天冬氨酸、甲硫氨酸和组氨酸水平增加。研究发现，丝氨酸水平的下降可能与甘氨酸转化成丝氨酸障碍有关，酪氨酸水平下降可能与苯丙氨酸的羟化异常有关。

有研究发现，胰岛素水平升高可抑制慢性肾衰竭病人蛋白质的水解。另有实验发现，CRF时胰岛素促进蛋白质合成的作用明显降低。

（二）脂质代谢

肾功能不全早期就已经存在脂质代谢紊乱。血浆载脂蛋白（apo）的异常可反映脂代谢紊乱的特征。主要的代谢异常表现为富含TG的脂蛋白分解代谢障碍，导致含apoB的脂蛋白如VLDL和IDL升高，HDL降低。CRF病人apo的标志性改变为apoA-I/apoCⅢ比值减小。蛋白尿是导致血Lp(α)升高的主要原因。

接受血透治疗的终末期CRF病人最常见的脂质代谢异常表现是血浆TG、VLDL-胆固醇和IDL-C水平升高，LDL和HDL下降。血透病人血中富含TG的脂蛋白水平的升高与VLDL和HDL中apoCⅢ含量增加有一定关系。apoCⅢ为脂蛋白脂酶的抑制剂，当其血浓度升高时，造成该酶活性下降，从而使肝脏对富含TG的脂蛋白摄取减少。高TG血症病人还存在脂质水解代谢缺陷，致使血液循环中乳糜微粒积聚。

（三）碳水化合物代谢

CRF病人大多存在碳水化合物代谢异常，主要表现是：自发性低血糖、空腹血胰岛素水平升高、血浆胰岛素原及C肽水平升高、血浆胰高糖素水平升高、胰岛分泌胰岛素功能障碍、外周胰岛素抵抗、糖耐量减低。

（四）维生素代谢

1. 维生素A　CRF病人血维生素A水平升高，血浆视黄醇结合蛋白（RBP）、视黄醇和视黄醇酯含量升高。但CRF病人发生维生素A中毒甚为罕见，多由于摄入过量维生素A所致。

2. 维生素K　肾脏对维生素K的代谢影响甚微。但有报道1/3维生素K缺乏、凝血酶原时间延长并出现症状性出血的住院病人为CRF病人。提示慢性肾衰竭是维生素K缺乏的一个危险因素，但机制尚不明了。CRF病人维生素K依赖性的抗凝因子作用被抑制可导致血栓性并发症。

3. B族维生素　有研究者报道接受低蛋白饮食的CRF病人中6%~10%存在不同程度的维生素B_1缺乏。另有报道低蛋白饮食可导致维生素B_2缺乏。高通透性透析膜可增加维生素B_1（硫胺素）和维生素B_2（核黄素）的丢失。不少研究发现，CRF病人无论是接受保守治疗，或接受膜透或血透治疗者，也无论是儿童或成人，其维生素B_6缺乏率均相当高。血液透析病人随透析年限延长,维生素 B_6 缺乏发生率有升高趋势。

4. 维生素 C　轻至中度肾功能异常病人的血维生素 C 水平较低。维生素 C 缺乏与低钾饮食和摄食过少有关。此外,恶心、呕吐及疾病状态均可造成维生素 C(抗坏血酸)的摄入减少。透析可增加维生素 C 的清除,因此,维持性血液透析病人维生素 C 缺乏的发生率很高。

(五) 微量元素代谢

1. 铁　长期血透的尿毒症病人可因缺铁而导致小细胞低色素性贫血。另外,缺铁可引起体内无机盐及维生素代谢障碍,使中性粒细胞的杀菌能力降低,淋巴细胞功能受损,感染易感性增加。缺铁也影响锌的吸收。

2. 锌　尿毒症病人常见锌缺乏,透析清除和低能量摄入是低血清锌的主要原因。锌缺乏可影响肝、外周血细胞包括淋巴细胞的功能。尿毒症时血浆锌明显降低和泌乳素及碳酸酐酶活性呈负相关,提示体内总锌缺可能是尿毒症高泌乳素血症的一个重要机制。

3. 硒　尿毒症病人透析和饮食限制常常使其血清硒浓度降低。CRF 病人的血硒水平及谷胱甘肽、谷胱甘肽过氧化酶、超氧化物歧化酶的活性均下降。

4. 铜　尿毒症时铜有蓄积倾向。用原子吸收分光光谱法测定慢性肾盂肾炎病人发生肾硬化和肾功能不全时血和尿中铜和锌的浓度,发现其在早期肾硬化还未出现肾功能不全时就有高铜血症,而血锌降低。铜和锌代谢异常在肾脏硬化和肾功能不全的发生、发展中起到很重要的作用。

5. 其他　慢性透析病人钴的全血浓度常常高于正常高限,而钴过量可引起尿毒症心力衰竭的发生。

二、慢性肾衰竭的营养治疗原则和配膳要点

(一) 慢性肾衰竭的营养治疗原则

(1) 治疗原发病,如高血压、糖尿病、慢性肾炎和继发感染,避免不适当的饮食习惯、药物,以预防肾功能恶化。

(2) 采取低蛋白饮食或极低蛋白饮食 + 必需氨基酸或酮酸以减轻氮质血症,阻止或延缓肾功能恶化进程。但对于维持性透析患者要适当增加蛋白质的补充,以保护残存肾小球功能。

(3) 适量给予碳水化合物和脂肪,保证充足的维生素摄入,以保持机体良好的营养状况。

(4) 根据检测结果,及时调整水、钠和其他电解质的摄入。

(5) 通过调整饮食,阻止或减少尿毒症毒素聚积。

(二) 慢性肾衰竭的配膳要点

1. 蛋白质　低蛋白饮食可以减少 CRF 病人蛋白质分解代谢产生的毒性产物。采用低蛋白饮食加必需氨基酸(包括组氨酸)或其与酮酸或羟酸混合物可以增加氮再利用(表 15-6)。近年研究证实,口服 α-酮酸后,一部分被氧化,一部分很快转换成必需氨基酸,营养价值几乎等同于与氨基酸,但不增加氮负荷。

低蛋白饮食应以摄入高生物效价蛋白为主,而在极低蛋白饮食 + 必需氨基酸或酮酸治疗时,所摄入蛋白质是否是高生物效价则不重要。

2. 脂肪　控制饮食中脂质摄入是纠正 CRF 病人脂代谢异常的关键。主要是降低饱和脂肪酸和胆固醇摄入量,控制总能量和增加体力活动。饮食中 30% 的能量来自脂肪,其中来自饱和脂肪酸应 <10%,胆固醇摄入量应 <300 mg/d。

3. 碳水化合物　鼓励病人摄入富含碳水化合物的食物而不是简单糖类,这对于减少 TG

合成以及改善糖耐量均有益处。

4. 肉碱 肉碱在长链脂肪酸(>10个C)进入肌肉细胞线粒体起主要作用。有研究发现 CRF 病人血游离肉碱、骨骼肌游离肉碱和总肉碱水平低下。为此,临床上用肉碱治疗 CRF,从而使维持性血透病人增加运动能力,降低其在透析期间肌肉痉挛,预防透析时低血压以及透析后乏力,并可降低透析前血肌酐、尿素氮、血磷水平,增加血红蛋白,改善心律失常和心室功能。肉碱每日口服剂量 5~15 mg/kg,若治疗 3~6 个月症状无明显改善则应停止服用。

5. 钠和水 非透析病人限制水钠摄入尤为重要。一般钠摄入量 1 000~3 000 mg[40~130 mmol/(d·L)],水摄入量 1 500~3 000 ml 可保持钠和水平衡。由于钠和水代谢变化较快,处理必须及时和个体化。如有明显水潴留,经饮食控制无效时,可用强利尿剂增加尿钠和水的排泄。

6. 钾 慢性肾衰竭病人每日钾摄入量不能超过 70 mmol/(d·L)。对于轻度肾功能减退者,钾摄入量可适当放宽。

7. 磷 因 CRF 时高磷血症很常见,故非透析病人需要低磷饮食,减少乳制品、动物内脏、杏仁、牛肉等含磷高的食物摄入。极低蛋白饮食加酮酸或必需氨基酸是减少磷摄入的常用方法。一般采用低蛋白[0.55~0.6 mg/(kg·d)]饮食后大多数病人不需要使用磷结合剂而能保持血磷正常。但是肾小球滤过率 <15 ml/(min·1.73 m^2)病人,需要使用磷结合剂。常用的磷结合剂主要是钙盐,包括碳酸钙、醋酸钙和枸橼酸钙。

8. 钙 非透析病人因维生素 D 缺乏和维生素 D 抵抗,每日需钙 1 200~1 600 mg 才能保持钙平衡。补充 1,25-(OH)$_2$-D$_3$ 能增加小肠对钙的吸收,钙补充可以相应减少。由于高钙饮食含磷亦高,在治疗过程中要定期检测血钙、血磷,避免钙磷乘积增加而导致软组织钙化。

9. 维生素 非透析病人水溶性维生素缺乏很常见。故每日需补充维生素 B$_6$ 5 mg、叶酸 1~5 mg、维生素 C 60 mg。应避免大剂量维生素 C 摄入,因其可增加血草酸浓度,导致草酸盐在软组织内沉积,加重肾功能损害。

10. 膳食纤维 高纤维饮食能使 CRF 病人结肠内细菌产氨减少,增加粪便氮的排泄,降低血尿素氮,故建议非透析病人膳食纤维摄入量为 20~25 g/d。

表 15-6 慢性肾衰竭不同阶段蛋白质摄入的推荐量

阶 段	肌酐清除率 (Cr,ml/min)	血清肌酐 (Scr,mg%)	蛋白质(g)	蛋白质 [g/(kg·d)]
肾功能不全代偿期	50~80	1.6~2.0	50~70	0.8~1.0
肾功能不全失代偿	20~50	2.1~5.0	40~60	0.7~0.9
尿毒症前期	10~20	5.1~8.0	30~50	0.6~0.8
尿毒症期	<10	>8.0	30~40	0.6~0.7

摘自:顾景范等《现代临床营养学》,科学出版社,2003。

(李 敏)

第十六章 消化系统疾病

第一节 乙型肝炎

病毒性肝炎(virus hepatitis)是指由不同肝炎病毒引起的,以肝实质细胞变性、坏死病理性改变为主的一组全身性重大传染病。根据流行病学特点,目前确认的病毒性肝炎分为五型,即甲型肝炎、乙型肝炎、丙型肝炎、丁型肝炎和戊型肝炎。其中,我国是乙型肝炎病毒感染的高流行区,且有上升趋势。卫生部 2003~2005 年全国法定报告传染病疫情资料报告乙型肝炎发病率为 75.13/10 万,发病例数占总的病毒性肝炎的病例数的 82%。因此,乙型肝炎已成为我国重要的公共卫生问题之一。合理营养可纠正乙型肝炎病人在疾病的发生、发展中所发生的营养素代谢紊乱,满足病人的营养需要,是预防和辅助治疗乙型肝炎的重要手段。

一、膳食因素与肝炎

肝脏是体内物质代谢的中心,与碳水化合物、脂肪、蛋白质和维生素等代谢密切相关,还具有分泌、排泄和生物转化等功能。肝炎病人肝脏功能发生障碍,将导致碳水化合物、蛋白质/氨基酸和脂肪/胆固醇等营养素代谢异常,详见本章"肝硬化"一节。

二、营养治疗原则

肝炎营养治疗目的是调节膳食营养,减轻肝脏负担,增强肝细胞的再生和修复能力,促进肝脏功能恢复,提高机体免疫力,预防并发症。

1. 能量 应满足能量的需要。充足的能量有利于肝脏蛋白质的合成,促进肝细胞再生和修复;但能量过多则可加重肝脏的负担,诱发脂肪肝形成,不利于肝功能的恢复,延长肝炎病程。建议轻体力劳动者能量供应 126~147 kJ/(kg·d)或 30~35 kcal/(kg·d),中等体力劳动者 147~168 kJ/(kg·d)或 35~40 kcal/(kg·d),卧床者 84~105 kJ/(kg·d)或 20~25 kcal/(kg·d)。实际能量供给可根据患者体重、病情等作适当的个体化调整。

2. 碳水化合物 应提供充足的碳水化合物,以补充和增加肝糖原储存,维持肝酶活性,增强肝脏解毒、抗感染和抗毒素的能力以及加速肝功能的恢复。建议每日碳水化合物总摄入量控制在 300~400 g,占总能量的 60%~70%,宜选择天然高分子碳水化合物,如粮谷类(如米、面及其杂粮等)食物。但碳水化合物摄入不宜过多,否则可引起体内及肝内脂肪堆积,也会导致肝脏脂肪代谢异常。

3. 蛋白质和氨基酸 肝脏蛋白质合成代谢速率较高,在维持机体血浆蛋白质与组织蛋白质之间的动态平衡起着十分重要的作用。应提供质优量足的食物蛋白质,以维持氮平衡,提高肝内多种活性酶的活性,减少肝细胞脂肪浸润,促进肝糖原的合成和储备,有利于肝细胞的修复和再生。建议蛋白质供给 80~100 g/d,占总能量的 15% 左右;可选择易于消化、氨基酸比例适宜的动、植物蛋白质,如牛奶、鸡蛋、鱼、瘦肉以及豆类食品等。

4. 脂肪 根据个体耐受情况,无需过分限制,但除外脂肪消化不良或合并高脂血症者。建议脂肪供能占到总能量的20%~25%,每日50~60 g。脂肪中的必需脂肪酸,如亚油酸(linoleic acid,$C_{18:2}$,n-6)参与磷脂的合成,可提高肝脏脂肪运输速率,加速肝脏功能的恢复。因此,肝炎病人应摄入适量的脂肪,并注意补充亚油酸,一般认为,n-6系列的脂肪酸不低于总能量的3%;植物油(如葵花籽油、大豆油等)和深海动物是亚油酸的良好食物来源(表16-1)。

表16-1 常用食用油脂中主要脂肪酸的组成(食物中脂肪总量的百分数)

食用油脂名称	饱和脂肪酸	不饱和脂肪酸		
		亚麻酸($C_{18:3}$,n-3f)	亚油酸($C_{18:2}$,n-6)	油酸($C_{18:1}$,n-9)
橄榄油	10		7.0	83
菜籽油	13	9.0	16	20
花生油	19	0.4	38	41
茶油	10	1.0	10	79
葵花籽油	14	5.0	63	19
豆油	16	7.0	52	22
大麻油	15	0.5	45	39
芝麻油	15	0.3	46	38
玉米油	15	0.6	56	27
棕榈油	42		12	44
猪油	43		9.0	44
牛油	62		2.0	29
羊油	57	2.0	3.0	33
黄油	56	1.3	4.0	32

5. 维生素和矿物质 全面满足微量营养素的需要是增强肝细胞对各种毒素的解毒能力,促进肝细胞再生和修复以及发挥肝脏生理功能的基本要素。应提供富含维生素的食物,增强肝脏维生素A、维生素D、维生素K和维生素C的储存,提高肝脏对维生素B_1和维生素B_6的利用。建议每日摄入新鲜蔬菜400~500 g,水果100~200 g。增加富含微量元素的动物性食物,补充机体需要的铁、锌和硒等。根据我国膳食特点,建议注意含铁、锌和硒丰富的食物的选择,铁的AI成人男子为15 mg/d,女子为20 mg/d;锌的RNI成人男子为15 mg/d,女子为11.5 mg/d;硒的RNI成人为50 μg/d,必要时,可根据医嘱适量补充维生素和矿物质相关制剂。

6. 饮食习惯 禁忌摄入油煎和油炸的食物、辛辣调味品(如胡椒、辣椒等)、霉变食品以及烟酒,培养良好的饮食习惯;应该少量多餐,可每日进食4~5次,食量以达到预防低血糖,减少肝脏负担为宜。

第二节 脂肪性肝病

脂肪性肝病(fatty liver disease,FLD)简称脂肪肝,是指脂类(主要是三酰甘油或称中性脂肪)在肝实质细胞内过量聚集,其总量超过常量的1倍或组织学上肝实质脂肪浸润累及超过30%~50%的一种临床病理综合征。近年,随着膳食结构、饮食行为以及生活方式的改变,我国脂肪肝发病率迅速上升(尤其在青少年发病中日渐显现),可高达10%以上,仅成为次于病毒性肝炎的第二大肝病。按照临床病因命名,将脂肪肝分为乙醇性脂肪性肝病(alcoholic fatty liver disease,ALD)和非乙醇性脂肪性肝病(non-alcoholic fatty liver disease,NAFLD),其中NAFLD已成为我国常见的慢性肝病之一。从疾病谱发展来看,临床上最为广泛存在的NAFLD是单纯性脂肪肝,其部分会发生脂肪性肝炎,经过肝纤维化过程发展为肝硬化,最后可能导致肝癌或肝衰竭。单纯性脂肪肝膳食营养调控是本节重点讨论的内容。

一、膳食因素与脂肪性肝病

1. 脂肪

(1) 膳食脂肪摄入异常:高脂饮食等所致脂肪组织动员增加,产生大量的游离脂肪酸并汇集入肝脏。

(2) 脂肪酸合成代谢增强:肝内脂肪酸合成增加,而导致肝内脂肪酸水平增高。

(3) 脂肪酸分解代谢减少:肝细胞内脂肪酸在线粒体内所发生的氧化磷酸化和β-氧化减少,转化成三酰甘油增多。

(4) 肝三酰甘油输出障碍:当膳食中胆碱供给不足或体内合成不足以及消耗增多时,卵磷脂合成减少,极低密度脂蛋白形成相应减少,导致肝细胞内合成的三酰甘油不易运出,从而诱发脂肪肝。

2. 蛋白质和氨基酸 肝病时,膳食蛋白质摄入和利用减少,肝内载脂蛋白合成代谢减弱或合成受阻,导致肝脏运输三酰甘油减少,造成肝内脂肪储存增多。

3. 碳水化合物 饮酒或酗酒致体内乙醇过量时,可使碳水化合物与α-甘油磷酸盐增高,两者均与脂肪酸酯转化成三酰甘油的过程有关;同时,胰岛素效应减低,肌肉、脂肪组织摄取及利用碳水化合物发生障碍,从而导致持续血糖升高,胰岛β细胞的结构和功能异常,并引起全身性的代谢紊乱,加速脂肪肝的形成。

二、营养治疗原则

单纯性脂肪肝是脂肪性肝脏疾病的早期阶段,早期发现并及时给予药物和膳食营养辅助治疗,有助于疾病恢复。营养治疗的目的是通过控制总能量,限制脂肪和胆固醇的摄入,给予充足的蛋白质、维生素、矿物质和膳食纤维,促进脂肪酸氧化分解,缓解脂肪肝的发展。营养治疗的基本原则是:①科学调整饮食,达到平衡营养;②维持正常血脂、血糖水平,增加自我保健意识;③坚持每日锻炼,保持理想体重;④合理辅以药物,预防并发症。

1. 能量 总能量摄入不宜过高,避免促进肝脏脂肪合成和脂肪肝病变。参考体质指数(BMI),调整产能营养素的摄入,其能量分配比为:蛋白质10%~15%,脂肪20%~25%,碳水化合物50%~60%。对于肥胖者或超重者而言,建议摄入能量控制在84 kJ(20 kcal)/(kg·d)~105 kJ(25 kcal)/(kg·d)。

2. 脂肪和胆固醇 控制脂肪(尤其是饱和脂肪酸)和胆固醇的摄入,减少肝脏胆固醇的合成以及沉积。适当增加具有较好趋脂作用的植物脂肪和植物固醇的摄入,如β-谷固醇、豆固醇和必需脂肪酸有利于预防肝细胞脂肪变性。建议脂肪摄入量不宜超过40 g/d,胆固醇摄入量在200~300 mg/d,限制高胆固醇食物的摄入,如动物内脏、蛋黄、沙丁鱼及各种鱼卵等(表16-2)。

表 16-2 常见食物中胆固醇含量的分类(mg/100 g)

含 量	食物类别	食物名称	食物类别	食物名称
高量胆固醇食物(>1 000)	蛋类及其制品	鹌鹑蛋、鹅蛋黄、鸭蛋黄、鸡蛋黄、皮蛋黄	畜肉类及其制品	猪脑、牛脑、羊脑
中等量胆固醇食物(100~1 000)	畜肉类及其制品	猪肝、猪肾、猪小排、猪肚、猪舌、火腿、腊肠	乳类及乳制品	牛油、奶油、硬质干酪、芝士
	鱼虾蟹贝类	墨鱼圈、虾子、小虾米、虾皮、鲢鱼子、鲫鱼子、凤尾鱼、墨鱼、水发鱿鱼、螃蟹	蛋类及其制品	鹅蛋、鸡蛋、鸭蛋
	禽肉类及其制品	鸭肝、鸡肝		
低量胆固醇食物(<100)	畜肉类及其制品	猪肉、牛肉、羊肉、火腿肠、蒜肠、兔肉	禽肉类及其制品	鸡胸脯肉、鸡腿、鸡翅、腊鹅、乳鸽
	乳类及其制品	牛奶、全脂奶粉、低脂奶酪、雪糕、羊奶、炼乳、酸牛奶	油脂类	鸡油、猪油、植物油
	鱼虾蟹贝类	带鱼、鳜鱼(桂鱼)、鲫鱼、青鱼、大黄鱼、甲鱼、海蜇皮	蛋类及其制品	皮蛋白、鸡蛋白

注:不含胆固醇的食物:蔬菜、水果、谷类、坚果类。

3. **蛋白质和氨基酸** 适当增加质优量足的膳食蛋白质和氨基酸(如甲硫氨酸、胱氨酸、色氨酸、苏氨酸和赖氨酸等),利于肝内载脂蛋白的合成,促进脂质的转运,减少脂肪在肝内的储存,增加拮抗脂肪肝的作用;同时,也有利于肝细胞的修复与再生,避免低蛋白血症。建议病人的蛋白质摄入量不低于 60 g/d,素食者植物蛋白质不低于 80 g/d,蛋白质供能占总能量的 15%~20%。宜选用水产类、禽肉类、脱脂奶粉以及大豆食物。

4. **碳水化合物和膳食纤维** 应主要由粮谷类提供碳水化合物。限制食用精制糖及其食品的摄入,以减少过多的碳水化合物转变成脂肪,降低肝内脂肪沉积。过多的碳水化合物可以刺激胰岛素分泌,增加肝脏合成三酰甘油。建议碳水化合物供能占到总能量的 50%~55%,且以粮谷类为主,限制或避免食用糖果、蜂蜜、果汁、果酱、蜜饯等制作的甜食;同时,应增加膳食纤维摄入量,尤其是可溶性膳食纤维,建议 30~60 g/d。

5. **维生素和矿物质** 注意补充富含维生素的新鲜水果、蔬菜和藻类食物。B 族维生素(如叶酸、胆碱、肌醇、烟酸和维生素 B_{12})、维生素 E 和维生素 C 等可维持肝脏正常脂肪代谢,加速肝细胞修复和再生,具有保肝作用;胡萝卜素和维生素 A 可防止肝组织纤维化。建议增加萝卜、番茄和黄瓜等食物的摄入;同时,注意补充钾、锌、镁和硒等矿物质,促进肝脏代谢废物的排出,利于调节血脂和血糖水平。

6. **乙醇** 肝功能受损时,肝内代谢乙醇酶类及其活性减少,因而肝脏对乙醇的分解能力下降,肝脏功能的恢复速度减慢。

7. **饮食行为** 禁食油炸、霉变、刺激性食品以及高盐食品(建议食盐 5 g/d 以下);烹调宜采用蒸、煮、烩、炖和焖等方法,避免因饮食不当加重肝脏受损,以达到保护肝脏的目的。

第三节 肝硬化

肝硬化(cirrhosis of liver or liver cirrhosis)是一种或多种致病因素长期或反复作用的慢性、进行性、弥漫性肝细胞变性、坏死与再生,并诱发广泛纤维组织增生,肝小叶结构破坏与重建,形成假小叶及结节增生的一种常见肝脏疾病。肝硬变常见诱因是病毒性肝炎、乙醇中毒、药物滥用、营养不良、代谢障碍和胆汁淤积等。欧美国家以酒精性肝硬化最多见,约占全部肝硬化的50%~90%。亚洲和非洲则以病毒性肝硬化为主,在我国,约80%的肝硬化病人与乙型肝炎病毒感染有关。肝硬化可以引起机体营养物质的代谢紊乱,其营养支持治疗显得极为重要。

一、膳食因素与肝硬化

肝硬化可以引起蛋白质、碳水化合物、脂肪和电解质的代谢紊乱,出现蛋白质合成障碍、血浆中芳香族氨基酸,如苯丙氨酸、酪氨酸的浓度增高,糖耐量曲线呈病理性改变、内源性胆固醇合成减少、胆固醇酯含量减少,还可有低钠血症、低钾血症与代谢性碱中毒。肝炎病人功能发生障碍,可导致碳水化合物、蛋白质/氨基酸和脂肪/胆固醇代谢异常。

1. **碳水化合物** 肝损伤时,葡萄糖内稳定状态发生异常变化。

(1) 高血糖症及葡萄糖耐量受损:后者与胰岛素抵抗有关,其主要原因:①肝细胞不同程度的坏死、肝细胞总体数减少,导致肝脏对葡萄糖负荷代谢绝对能力的下降;②肝细胞受体和受体后缺陷,致使肝细胞对胰岛素敏感性降低,肝细胞对葡萄糖摄取减少;同时,肝糖原合成减少;③门-体循环形成后,肝清除激素能力的下降,也可能与高胰岛素血症、高胰高血糖素血症的发生有关。

(2) 低血糖症:由于机体肝糖原储备减少,对高血糖素的反应降低或因广泛肝实质破坏造成的糖原合成能力降低导致病人血糖降低,形成低血糖症。

(3) 脂肪肝:血糖降低,糖异生作用增强,肝内脂肪积累,易发生脂肪肝。

2. **蛋白质和氨基酸** 肝脏是体内蛋白质合成与降解的重要场所,也是体内蛋白质合成率最高的器官。除合成自身所需的蛋白质外,肝脏还要合成大量输出性蛋白质,其中白蛋白最为重要。肝损伤时,除膳食氨基酸摄入减少外,肝脏细胞功能减退或肝细胞数减少导致蛋白质代谢异常,白蛋白等合成减少,引起低白蛋白血症;此时,血浆胶体渗透压下降,是导致水肿的原因之一。此外,载脂蛋白合成减少,相应物质的运输和代谢也受到影响而累积于肝脏。

此外,肝脏合成的蛋白质还包括多种凝血因子,如纤维蛋白原、凝血酶原、凝血抑制因子和纤维蛋白溶解抑制因子等。在肝损伤时,凝血因子和纤维蛋白原浓度降低、加上维生素K吸收障碍,使得止血机制异常,出现出血现象;肝损伤时,支链氨基酸,如亮氨酸、异亮氨酸和缬氨酸的分解代谢增强,芳香族氨基酸(AAA),如苯丙氨酸、酪氨酸清除能力减少,使得血浆芳香族氨基酸增加;同时,肝内鸟氨酸代谢异常,氨合成尿素过程障碍,处理或清除氨的能力下降,导致氨蓄积,出现高血氨状态,可诱发肝性脑病。

3. **脂类** 肝损伤时,脂肪在肝脏中的吸收、利用以及运输等发生异常。

(1) 脂肪酸与三酰甘油:膳食与体内脂肪组织是提供肝脏合成三酰甘油、脂肪酸和运输三酰甘油的特异性蛋白质的原料。肝损伤时,肝脏利用合成原料减少,肝糖原缺乏引发脂肪动用与分解加强,表现为血浆游离脂肪酸及甘油增加;同时,病人胆汁合成和分泌减小,机体脂肪的消化和吸收功能降低,肝内脂肪代谢障碍,使得过多的脂肪在肝内积聚。由于载脂蛋白合成代谢异常,肝三酰甘油清除障碍,加重了肝功能损害。

(2) 胆固醇:胆固醇和胆汁酸主要在肝内合成。肝损伤时,可导致包括游离与酯化型胆固醇在内的血清总胆固醇水平下降,血清低密度脂蛋白胆固醇升高,高密度脂蛋白胆固醇则下降。同时,肝损伤导致的细胞膜胆固醇及其有关物质的代谢改变,可导致红细胞膜结构发生明显改变,继而出现红细胞形态的变化,表现出棘刺状,形成棘红细胞(acanthocyte)。

4. 维生素 肝损伤时,病人食欲低下,胆盐分泌少和胰腺功能异常等均可导致脂溶性维生素(如维生素 A、维生素 D 和维生素 E)吸收与利用障碍;其次,由于肝脏摄取能力降低等原因又可引起水溶性维生素(如维生素 C、叶酸、维生素 B_1 和维生素 B_6 等)的缺乏。

5. 矿物质 肝损伤时,由于膳食矿物质摄入不足、吸收障碍或合成减少等,导致血清铁蛋白降低和血清铁减少;血硒和锌减少,尿锌排出增加,肝内含锌降低;铜蓝蛋白减少和血铜降低,进而引发病人血红蛋白合成受阻、机体免疫力下降、氧化应激加强、食欲不振以及伤口愈合延迟等。

6. 乙醇 摄入的乙醇 90%~95% 在肝脏被氧化,直接影响着肝脏蛋白质和脂肪的代谢,大量脂肪积聚在肝内而形成脂肪肝;同时,乙醇代谢的中间产物乙醛对肝脏具有直接毒害作用,长期饮用可加速肝硬化的形成。

二、营养治疗原则

营养治疗目的是平衡营养,增进食欲,改善消化功能,改变机体营养状态,减少肝脏负担,促进肝细胞修复再生和肝功能的恢复,控制病情发展和并发症的发生。营养治疗的基本原则是采用高能量、高蛋白、高维生素和适量脂肪的饮食方式。

1. 能量 在病人能够耐受的情况下,摄入能量不宜过高,建议 104.6~125.52 kJ(25~30 kcal)/(kg·d)。

2. 蛋白质 提供高蛋白质的膳食,以维持正氮平衡,促进肝细胞修复与再生,改善肝功能。建议蛋白质供给为 1.5~2.0 g/(kg·d)或 100~120 g/d,但除外肝衰竭、肝昏迷倾向者。对低蛋白血症并伴有腹腔积液者,给予优质的蛋白质食物尤为重要。补充亮氨酸、异亮氨酸和缬氨酸,以达到恢复支链氨基酸与芳香族氨基酸正常比例、血浆氨基酸谱正常化的目的。同时,注意适量补充精氨酸,加速氨在体内的排泄。

3. 碳水化合物 提供充足的碳水化合物,有利于肝糖原的储备,防止毒素对肝细胞的损害,以达到有效减少胰岛素需要量,避免出现低血糖以及保肝的目的。建议供给 350~450 g/d。适量增加膳食纤维的摄入,以增加胃肠道氮源性废物的清除,发挥其利胆、通便作用。

4. 脂肪 肝病时,胆汁合成和分泌减少,脂肪的消化和吸收功能减退,应该给予适量脂肪。过多摄入脂肪,将超过肝脏代谢能力,沉积在肝内,影响肝糖原合成,加重肝功能损害;但过少的脂肪摄入也会影响烹调口味,导致病人食欲降低。建议脂肪摄入 40~50 g/d,供能占总能量的 25%。适当增加 $C_{8:0}$~$C_{12:0}$ 的中链脂肪酸所构成的中链三酰甘油和必需脂肪酸的摄入,以减少三酰甘油和胆固醇的再合成,有利改善肝功能。中链脂肪酸的良好的食物来源为棕榈油、椰子油、乳及乳制品等。

5. 维生素 充足的维生素可以发挥其抵抗毒素对肝细胞损害和保护肝脏的作用。维生素 C 可促进肝糖原的合成、叶酸和铁的利用,促进肝细胞再生;维生素 K 可减缓出血倾向,对凝血时间延长及出血病人要及时给予补充;叶酸可以加速脱氧核糖核酸的合成;维生素 E 有清除自由基、改善神经症状的作用;补充 B 族维生素,有利于肝细胞的修复和再生。

6. 矿物质　适量的锌、镁有利于肝功能的发挥,应选用猪瘦肉、牛肉、羊肉、蛋类、鱼类等含锌量较高的食物和绿叶蔬菜、豌豆、乳制品和谷类等含镁多的食物;如使用排钾利尿剂时,可以通过食物(如各种蔬菜和水果、干豆类、鱼、肉和蕈类等)补充丢失的钾;同时,要注意限制钠盐的摄入,尤其是对肝腹腔积液病人,一般限盐范围为 1~1.5 g/d,严格控制时,可达到 0.25~0.5 g/d,禁用含钠多的食物,如海产品、火腿、松花蛋、肉松和酱菜等。也可根据病人个人耐受、病情发展阶段进行个体化治疗。

常见食物中钾含量的分类如表16-3所示,常见食物中镁含量的分类如表16-4所示。

表16-3　常见食物中钾含量的分类(mg/100 g)

含　量	食物类别	食物名称	食物类别	食物名称
极高钾食物 (>1 000)	豆类及制品	黄豆	菌藻类	茶树菇、黄蘑、鸡腿菇、松蘑、元蘑、螺旋藻
	水果类及制品	无花果、桂圆	乳类及制品	奶粉
高钾食物(500~1 000)	豆类及制品	豆腐皮、腐竹	坚果种子类	杏仁、腰果、花生、南瓜子、西瓜子
中等量钾食物 (100~500)	谷类及制品	面粉、挂面、花卷、馒头、玉米面、小米、荞麦面	豆类及制品	豆腐、豆浆、豆腐干、豌豆、蚕豆
	蔬菜及制品	青萝卜、扁豆、四季豆、黄豆芽、茄子、番茄、青辣椒、黄瓜、南瓜、大葱、韭菜、大白菜、酸菜、娃娃菜、油菜、紫甘蓝、芥蓝、菜花、西兰花、芹菜	水果类及制品	枣、榴莲、芒果、木瓜、香蕉、小西瓜
			肉类及制品	猪肉、火腿肠、午餐肉、牛肉、羊肉、驴肉、鹿肉、鸡肉、鸭肉、鹅肉、火鸡、鸽子
	坚果种子类	葵花籽	鱼贝类	草鱼、鲢鱼、鲫鱼、带鱼、黄鱼、鲭鱼、金枪鱼、沙丁鱼、鲟鱼
	乳类及制品	牛奶、酸奶		
低量钾食物 (<100)	谷类以及制品	河粉	豆类及制品	红豆
			菌藻类	草菇、海带
	蔬菜及制品	小红尖辣椒、圆白菜、胡萝卜、红萝卜、紫菜头、荷兰豆、绿豆芽、冬瓜、西芹、生菜、油麦菜	乳类及制品	奶油
			酒类	啤酒、葡萄酒、白酒
	水果类及制品	桃、火龙果		
	鱼贝类	虾仁、箭鱼		

表 16-4　常见食物中镁含量的分类（mg/100 g）

含量	食物类别	食物名称	食物类别	食物名称
高量镁食物 （>100）	蔬菜类	苔菜、苋菜、口蘑、木耳、香菇、竹荪、鱼腥草、紫菜	坚果	松子、杏仁、腰果、花生、葵花籽、南瓜子、榛子、核桃
	谷类	糙粮、大黄米、黑米、荞麦、麸皮	豆类及其制品	黄豆、豆奶粉、豆腐皮、腐竹、豆腐干
中量镁食物 （10~100）	畜禽肉类 鱼虾类	猪肉、牛肉、羊肉、鸡肉、鲫鱼、草鱼、带鱼、金枪鱼、凤尾鱼	乳类及乳制品	牛奶、奶粉、酸奶、奶酪、炼乳
	谷类薯类	小米、小麦、粳米、玉米面、莜麦、马铃薯、甘薯	蛋类	鸡蛋、咸鸭蛋、乌鸡蛋
	蔬菜类	萝卜、芹菜、扁豆、四季豆、茄子、番茄、辣椒、韭菜、大葱	水果类	无花果、桂圆、荔枝、火龙果、榴莲、芒果、香蕉
低量镁食物 （<10）	肉类（精制食品）	鱼子酱、鱼排	水果类	蜜桃、西梅、葡萄
	谷类	香米、米粉、淀粉（小麦、大米）	油类	花生油、葵花籽油、核桃油、豆色拉油

7. 饮食习惯　膳食要求多样化，少用或不用辛辣食品或调味品，避免生、硬、脆和粗糙的食品，多采用蒸、煮、烩、汆和焖等烹调方式，减少对肝脏的损害。进餐应规律定量，以每日 5~7 餐次为宜。

第四节　消化性溃疡

消化性溃疡（peptic ulcer）主要是指发生在胃和十二指肠黏膜且与胃酸、胃蛋白酶活性有关的慢性溃疡。按其发病部位，溃疡可以分为胃溃疡和十二指肠溃疡。临床上，十二指肠溃疡较胃溃疡多见。两者发病规律不同，胃溃疡疼痛是餐后 1 h 内发生，而十二指肠溃疡疼痛则好发于两餐之间。近年研究表明，消化性溃疡除了与幽门螺杆菌感染、非类固醇性消炎药和神经精神因素有关外，饮食因素和不良生活行为因素如酒、浓茶、咖啡和某些饮料或食物能刺激胃酸分泌过多，在具有刺激作用的食物因素中，以脂肪和蛋白质的作用最强。

一、膳食因素与消化性溃疡

一般而言，消化性溃疡病人的营养代谢不会发生明显的改变，但膳食或营养因素决定着消化性溃疡的发生、发展。

1. 饮酒和乙醇　低浓度酒（乙醇浓度<40%）对胃黏膜呈刺激作用；高浓度酒（乙醇浓度 50% 以上）对胃酸分泌无刺激作用或呈抑制作用，但可损伤胃黏膜对氢离子的屏障作用，导致急性胃黏膜损伤；另外，葡萄酒和啤酒对胃酸分泌有极明显的刺激作用，可产生 50%~90% 的最高酸排泄量。

2. 吸烟和尼古丁　吸烟可能使胃黏膜血管收缩造成循环障碍，增加胃酸分泌，也可以减少十二指肠和胰腺分泌碳酸氢盐；尼古丁能降低幽门括约肌张力，引流胆汁向胃内反流，对胃黏膜有侵蚀作用,而且能刺激胃窦部 G 细胞释放胃泌素,使胃酸分泌增多。尼古丁是导致溃疡形成的一个关键因素。

3. 油和脂肪　膳食中的高脂肪能延缓胃排空时间,致使食物在胃内停留延长,促进胃酸分泌;同时,脂肪还可强烈刺激胆囊收缩素的分泌,刺激胆囊收缩和兴奋胰酶分泌,并加剧胆汁反流,十二指肠液中的胆酸、胰酶和溶血卵磷脂等可破坏胃黏膜的屏障,加重胃黏膜的腐蚀作用,可诱发或加重胃黏膜的损伤。

4. 咖啡与咖啡因　咖啡因是一种强烈的胃酸分泌刺激剂,大剂量可致恶心、呕吐,可因食管反流增强,加重消化不良症状和胃酸分泌,尤其使十二指肠溃疡加重。

5. 辛辣调味品　红辣椒、黑胡椒、芥末、咖喱粉和大蒜等可引起强烈的胃酸分泌,引发急性、浅表性黏膜损伤。

6. 某些食物　过分粗糙及含纤维素多的食物(如油炸食品、香肠、芹菜、韭菜以及富酸水果等)、过冷过热的食物对胃黏膜产生机械损伤。牛奶对溃疡具有双面效应,即牛奶既可促进胃酸分泌,又可中和胃酸;还有研究表明,牛奶中的抗溃疡因子对胃黏膜具有较大的保护作用。

二、营养治疗原则

消化性溃疡营养治疗的目的是选择适当的饮食,减少胃酸分泌,降低胃酸和食物的侵蚀作用,减轻机械性和化学性刺激,促进溃疡面的愈合,缓解疼痛等症状,防治并发症(贫血、蛋白质能量营养不良等),降低溃疡的复发率。因胃及十二指肠溃疡病灶经常受到胃酸和食物的刺激,其发生、发展以及病情严重程度均与膳食因素有关。一般认为,食用低脂、适量蛋白质和低膳食纤维软性食物是病人遵循的基本营养治疗原则。

1. 能量　适宜的能量补充是纠正贫血和蛋白质能量营养不良的基本保证。建议碳水化合物供能占总能量的 55% ~65%,蛋白质供能占总能量的 12% 左右,脂肪供能占总能量的 20% ~25%。

2. 碳水化合物　碳水化合物是消化性溃疡病人的主要能量来源,与其无刺激胃酸分泌作用和不抑制胃酸分泌有关。病人应多摄入容易消化的谷类食物如粥、面条和馄饨,建议摄入量为 300 ~350 g/d;减少蔗糖等精制糖的摄入,避免增加胃酸分泌和胀气。

3. 蛋白质和氨基酸　适量的蛋白质有一定的胃酸缓冲作用,可促进溃疡愈合,但过高的蛋白质及其消化产物可刺激胃酸分泌。建议膳食供给蛋白质 1.0 ~1.5 g/(kg·d)。

4. 脂肪　无需严格限制脂肪,适量的脂肪对胃肠黏膜无刺激作用,但也不能过多。建议摄入脂肪 70 ~90 g/d(包括烹调用油),应选择易消化吸收乳酪状脂肪,如牛奶、奶油、蛋黄、奶酪以及适量的植物油。

有研究表明,必需脂肪酸(如亚油酸或 α 亚麻酸)具有抑制胃酸分泌作用,且对幽门螺杆菌引起的十二指肠溃疡作用更为明显,这与必需脂肪酸能抑制幽门螺杆菌的生长与繁殖有关。建议增加富含必需脂肪酸的植物油,如葵花籽油、玉米油和芝麻油,菜籽油、豆油和鱼类则是亚麻酸的良好来源;建议亚油酸供能占总能量的 3% ~5%,亚麻酸为 0.5% ~1.0%。

5. 维生素和矿物质　选用富含 B 族维生素、维生素 A 和维生素 C 的食物,以增强机体抵抗力和促进溃疡愈合。同时,限制钠的摄入,建议食盐摄入量 3 ~5 g/d。贫血者应增加富含铁的食物,如动物血、肝脏、瘦肉、大豆以及黑木耳等,铁的适宜摄入量(AI)成年女性为 20 mg/d,成年男性为 15 mg/d。

6. 进食方式 细嚼慢咽,规律进食,少量多餐,5~7餐/d。注意减少摄入对胃肠黏膜具有机械性刺激的食物,如粗粮、芹菜、韭菜、雪菜、竹笋及干果类等;同时,还应避免摄入化学性刺激的食物,如咖啡、浓茶、烈酒、巧克力、可乐饮料、汽水和浓肉汤等,否则,将会增加胃酸分泌,对溃疡愈合不利。

7. 烹调方法 食物必须切碎、煮烂;可选用蒸、煮、氽、软烧、烩、炖或焖等烹调方法,不宜用油煎、油炸、烟熏、爆炒、醋熘、熏烤、腌制和冷拌等方法加工食物方式。

8. 禁用食物 辛辣调味品,如辣椒、黑胡椒、咖喱和芥末等;易产气食物,如生蒜、生葱、蒜苗和洋葱头等;易产酸食物,如地瓜、土豆及糖醋食品等;生冷食物,如大量冷饮、冷拌菜等;坚硬的食物,如腊肉、火腿和蚌肉等。

第五节 胰 腺 炎

根据发病不同,胰腺炎(pancreatitis)可分为急性和慢性胰腺炎。急性胰腺炎是由于多种原因(主要是暴饮暴食、酗酒和摄入大量高脂食物等)致胰腺消化酶被激活,消化胰腺本身及其周围脏器引起的化学性炎症疾病。慢性胰腺炎是指胰实质的反复性和持续性炎症,胰腺体有部分或广泛性纤维化或钙化,有不同程度的胰腺外、内分泌功能障碍的疾病。由于饮食不慎是引发胰腺炎的重要原因,故饮食治疗对预防和治疗胰腺炎具有十分重要的意义。流行病学研究表明,我国急性胰腺炎发病率逐年增长,城市高于农村。急性胰腺炎的年发病率为38/10万。急性胰腺炎中约有20%~25%的病人发展为重症胰腺炎或呈现危及生命的并发症,预后凶险。慢性胰腺炎无规律分布于世界各地,且发病率相差很大。迄今,我国还未有确切的发病率调查资料,但发病率呈上升趋势。

一、膳食因素与胰腺炎

急性胰腺炎病人的碳水化合物、脂肪和蛋白质代谢处于紊乱状态,分解代谢大于合成代谢,物质代谢呈负平衡。机体呈现蛋白质降解、能量消耗和糖异生加强和尿素氮增加为特征的不同程度应激性高反应状态,使机体容易产生营养不良和感染。

1. 能量 基础代谢率增加,能量消耗增多。如果并发败血症,约80%的病人出现高代谢的状态,代谢率可增加至原来的1.4~1.5倍。

2. 脂肪 胰腺功能受损主要影响的是脂肪的吸收和利用。急性胰腺炎时,肾上腺素和去甲肾上腺素等分泌增加,促使体内脂肪动员和分解;血清游离脂肪酸和酮体水平升高,组织对脂肪酸利用增加,脂肪成为体内主要的能量来源。而高脂血症、高三酰甘油血症可以是急性胰腺炎的发病原因。

3. 碳水化合物 对碳水化合物代谢影响较大的是胰岛β细胞受损或数量减少,靶细胞对胰岛素的敏感性下降和糖耐量受损(IGT)。其次,作为急性炎症的应激反应,儿茶酚胺、胰高糖素、生长激素和肾上腺激糖皮质激素等的分泌均促进肝糖原分解、糖异生作用加强。

4. 蛋白质和氨基酸 胰腺具有较高的蛋白质合成和分泌功能,其功能易受到蛋白质缺乏的影响。胰腺炎症时,蛋白质合成能力减退,但蛋白质周转速率增加。因以蛋白质分解代谢为主,血中支链氨基酸与芳香族氨基酸比值下降,血浆总蛋白及白蛋白水平下降;同时,尿素氮生成增加,氮大量丢失,可达20~40g/d,呈负氮平衡状态。

5. 维生素和矿物质 病人对维生素和矿物质的消耗和需求增加,尤其是水溶性维生素。

另一方面,维生素 D 过多时,可以引发胰管钙化、管内结石形成,导致胰液引流不畅;胰高血糖素和降钙素分泌增加,血钙水平下降,加重低钙血症;多伴有血钾水平下降,有时也出现血镁水平的降低。

6. 乙醇　大量饮酒时,乙醇通过刺激胃酸分泌,使胰泌素与缩胆囊素分泌,促使胰腺外分泌增加;长期大量饮酒者体内胰液蛋白含量增加,沉积形成血栓、胰管结石形成,导致胰液排出障碍;还可以引发胰腺管和十二指肠水肿、Oddi 括约肌痉挛,使胰腺排泄进一步受阻。

7. 饮食行为　暴饮暴食时,大量食糜进入十二指肠,引起十二指肠乳头水肿和 Oddi 括约肌痉挛,胆道内压力增加,超过胰管内压力,引起胆汁逆流入胰管;另外,大量摄入蛋白质、脂肪,还可直接刺激胰液和胆汁大量分泌,胰液和胆汁积聚。

二、营养治疗原则

(一) 急性胰腺炎

根据胰腺损伤程度,急性胰腺炎分为轻型(急性水肿性胰腺炎)和重型(急性出血坏死性胰腺炎)两种,急性水肿性胰腺炎表现为胰腺间质充血、水肿,周围脂肪坏死,有自限性,通常 1 周内即可恢复,预后较好;急性出血坏死性胰腺炎表现为部分胰腺组织出血、坏死及广泛的脂肪坏死,多伴有腹膜炎和休克等症,预后不佳,死亡率高。乙醇中毒和高脂血症是诱发急性胰腺炎的主要因素。因此,对急性胰腺炎而言,合理及时的营养治疗方案是非常重要的,其营养治疗目的是合理营养支持,限制脂肪、适当限制蛋白质和适量碳水化合物的摄入,纠正水、电解质失衡,减轻胰腺负荷;有规律饮食,禁忌暴饮暴食和酗酒,避免胰腺进一步受损,全面增强机体免疫力。

1. 轻症胰腺炎　从低脂、低蛋白、适量复合碳水化合物的流食、半流食、软食过渡到正常饮食,进食量由少到多,逐渐增加;能量及营养素,尤其是维生素 C 不足的部分由静脉补充营养素,切忌过早进食。

轻微应激期,给予完全无脂肪和富含复合碳水化合物的流质食物,如果汁、果子冻、稀藕粉、杏仁粉、浓米汤、番茄汁、蛋清汤。

病情稳定后,可采用低脂半流质饮食,并逐步过渡,蛋白质不宜过多,以免加重胰腺负担,应给予充足的碳水化合物。少量多餐,每日 5~6 餐,食物要细软、易消化,忌暴饮暴食。采用烧、煮、烩及炖的烹调方式。

2. 重症胰腺炎应激期与并发症期　此期应绝对禁食,抑制胰腺的分泌功能,减少胰肠反射活动,减少或抑制肠道激素的释放,减少吸收的营养素对胰腺的直接刺激作用。通常禁食不少于 3 d。采用个体化的肠外营养支持治疗,后肠外与肠内营养合用,最后过渡到肠内营养的过程。

(1) 肠外营养:需要进行静脉输入低脂低蛋白肠外营养制剂[基本成分:①8.37 MJ(2 000 kcal)能量;②氨基酸氮为 9.4~14.1 g;③葡萄糖 200 g,加用胰岛素 25~33 U;④10% 脂肪乳剂 500~100 ml;⑤根据病人实际情况,补充相应矿物质和维生素],由于补充营养并不能减轻此期病人的分解代谢,而且肠外营养供给过多,也可引起消化液分泌增加,能量供给达到 8.37 MJ/d 即可。一般来讲,应激期持续 7~10 d,并发症期可持续 20~50 d。

但长期进行肠外营养,会引起病人胃肠功能衰退,导致营养素不全面,负氮平衡等营养不良等问题,甚至可以发生肠黏膜屏障损伤等现象;因此,要考虑适时进行肠内营养。

(2) 肠内营养:当肠功能恢复后,应尽早进行肠内营养。开始时,在减少肠外营养供给量的同时,先试用少量低浓度的低蛋白、无或低脂、复合碳水化合物营养液,消化管适应后,再逐步提高浓度,增加供给量,直至肠内营养能够完全满足营养需要。

1) 无脂、低蛋白、高碳水化合物流质：病情缓解，症状基本消失后，可给予无脂高碳水化合物流质，如果汁、果冻、藕粉、米汤、菜汁、蛋白水、绿豆汤等食物。禁食浓鸡汤、浓鱼汤、肉汤、牛奶、豆浆、蛋黄等食物。此期饮食营养成分不平衡，能量及各种营养素含量低，不宜长期使用。

2) 低脂肪、低蛋白、高碳水化合物半流质：病情逐渐稳定后，饮食量可增加，改为低脂肪低蛋白半流质，供给充足的碳水化合物。禁食含脂肪多的和有刺激性的食物，如辣椒、咖啡、浓茶等，绝对禁酒。

3. 重症胰腺炎恢复期 由肠外和肠内营养逐步过渡到正常饮食。无论处于何期，胰腺炎病人都应忌用高脂膳食，以避免高脂肪刺激胰腺分泌的作用。

正常饮食时，应提供膳食蛋白质 40～50 g/d，以促进损伤胰腺组织的修复。控制脂肪总量为 20～30 g/d，过高则导致病情反复；碳水化合物是主要能量提供者，为 350～450 g/d。同时，应注意钾、钠、镁和钙等矿物质及维生素的补充，尤其保证维生素 C 300 mg/d，利于胰腺炎病后恢复。采用少量多餐制，每日 5～6 餐；烹调方法宜采用烧、煮、烩、卤和汆等方法；宜选择鱼类、虾类、禽肉、瘦牛肉、豆制品及蛋清等；科学进食，切忌暴饮暴食，忌用脂肪含量高的食物（如动物油脂、植物油和油炸食品等）、机械性刺激强的食物（如生食黄瓜、梨等）和辛辣刺激性食物（包括调味品、酒精性饮料）。

（二）慢性胰腺炎

慢性胰腺炎的主要致病因素是长期饮酒和胆道疾病。乙醇刺激胃泌素分泌，引起胃酸分泌增加，致使肠道的胰泌素和胆道收缩素分泌增多，进而引起胰液和胰酶分泌亢进，发生自身消化的化学性炎症过程，导致胰腺实质进行性损害和纤维化，胰液黏稠及蛋白质沉淀可以引起胰管引流不畅和结石形成。营养治疗目的是限制脂肪和蛋白质的摄入量，减少胰腺负担，使疼痛缓解，避免病情加重或复发，促进胰腺修复。

胰腺的炎症病变使得内外分泌功能减退、丧失。后期出现吸收不良综合征和糖尿病，并可出现维生素 A、维生素 D、维生素 E 和维生素 K 缺乏症，表现为夜盲症、皮肤粗糙、手足搐搦、肌肉无力和出血倾向。

营养治疗原则也是采用膳食营养补充，但对于病程较长的重症病人有必要给予静脉全营养。膳食主要以高碳水化合物和适量蛋白质为主，补充维生素及其制剂也是非常必要的。

1. 脂肪 限制脂肪摄入量，建议 20 g/d，根据病情可逐步增至 30～40 g/d；病情严重时，采用低碳水化合物、低脂肪的半流食，避免刺激肠管和减轻胰腺的负担；限制高脂肪食品（如肥瘦猪肉、油炸食物、核桃、花生、榛子以及芝麻）和高胆固醇食物（如蟹黄、蛋黄、牡蛎、鱿鱼、乌贼鱼、龙虾和动物内脏等）的摄入。慢性胰腺炎多伴有胆管疾病或胰腺动脉硬化，建议胆固醇供给量少于 300 mg/d。必要时，可以考虑补充中链三酰甘油。

2. 蛋白质 不宜供给过多蛋白质，注意选用含脂肪少、高生物学价值的蛋白质食品（如鸡蛋清、鸡肉、虾、鱼、豆腐和牛肉等），建议蛋白质供给量 50～70 g/d。

3. 碳水化合物 所需能量由碳水化合物补充为主，应供给充足的碳水化合物，建议碳水化合物供给量 300 g/d，可选用粮谷类食物。

4. 维生素 应供给充足的 B 族维生素、维生素 C 和维生素 A，尤其是维生素 C（建议供给量 300 mg/d）。有维生素缺乏症状时，给予相应维生素的补充。

5. 饮食习惯 选用细软、易消化、清淡的食物，忌化学性和机械性刺激食物，且禁饮酒和富含脂肪的食物；采用少量多餐的进食制度，并注意选用蒸、煮、烩和炖的烹调方式。

（肖 荣）

第十七章 营养与免疫

早在20世纪50年代，人们已经开始关注营养与免疫的关系。随着免疫学的发展、营养与免疫的关系得到进一步的研究。1959年，Scrimshaw综述了机体营养不良将导致免疫系统功能受损，而免疫系统功能受损使机体对疾病的抵抗力下降，有利于感染的发生和发展，感染疾病可以进一步引起营养状况紊乱，开始形成营养、免疫与感染的恶性循环，最终引起恶性营养不良夸希奥科(Kwashiorkor)病，如果不及时治疗，甚至引起死亡。

文献充分证实了感染和营养不良的协同(增效)作用，但是，营养对各种感染的影响程度不同。营养不良对肺炎、细菌性和病毒性腹泻、麻疹、结核病等感染的病程和结局有不利的影响；对由流感病毒和人类免疫缺陷病毒引起的感染有中等水平的影响；对病毒性脑膜炎和破伤风仅有很小的影响。营养不良与感染之间通常是协同作用，偶尔也有拮抗作用。营养不良可以减弱感染疾病的作用，例如，肝血吸虫病，营养不良时细胞免疫反应的下降可减少肝肉芽肿的形成。因为，肝肉芽肿的病理是由于宿主自身对肝中虫卵的免疫反应，减少肝肉芽肿的形成可以减少肝脏的病理反应。

因此，人体营养状况对免疫功能有重要影响，营养不良的人群感染和疾病的易感性增加，病死率也较高。膳食和营养状况在机体防御的调节作用方面和降低急性和慢性疾病发生的危险性上有重要作用。

一、免疫系统的作用

免疫学是伴随着传染病的研究而发生发展起来的。抗感染免疫是机体抵御和清除病原生物(如细菌、病毒、真菌和寄生虫)及其有害产物的功能，它包括先天性免疫与获得性免疫。先天性免疫又称非特异性免疫，它有屏障结构(皮肤黏膜屏障、血脑屏障和血胎屏障)、吞噬细胞、自然杀伤(natural killer, NK)细胞和抗微生物物质。获得性免疫包括特异性体液免疫和细胞免疫。免疫系统由免疫器官、免疫细胞和免疫分子组成，分布在全身各个部位。人和哺乳类动物的骨髓和胸腺是中枢免疫器，它是T细胞、B细胞等发生、分化和成熟的场所。淋巴结、脾脏和其他淋巴组织，如扁桃体、阑尾、肠道集合淋巴结、呼吸道和消化道等黏膜下的淋巴组织是外周免疫器官，它是成熟T细胞和B细胞定居和增殖的场所。免疫活性细胞(T细胞和B细胞)识别抗原，产生应答(活化增殖、分化等)并将抗原破坏和(或)清除的全过程称为免疫应答，分为由B细胞介导的体液免疫应答和T细胞介导的细胞免疫应答。

免疫是机体具有的识别异己，并发生特异性的免疫应答，排除抗原性异物，维持自身生理平衡和稳定的功能，它有三方面的基本功能：①免疫防御，是指机体防御病原微生物的感染；②免疫稳定，指机体能通过免疫功能经常消除损伤或衰老的细胞，以维护机体的生理平衡；③免疫监视，是指识别和清除体内不断发生突变或畸变的细胞。

二、营养对免疫系统的影响

通过对单一营养素缺乏的动物实验和单一营养素缺乏的病人的观察,现已证实一些营养素与免疫有关,它们包括蛋白质、维生素 A、维生素 C、维生素 E、铁、锌和硒等。然而,临床上营养不良的发生,往往不是缺乏某一种营养素,而是多种营养素同时缺乏的结果。

(一) 蛋白质-能量营养不良(protein energy malnutrition, PEM)与免疫

蛋白质-能量营养不良是蛋白质营养不良与能量不足同时存在,常伴有多种维生素和微量元素缺乏的综合表现,因免疫功能受损而引起严重感染。最近研究表明,营养不良与免疫系统功能受损相关,特别是细胞免疫,吞噬细胞的功能,细胞因子的产物,分泌性抗体的反应,抗体的亲和性和补体系统。

蛋白质-能量营养不良对免疫器官有明显影响,胸腺呈现萎缩,大小和重量均减少。这是凋亡引起的胸腺细胞的减少和胸腺细胞增殖能力下降的结果。最近,提出与 Leptin 激素水平的下降引起血清糖皮质激素水平的上升有关。外周淋巴器组织也减少。宿主的防御机制受损:由于血清中胸腺因子活力的下降,T 细胞的成熟和完全分化能力降低。因此,T 细胞的数量减少和功能下降;$CD4^+/CD8^+$ 比值较正常营养状况显著降低;迟发性过敏反应(delayed hypersensitivity response)下降。蛋白质-能量营养不良但没有任何感染时,其血清免疫球蛋白往往是正常的,但如果蛋白质-能量营养不良发生在婴幼儿期,产生免疫球蛋白的能力可受到损害。吞噬细胞的能力也受影响。感染过程中补体的消耗和不能合成足够的新的补体导致补体显著缺乏,其中以 C3 下降最为明显。

当蛋白质-能量营养不良时,免疫器官和细胞免疫功能受损较重,体液免疫受损不大,当蛋白质营养状况改变后,免疫功能可恢复。

(二) 脂类与免疫

膳食中的重要成分脂类对免疫系统也有调节作用。淋巴细胞以及其他免疫细胞中的脂肪酸的组成随膳食中脂肪酸成分的变化而变化。一些不饱和长链脂肪酸与免疫系统调节相关,如亚油酸。不饱和长链脂肪酸作为细胞质第二信使,主要影响蛋白激酶 C,二酰甘油和钙,继而影响细胞因子和其他与炎症过程、细胞生长、分化相关的蛋白。n-3(ω-3)脂肪酸通过影响细胞因子和类花生四烯酸类物质的产物,降低炎症和血管的反应。因此,膳食中不饱和长链脂肪酸的数量和类型可影响细胞功能和改变炎症过程。在膳食中降低总脂肪的同时增加 n-3(ω-3)脂肪酸,对心血管疾病、炎症过程、自身免疫疾病、感染、移植排异和肾脏的疾病有免疫调节作用。

(三) 微量营养素与免疫

几种微量元素和维生素对代谢和免疫功能是非常必需的。例如,抗氧化营养素有维持免疫细胞的抗氧化和氧化平衡以及防止氧化使其保持完善的功能。除维生素 A,铁和锌以外,营养素的单一缺乏是很少见的,它们常常是与其他综合征同时存在,如,蛋白质-能量营养不良。微量营养素对免疫系统影响的共同特征为:①在微量营养素摄入不足的早期免疫反应已发生改变;②免疫损害的严重程度依赖于营养素缺乏的类型和它与其他必需营养素之间的相互作用,营养素缺乏的严重程度以及感染的存在是否和发生的年龄;③免疫损伤增加感染和死亡率的危险性;④微量营养素的过量摄入与免疫功能受损相关;⑤免疫反应可用于确定营养摄入的安全范围。

1. 维生素 A 维生素 A 及其衍生物从多方面影响免疫系统的功能。维生素 A 缺乏时,皮

肤、黏膜局部发生免疫力下降,分泌型IgA减少,呼吸道与胃肠道局部防御能力降低,导致小儿呼吸道感染和腹泻。淋巴器官萎缩,自然杀伤细胞的细胞活力降低,细胞免疫活性下降,使机体对细菌、病毒、寄生虫等抗原成分产生的特异性抗体明显减少。

2. 铁 轻度铁缺乏时即可引起免疫功能受损害,主要表现在对细胞免疫的损伤,而对体液免疫影响不大,当铁营养状况改善后,免疫功能得到恢复。过量的铁摄入会导致感染的发生。另外,铁蛋白和乳蛋白的抑菌能力与结合铁的多少有关,当负荷铁较多时,其抑菌能力下降。

3. 锌 锌对细胞分裂、生长发育和成熟起重要作用。研究发现当锌摄不足和许多其他型营养不良时,动物和人都有胸腺萎缩和淋巴细胞减少,表明淋巴细胞减少(周围免疫系统中淋巴细胞的绝对数减少)在宿主防御能力的降低中起重要作用。淋巴细胞生成的速减慢可能是淋巴细胞减少的主要原因。另外,缺锌合并皮质酮长期升高会使淋巴细胞前体的细胞凋亡水平升高,促使淋巴细胞减少。

三、机体状况与免疫的关系

1. 老年人 营养素是维持人体正常免疫功能和健康的物质基础。由于多种原因,老年人更易发生营养素缺乏。流行病学调查表明:大约35%的50岁以上的老年人有一种或多种维生素和微量元素缺乏,其中最常见的是铁、锌和维生素C。尽管这种缺乏只是引起亚临床变化,可对免疫系统和认知功能却有明显的影响。老年人免疫系统功能受损表现在呼吸系统、泌尿系统和生殖系统的感染发生率增加。虽然老年人的免疫反应的个体差异较大,但是老年人的免疫反应平均较年轻人低。根据研究,随着年龄的增加,免疫系统也随之变化,它包括迟发性超敏反应的下降、白细胞介素2(IL-2)含量的降低、淋巴细胞的增殖能力下降、IgA含量减少和接种疫苗后的抗体含量下降,循环中T细胞亦有轻度下降。随年龄的增加,氧化程度的增加(如,自由基和炎症细胞因子等),这些与免疫系统活性的下降相关。通过营养指导、改变饮食和补充可以显著提高免疫功能。研究发现免疫系统功能的提高与呼吸系统感染的发病率的下降相关。单一营养素已被证明可以提高老年人的免疫反应,例如,维生素B_6、锌和低剂量维生素E,然而,高剂量维生素E发现与免疫功能损伤有关。老年人常常是缺乏一种以上的营养素,许多研究表明,维生素和微量元素的联合应用可提高免疫应答和降低感染率。给老年人补充四周的维生素A、维生素C和维生素E后,与对照组相比,增加$CD4^+$和$CD8^+$ T细胞和淋巴细胞对有丝分裂原的增殖能力。

有研究表明,给予低剂量多种微量营养素(维生素C,维生素E和β-胡萝卜素)可增加T细胞数,淋巴细胞对有丝分裂原的增殖能力,IL-2的产物,自然杀伤细胞的活力,还能增加对流感疫苗的反应。另外,添加组感染持续时间较对照组短。

2. 肥胖 尽管目前关于肥胖和免疫功能损伤关系报告不一致,而且,增加感染和不良的抗体反应的机制不清,但代谢产物对免疫反应可能有负作用。脂肪组织的代谢和免疫活性细胞功能的相关支持了这一点。这包括脂肪组织分泌的leptin和肿瘤坏死因子(TNF-α)等细胞因子。不同的肥胖动物模型研究表明T细胞亚群和B细胞亚群下降,而且,淋巴细胞对不同有丝分裂原的反应下降。

3. 饮食障碍 饮食障碍包括神经性厌食(anorexia nervosa,AN)和易饿病(bulimia nervosa,BN)。神经性厌食常见于十几岁的青少年,平均每150个女生中发生1例。神经性厌食有食欲但自我控制饮食。易饿病则是在短时间内(小于2 h内)快速消耗大量的食品,然后采用呕吐和催泻的方法去控制体重。神经性厌食和易饿病的共同特点是对肥胖有极端恐惧心理,减轻体重过度,导致营养不良。呕吐可影响 T 细胞水平。因此,对这些人群不仅要重视营养不良的亚临床人体指标的测量,而且要对免疫活性进行评估。

在神经性厌食和易饿病中,细胞免疫发生改变表现在淋巴细胞的亚群数和迟发性过敏反应的下降。CD4/CD8 比值下降,早期诊断和及时治疗,比值可以上升。与蛋白质能量营养不良对免疫系统的影响不同,由神经性厌食和易饿病引起的营养不良其免疫损伤并不严重,很少出现感染并发症甚至病毒感染。在饥饿时病人易缺乏维生素和蛋白质,而神经性厌食病人首先出现碳水化合物和脂肪的缺乏,这可能是不易发生感染的原因之一。其次,为适应有限的营养素神经内分泌以及细胞因子之间可以提供一定的代偿机制。另外,细胞因子和对感染的急性反应的改变,以及氢化可的松和 leptin 都可能参与这一过程。

4. 体育训练 根据训练的类型和强度的具体情况,体育锻炼对免疫系统的影响是多方面的。总体上,适当的锻炼可以增加免疫功能,高强度的的训练和阶段性强化训练可抑制不同的免疫指标。事实上不适当的营养和心理紧张状态对免疫系统有负面的作用。一些从事强调瘦以及按体重分级体育项目的女运动员面临高强度的训练,不足的营养和竞争的压力。在这种条件下,她们的免疫系统可受到影响。与年龄配对健康静坐的对照组相比,每日长时间训练的女体操运动员的白细胞、淋巴细胞和 T 细胞亚群较低。因此,在一些运动员中,免疫活性可以作为营养状况严重损伤的指标。

5. 食物过敏性 妊娠期和孩童早期的饮食对许多生理功能和一些紊乱的发生有深远的影响。延长哺乳时间,用部分水解配方乳和推迟添加一些"引起过敏症的食品"可降低食物过敏。湿疹、胃肠病、哮喘和干热等是食物成分的免疫不良反应。应对有家族史的易感儿童采取预防措施。提倡母乳喂养可以在整个一生中预防和降低引起坏死性小肠结肠炎、1 型和 2 型糖尿病、淋巴(组织)瘤和感染。

6. 胃肠紊乱 胃肠道黏膜表面的免疫反应是阻挡和排除病原微生物入侵的天然屏障。分泌型 SIgA 是机体黏膜防御感染的重要因素。胃肠道上寄生有众多微生物,一般情况下不致病,且对一些病原菌的生长具有拮抗作用。它有刺激黏膜机制的防御功能(如乳酸杆菌)和维持免疫自身稳定的功能。感染和抗生素的治疗引起寄生微生物的下降可干扰营养素的利用和损害对胃肠免疫反应的有益刺激。机体非致菌可影响免疫反应,因此,补充益生菌生物制剂可预防感染性腹泻和减少发作,作为预防和处理胃肠紊乱的措施。

四、营养对免疫作用的应用

营养对免疫反应的调节,有以下实际应用。

(1) 由于免疫反应变化发生在营养缺乏过程的早期,因此,我们可以应用免疫活性作为营养状况的指标。

(2) 一些特殊人群(如癌症和获得性免疫缺陷综合征病人)易继发营养不良引起的感染,如果及早对易感人群采取预防措施,那么,感染并发症就可下降。

(3) 免疫反应依赖于机体的营养状况,疫苗的有效性在营养不良的机体不能得以最大限度的发挥。我们可以用营养手段来调节,增强抗病能力。

(4) 从饮食中补充缺乏的营养素后,能减少感染。如果过量补充一些营养素亦可损害免疫功能。免疫活性的检测有利于确定生理需要和评估微量营养素的安全范围(最低限度和最高限度)。

(何更生)

第十八章 肠内与肠外营养

第一节 肠内营养

肠内营养(enteral nutrition,EN)是指当病人的胃肠道具有一定的消化吸收功能,但因病理影响或因某些治疗需要,而需从鼻饲管或胃肠造瘘管输入营养物质的一种营养治疗法。相对于肠外营养,肠内营养应用的历史非常长,可以追溯到古埃及、希腊-罗马时代,但发展非常缓慢,直至20世纪,现代意义上的肠内营养才开始应用于临床治疗,近30年内逐步开展并在近十多年内逐渐被广泛接受。

肠内营养是一种简便、安全、有效的营养治疗方法。大量的研究证实只要病人具备完整的胃肠道功能或者部分胃肠道功能,营养支持就要充分利用这些功能来提供营养物质,因为胃肠道是最佳的供能途径。肠内营养的优点包括:①营养物质通过肠道消化吸收,对胃肠道黏膜有直接营养作用,可以改善和维护肠道黏膜细胞结构和功能的完整性,维持肠道的免疫屏障,避免肠外营养时肠道缺乏食物的直接刺激和肠黏膜所需营养素供给不足导致肠黏膜萎缩及消化酶类的活性退化,防止肠道屏障功能受损所致的肠道细菌易位。②营养物质经门静脉系统吸收入肝脏,对某些脏器,特别是肝脏蛋白质合成和其他物质的代谢过程调节更为有利。③肠内营养可增加门静脉血流量,促进肠蠕动及胃肠道的内分泌功能。但对循环系统的影响较小,不增加能量消耗。④在同样热量和氮量水平治疗下,肠内营养的节氮效应优于肠外营养。⑤技术设备要求较低,使用简单,易于临床管理,费用仅为肠外营养的1/10左右。

一、肠内营养制剂的分类

肠内营养制剂按其组成成分可分为要素型、非要素型、组件型、特殊应用型四类。

(一) 要素型肠内营养制剂

小肠黏膜细胞的刷状缘存在着游离氨基酸和寡肽(二肽、三肽)两种蛋白质的转运系统。目前的要素型肠内营养制剂的氮源主要采用 L-氨基酸和蛋白质完全水解物或蛋白质部分水解物两种形式。脂肪的来源是红花油、葵花籽油、玉米油、大豆油或花生油。糖源往往是采用葡萄糖、双糖、低聚糖或容易消化的糊精,配合一定量的维生素和矿物质。

要素型肠内营养制剂的特点包括:①成分明确、营养全面,能提供足够的热量和各类营养素以满足每日所需。②无需消化、直接吸收,配方中无需胃液、胰液、胆液等消化液的作用,采用肠道能直接或接近直接吸收的形式,消化功能欠佳的病人也可应用。③不含或极少含有膳食纤维,服用后产生的粪便残渣非常少。不含乳糖,适用于乳糖不耐受症病人。④渗透压较高、适口性较差。配方直接采用氨基酸或短肽类物质,与相同热量密度的其他肠内营养制剂相比,溶液的渗透压较高,气味和口感不佳,所以要素制剂不宜口服,以管饲为佳且能量密度不宜过高[<4.18 kJ(1 kcal)/ml]。

(二) 非要素型肠内营养制剂

这类制剂以整蛋白或蛋白质游离物为氮源,接近等渗,口感较好,可口服,也可管饲,病人耐受性较好,但需要胃肠道有较好的消化功能。根据其来源不同可分为匀浆膳和聚合膳。

1. 匀浆膳 采用天然食物(如瘦肉、鱼虾类、猪肝、鸡蛋、豆制品、面包、水果汁和蔬菜等)经粉碎、搅拌、过滤后制成。含有天然食物中所有营养素,纤维含量最高。通常用于消化道功能良好而不能经口摄食的管饲病人。但配方中的营养成分不确定,尤其是维生素和矿物质差异较大,且溶液较稠厚,不能经细孔径饲管持续输注,容易污染。目前市场上已有匀浆膳商品出售,以均质液体的形式,比自制的匀浆膳营养成分明确,但价格偏高。

2. 聚合膳 这是一类以整蛋白为氮源的肠内营养制剂。通常采用全奶、脱脂奶或酪蛋白、水解乳清蛋白作为氮源,葵花籽油、大豆油、玉米油、中链三酰甘油作为脂肪的来源,而糖类以玉米糖浆、麦芽糊精等复杂糖为主。

3. 组件膳 是以某种或某类营养素为主的肠内营养制剂,可作为完全型肠内营养制剂的补充剂或强化剂,也可通过不同组件配合使用以满足不同病人的需要。组件型制剂主要有蛋白质组件、脂肪组件、碳水化合物组件、维生素组件和矿物质组件。

(1) 蛋白质组件:采用高生物价值的整蛋白、蛋白水解物或氨基酸混合物作为氮源,整蛋白常采用牛奶、酪蛋白、乳清蛋白、大豆分离蛋白。

(2) 脂肪组件:采用长链脂肪酸、中链脂肪酸或两者的混合物。中链脂肪酸吸收不需要胆盐和胰酶作用,直接经门静脉消化吸收,但由于不含必需脂肪酸,长期单独应用可造成必需脂肪酸缺乏,故应及时补充长链脂肪酸。

(3) 碳水化合物组件:采用葡萄糖、玉米糖浆、麦芽糊精,结构复杂糖的渗透压和甜度相对较低,故组件多采用麦芽糊精。

组件型制剂一般不含维生素和矿物质,需要额外添加维生素或矿物质。

4. 特殊应用型肠内营养制剂

(1) 肝衰竭用制剂:提高了支链氨基酸的比例,降低了芳香族氨基酸的比例,以达到营养治疗同时又减轻肝性脑病症状的目的。

(2) 肾衰竭用制剂:含有8种必需氨基酸和组氨酸以避免过多含氮废物的产生而加重肾功能损伤。

(3) 肺功能不全用制剂:由于碳水化合物代谢提供的能量低而产生的 CO_2 多;脂肪代谢提供的能量高而产生的 CO_2 少,所以肺功能不全制剂采用相对高脂低碳水化合物的配方,脂肪占总能量的40%~55%,碳水化合物占总能量的30%~40%,同时提供足够的蛋白质满足机体需要。提高能量密度以减少液体摄入。

(4) 创伤用制剂:适用于中-重度应激病人,如大手术、烧伤、多发性创伤和脓毒病等。配方提高蛋白质、支链氨基酸的比例,部分还额外增加特殊营养素如谷氨酰胺、精氨酸、核苷酸、n-3(ω-3)脂肪酸、短链脂肪酸,提高机体免疫力等作用。

二、肠内营养的适应证与禁忌证

肠道是否具备吸收营养素的功能是判断肠内营养适用的关键。

(一) 适应证

1. 经口摄食不足或摄食禁忌

(1) 因口腔、咽喉炎症或食管肿瘤术后无法经口进食者。

(2) 摄食不足：大面积烧伤、创伤、脓毒病、甲状腺功能亢进、癌症及放、化疗，以及厌食、蛋白质能量营养不良、抑郁症、恶心呕吐。

(3) 摄食有禁忌：中枢神经系统紊乱、知觉丧失、脑血管意外以及咽反射丧失不能吞咽者。

2. 肠道疾病

(1) 短肠综合征：因各种原因导致肠大部分切除的病人，在肠道恢复部分功能阶段，需要通过肠内营养促进肠道代偿性增生和适应。

(2) 胃肠道瘘：胃肠道瘘并不是肠内营养的禁忌证，只要使提供的营养物质不致从瘘孔流出即可。高位胃瘘、十二指肠瘘可以从空肠提供要素营养，低位小肠瘘、结肠瘘可以从高位胃肠道提供营养物质。

(3) 炎性肠道疾病：急性期溃疡性结肠炎和克罗恩病（又称节段性肠炎）主要采用 PN 营养支持使肠道休息。病情缓解后，可尝试要素肠内营养增加热量和蛋白质，并为将行手术的病人提供必要的营养支持。

(4) 胰腺疾病：胃和十二指肠输注营养素可明显增加胰液的分泌，但空肠喂养却不增加胰液的分泌，尤其是将空肠管放置在屈氏韧带下方，已被验证是安全的。与肠外营养相比，早期肠内营养更有利于重症急性胰腺炎。

(5) 结肠手术和诊断准备：结肠镜检查和结肠手术前需要进行肠道准备，清洁肠道，传统的无渣流质膳食提供的能量较低，无法满足每日所需，无渣的要素肠内营养具有充足的营养物质，可满足机体的需要。

(6) 憩室炎、胆盐腹泻、吸收不良综合征及顽固性腹泻。

3. 其他

(1) 术前或术后营养补充：择期手术的营养不良病人，术前 2 周肠内营养有助于代谢状况的改善，腹部手术 24 h，早期肠内营养有助于小肠功能的恢复。

(2) 心血管疾病：心脏恶病质时经口摄食不足，需肠内营养补充。

(3) 肝、肾衰竭：采用特殊的肠内营养制剂。

(4) 先天性氨基酸代谢缺陷病，采用特殊的营养物质。

(二) 禁忌证

(1) 严重应激状态、麻痹性肠梗阻、上消化道出血、顽固性呕吐、腹膜炎或腹泻急性期是肠内营养的禁忌证。

(2) 严重吸收不良或刚施行小肠广泛切除术后，宜采用肠外营养，待小肠恢复吸收功能或过渡至代偿期可进行肠内营养。

(3) 空肠瘘缺乏足够的小肠吸收面积，管饲液容易从瘘口外溢造成腹腔感染，不能贸然进行管饲。

(4) 小于 3 个月的婴儿，不能耐受高张液体的喂养，宜采用等张肠内营养并注意电解质和水分的补充。

三、特殊营养物质在肠内营养中的应用

(一) 膳食纤维

由于膳食纤维具有吸水性、黏滞性，能与胆汁酸、致癌物质结合以及作为结肠细菌发酵的底物的功能，逐渐被应用于临床疾病的防治，如糖尿病、高脂血症、胆石症以及肿瘤。近年来认识到膳食纤维在结肠内发酵生成的短链脂肪酸（SCFA），主要为乙酸盐、丙酸盐和丁酸盐，在促

使肠黏膜细胞增殖、刺激黏蛋白产生、防止肠道内氧化损伤、产生大量分泌型 IgA 以防止细菌黏附于黏膜细胞表面等发挥重要的作用。同时 SCFA 能调节肠腔内 pH，平衡肠内微生物群，增加肠道血流，刺激水、钠吸收和提供肠黏膜代谢"燃料"，因此部分肠内营养制剂早已添加了膳食纤维用以治疗与肠内营养相关性腹泻和便秘，增强肠道屏障功能。

（二）谷氨酰胺

谷氨酰胺（Gln）是体内条件必需氨基酸之一，也是体内最丰富的氨基酸。以前一直未被人们重视，近 20～30 年成为临床营养的研究热点。作为人体重要的代谢介质，Gln 是体内多种成分（嘌呤、嘧啶、核苷酸、谷胱甘肽）的合成前体、肾内氨合成的主要成分，也是快速代谢组织、细胞（肠黏膜细胞）及免疫细胞的主要能源，因此认为外源性补充 Gln 能防止住院病人特别是代谢应激病人的肌肉分解，同时在保护内脏尤其是保持肠道黏膜完整性，支持肠淋巴组织，维持胰腺功能等方面发挥重要的作用。目前对于 Gln 的应用途径主要是经静脉输入且要求大剂量应用（20～30 g/d），肠道应用有待于进一步研究证实。

（三）精氨酸

精氨酸在临床上作为支链氨基酸一直用于治疗肝病，近年来逐渐在临床营养领域被重新认识。作为人体一种半必需氨基酸，在儿童和严重应激的成人需要外源性补充。其作用有参与组织蛋白质、磷酸肌酸的合成，促进血氨合成尿素随尿排出，其衍生物——一氧化氮（NO）具有扩血管，促进伤口愈合，增强免疫力，抗感染，加强肠道免疫屏障，减少细菌移位的作用。但其在肿瘤病人中的应用存在着争论，研究发现精氨酸在部分诱发的大鼠骨髓瘤、纤维肉瘤、肝瘤等中有抗瘤作用，但在诱发的肺肿瘤中有促瘤作用。部分研究发现大剂量静脉应用精氨酸代谢产生的 NO 将增加病人血流动力学的不稳定，使危重病人病情恶化，所以认为危重病人要慎用。

（四）ω-3 多不饱和脂肪酸

传统的营养配方中，不饱和脂肪酸（PUFA）以 n-6（ω-6）多不饱和脂肪酸为主要来源，但目前 n-3（ω-3）多不饱和脂肪酸越来越受到重视，它在机体代谢和免疫中是作用广泛的调理素。大量的研究证实，n-3 多不饱和脂肪酸通过竞争性抑制创伤、感染等应激病人体内的花生四烯酸的代谢，改变代谢产物类型，从而减轻炎性反应，保护免疫系统。同时其可降低血浆三酰甘油、胆固醇，增加胰岛素的结合力和反应性，提高胰岛素的活性，促进蛋白合成。鱼油，尤其是深海鱼油中富含 n-3PUFA，可以在肠内营养制剂中额外添加鱼油来增加 n-3PUFA。但是，作为一种多不饱和脂肪酸，如何在临床应用中减轻脂质过氧化反应，从而减少氧自由基的产生，值得我们进一步研究。

（五）核苷酸

核苷酸是生物体的主要成分，在细胞结构、代谢、能量和调节功能等方面起着重要的作用。近年来的研究发现，补充外源性核酸可促进婴儿肠道功能的健全、免疫系统的发育和脂肪代谢，维持肝功能。

在近年来有关膳食纤维、Gln、精氨酸（Arg）、n-3PUFA、核苷酸等的研究的基础上，综合上述物质的免疫型肠内营养制剂应运产生，较多的研究表明该制剂可增强应激病人的免疫功能，对减少并发症尤其是感染性并发症有一定的效果，但对普通病人的效果不明显，而危重病人须慎用或不用。

四、肠内营养的输注途径和输注方式

(一)输注途径

根据病人精神状态、疾病情况、实施时间长短和胃肠道功能等,可以选择不同的输入途径:口服、鼻胃管、鼻十二指肠管、鼻腔肠管、胃造瘘、空肠造瘘等方式。如果肠内营养不能满足需要,可通过肠外营养的途径补充。

1. 口服 这是最简便、最经济、最安全的投给方式。主要适用于意识清楚、吞咽功能正常、消化功能正常或轻度障碍的病人。可采用天然食物或口感较好的聚合膳。

2. 鼻饲管 鼻胃管、鼻肠管(十二指肠、空肠)一般适用于肠内营养治疗少于4周的病人。鼻胃管喂养由于胃的容量较大,对营养液的渗透压不敏感,适合各种营养制剂的输注,但有易反流和误吸的缺点。鼻肠管可采用在内镜下将管子直接放置在十二指肠或空肠处,也可依靠重力和肠道蠕动能力将放置在胃内的管子送入十二指肠或空肠,根据抽出液体的pH值或在透视下依据喂养管末端存在的不透X线成分判断管子的位置。鼻肠管可弥补鼻胃管易反流的缺点,但两种置管方式容易压迫咽喉部,导致咽部红肿不适,长期应用并不合适。

3. 造瘘术 对于较长时间(>4周)不能经口进食,但肠道功能较好的病人,可以采用造瘘的方法提供肠内营养物质。常用的造瘘部位有胃和空肠。传统的造瘘方式是剖腹手术过程中进行附加造口,而近年来发展起来的内镜辅助下胃肠造口只需在病人床旁或内镜室即可进行,操作简单,已逐渐被广泛接受。另外还可借助于透视和超声波进行胃肠造口。

(1) 胃造瘘:常用于由各种原因引起的食管狭窄,严重的口、咽或食管疾患,长期昏迷,吞咽反射消失等。经皮内镜辅助胃造瘘术(percutaneous endoscopic gastrostomy, PEG)是近年来发展起来的技术,与手术造瘘相比具有操作简单、创伤性小的特点。

(2) 空肠造瘘:这种置管方式往往可与胃十二指肠减压同时进行。对十二指肠以上部位有梗阻或外瘘、患各种胰腺疾病的病人施行肠内营养非常适宜。并且对于行胆囊造瘘的病人,空肠造瘘管还可以回输收集的胆汁。造瘘后病人无明显不适,活动方便,生活质量好,液体反流的现象少见。造瘘部位一般位于屈氏韧带下约20 cm的空肠襻。剖腹手术附加空肠造瘘术有荷包式、隧道式、空肠穿刺置管术、经皮内镜空肠造瘘术(percutaneous endoscopic jejunostomy, PEJ)。

(3) 其他造瘘:经皮内镜下结肠造瘘术(PEC)是来源于PEG的一种新的内镜下的技术操作。创伤小,尤其适用于常规治疗失败、体弱、有手术禁忌的病人。造瘘后可缓解由于结肠肿瘤梗阻导致的便秘。

(二)输注方式

通常有一次性投给、间歇性重力滴注和连续性经泵输注三种方式。可根据营养液的性质、喂养管的类型和大小、管端的位置及营养素的需要量。

1. 一次性投给 采用注射器将营养液缓慢推注到喂养管内,每次200 ml左右,每日6~8次。通常较稠厚的匀浆膳采用这种方法,但由于应用中常常容易引起腹胀、腹泻、恶心、呕吐,并增加临床护士工作量,一般适用于经胃置管的病人,其胃的容量较大,对容量和渗透压的耐受性较好。

2. 间歇性重力滴注 输液瓶或塑料袋中的营养液经喂养管依靠重力缓慢滴入胃肠道内,每次250~400 ml,每日4~6次。根据病人耐受情况调整滴速。

3. 连续经泵输注 喂养泵的应用可使肠内营养均匀输注,可以是24 h连续输注,也可以每日输注 12～18 h。使用这种方法的病人胃肠道的不良反应较少,故其适用于十二指肠或空肠喂养。开始应用时采用低速输注,40～60 ml/h,适应后 3～4 d 内逐渐增加到 100～150 ml/h,营养液浓度亦以低浓度开始逐渐增加浓度,直到达到需要量。

五、肠内营养的并发症

肠内营养的并发症主要有胃肠道并发症、代谢并发症、置管并发症和感染并发症。

(一) 胃肠道并发症

1. 腹泻　原因有多种,处理的关键是要对腹泻的原因作出正确的评估,通常就容易纠正,必要时加用解痉剂或收敛剂,一般无需停用肠内营养,但对于无效的严重腹泻病人应停止使用肠内营养。常见原因及治疗措施如下。

(1) 药物治疗,如抗生素导致的菌群紊乱,组胺、H_2 受体阻滞剂治疗中的不良反应常常导致药物性腹泻,停药后腹泻症状缓解。

(2) 低蛋白血症:血清白蛋白有助于维持胶体渗透压,增加肠绒毛毛细血管吸收能力。当血清白蛋白降低,绒毛吸收能力下降时,可导致吸收障碍和腹泻。一般认为白蛋白 < 25 g/L,对腹泻的影响较大,需要及时补充白蛋白。

(3) 渗透压过高:要素营养制剂往往是高渗的,聚合膳能量密度过高则渗透压也较高,可通过降低能量密度来降低渗透压。

(4) 含乳糖配方的营养液应用于乳糖不耐受的病人直接导致腹泻。采用无乳糖的配方即可避免腹泻。

(5) 脂肪含量过高:通常肠内营养配方中脂肪占总能量 20%～30%,也有一些营养制剂脂肪含量超过 50%,可导致腹泻。降低配方中脂肪比例,腹泻症状缓解。

(6) 营养液温度过低:无法做到现配现用的营养液一般低温保存,应在使用前半小时取出或温水中隔水加热以增加营养液的温度。输液皮条上增加保温器,可起到较好的效果。

(7) 细菌污染:配置过程中不注意无菌操作,以及不注意低温保存,营养液受污染,导致细菌繁殖。

2. 消化道功能失调　包括肠痉挛、腹胀、胃排空延迟及便秘等。改变输注方式采用持续滴入可避免这些并发症的发生。有恶心时,应停止输入,并检查胃内残留量。停输 1h 或减慢速度可使恶心缓解。对胃排空延缓的病人选用低脂肪等渗的营养液,而对便秘的病人,可选用含多量纤维素的配方。

(二) 代谢并发症

胃肠道具有缓冲作用,肠内营养引起的代谢并发症不如肠外营养严重,合理的监测容易预防。

1. 血糖紊乱　低血糖多发生于长期应用要素饮食而突然停止者。由于肠道已经适应吸收大量高浓度的糖,突然停止后,再加上其他形式的糖补充不够充分时,容易发生低血糖。缓慢停止要素饮食,或停用后以其他形式补充适量的糖,可避免低血糖。高血糖症发生于老年或胰腺疾病病人,肠内营养液中糖含量过高或应激状态下糖耐量下降均可导致高血糖症,降低滴速,改用缓释糖类配方,适当给予胰岛素可控制血糖。

2. 电解质、微量元素和维生素异常　肠道营养供给液体不足或过多、消化液大量丢失,以及配方中的成分过多或不足等均可影响机体的电解质水平。应定期检查电解质,及时更换配方。

第十八章　肠内与肠外营养

3. **管饲综合征**　表现为脱水、高钠、高氯血症、氮质血症，主要原因是摄入过多的蛋白质而水分不足。其他有肾小管功能异常、高龄、肾上腺皮质激素过高等。

4. **高碳酸血症**　配方中碳水化合物含量较高，代谢产生大量 CO_2 将加重肺脏的负担，特别是高龄和本身有肺部疾病的病人。适当提高脂肪含量，降低碳水化合物含量将有助于降低代谢产生的 CO_2。

（三）置管并发症

鼻饲管放置时间过长可引起鼻翼部糜烂、咽喉部溃疡、鼻窦炎、耳炎、声音嘶哑以及声带麻痹等，尤其是普通胃管，由于管径大、材料硬，对病人的损伤较大，而聚氨酯或硅胶树脂制成的细芯导管比较光滑、柔软、富有弹性，增加病人的舒适度，减少组织压迫坏死的风险，保证鼻饲管的长期应用。对于胃肠造口置管引起的并发症往往是固定欠佳导致管子脱出，实行手术时要特别注意。另外常由于营养液黏稠、流速慢而喂养管管径太细常导致喂养管阻塞，使用喂养泵、合适管径的喂养管，喂养后或连续输注每隔 4 h 即用 20～30 ml 温开水冲洗在一定程度上能预防阻塞，一旦发生阻塞如温开水冲洗无效可用碳酸氢钠或活化的胰酶制剂冲洗或采用特制的导丝通管。

（四）感染性并发症

1. **反流引起的吸入性肺炎**　这是最常见的感染性并发症，多发于老年鼻胃管喂养病人。表现为营养支持中突然发生的呼吸道炎症或呼吸衰竭。管径较大的鼻饲管容易影响食道下段括约肌压力下降，进入胃内的营养液反流。可采用较细的鼻饲管，喂养后半小时将床摇高，使病人处于半卧位姿势，或采用空肠喂养都可减少反流发生率。另外加强对胃内残留量的监测对肠内营养的病人减少反流的发生也非常重要。放置鼻胃管的危重病人胃底或胃体允许潴留量为≤200 ml，胃肠造口管的允许潴留量为≤100 ml。

2. **营养液和输注管道污染所致感染**　营养液配制和保存操作不规范，常导致营养液污染，另外输注管道不及时清洗也易导致细菌污染，引起病人肠炎性腹泻。

第二节　肠外营养

肠外营养（parenteral nutrition，PN）是指通过静脉途径，为无法经肠道途径摄取和利用营养物的病人提供包括氨基酸、脂肪、碳水化合物、维生素及矿物质在内的营养素，以抑制分解代谢，促进合成代谢并维持结构蛋白的功能。

肠外营养的发展历程相对较短，20 世纪中叶随着氨基酸、脂肪乳剂的发明，以及 20 世纪 60 年代末美国的 Durick 及 Wilmore 等医生通过动物实验成功完成了中心静脉置管，后又将其成功应用于临床后，肠外营养支持技术相继在欧美、日本等地区开展，80 年代国内医院也相继开展了这项技术及有关研究。随着对医学认识的不断发展，肠外营养的概念由最初的"静脉高营养"转变为"合理的肠外营养"。目前，肠外营养支持不仅应用于外科，还涉及内科、ICU、妇产科、儿科等。近 40 年来，肠外营养支持已挽救了众多危重病人及胃肠道功能障碍病人的生命，明显提高了当代医学的治疗水平。但是，肠外营养的应用仍需要进一步完善和规范。

一、肠外营养制剂

通过肠外营养支持，可以为人体提供多种营养素，包括氨基酸、脂肪、碳水化合物、水、电解质、微量元素等。氨基酸提供氮源，脂肪和碳水化合物提供非蛋白能源。

(一) 氨基酸制剂

氨基酸是机体合成蛋白质及其他生物活性物质的底物。氨基酸制剂构成肠外营养配方中的氮源,用于合成人体的蛋白质。健康成人的氨基酸基本需要量是 $0.8 \sim 1\,g/(kg \cdot d)$,但在严重分解代谢、明显的蛋白质丢失或重度营养不良时,需要增加补充量。

现有的复方结晶氨基酸溶液可分为平衡型与非平衡型氨基酸制剂。

1. 平衡型氨基酸 这是一种按人乳或全蛋及血浆游离氨基酸等模式配比的制剂,含 $11 \sim 20$ 种氨基酸,氨基酸总浓度 $3\% \sim 15\%$。包括所有必需氨基酸。其中所含必需氨基酸与非必需氨基酸的比例符合人体基本代谢所需,适用于多数营养不良病人。

2. 非平衡型氨基酸 氨基酸的种类不全和/或比例有差别,普通病人长期输注容易出现氨基酸水平不平衡,通常适用于特殊条件和疾病状态。

(1) 肝病型氨基酸制剂:这是以支链氨基酸为主的氨基酸输液。当肝功能不全或肝昏迷时,病人血浆中芳香氨基酸的浓度明显升高,而支链氨基酸的浓度普遍降低,两者比例失调,导致脑内儿茶酚胺合成障碍和假性神经递质的形成,因而干扰了神经细胞的正常功能引起肝昏迷。根据此原理设计的氨基酸制剂,输注后可纠正体内支链氨基酸偏少的状况。

(2) 肾病型氨基酸制剂:这是 8 种必需氨基酸加组氨酸的氨基酸制剂。慢性肾衰竭者随着病情发展,出现体内蛋白质氨基酸代谢失调,血浆必需氨基酸浓度下降,而氮代谢产物大量蓄积在体内,加重残存肾单位破坏。因此肾功能不全时输注肾病氨基酸输液可使因必需氨基酸/非必需氨基酸比例不当所致的氮代谢产物增加的症状减轻或停止,而蛋白质合成可增加,营养好转,氮质血症减轻,使肾衰竭进展延缓,保护肾功能。

(3) 谷氨酰胺双肽制剂:近 20 年来研究发现 Gln 在人体内有多种重要的生理功能:是小肠黏膜细胞的主要能量来源,维持消化道的正常功能,能帮助肝脏和肾脏清除体内废物,与白细胞的增殖有关,增强机体的防御机能,同时还帮助其他的免疫细胞杀灭细菌。在正常情况下,体内能合成足量的谷氨酰胺,但在发热、创伤和手术等应激状态,体内合成不能满足代谢,需要从外界补充。大量人体和动物研究证实了谷氨酰胺对于维护免疫功能和胃肠道功能的重要性。尤其是完全依靠肠外营养的禁食病人,其肠黏膜上皮细胞缺乏营养物质,易萎缩,导致肠黏膜屏障功能破坏,肠道细菌通过血流进入其他脏器造成细菌易位。此时额外供给谷氨酰胺提供肠黏膜细胞正常代谢的燃料,对保护肠黏膜屏障功能、防止黏膜萎缩和由此引起的肠道细菌和毒素易位有重要作用。但由于谷氨酰胺水溶液不稳定,所以静脉注射液均为甘氨酰胺或谷氨酰谷氨酰胺双肽制剂。

(二) 脂肪制剂

脂肪是肠外营养时机体的能量来源之一。除供能外,脂肪乳尚可提供必需脂肪酸。

食物中的脂肪不能直接注入静脉,1961 年瑞典科学家模仿脂肪在人体血液中的运输形式——乳糜微粒,将大豆油、卵磷脂和甘油等物质制成脂肪乳剂,在应用于临床静脉注射后取得了成功。

脂肪乳剂具有供能值高,每克脂肪代谢后提供 38 kJ(9 kcal)能量,渗透效应低,为 $300 \sim 350\,mmol/L$,无利尿作用,代谢后的呼吸商(0.7)低于碳水化合物(1.0)和蛋白质(0.8),与氨基酸联用具有更好的节氮效应等特点。

脂肪乳剂可分为长链脂肪乳剂(LCT)、中长链物理混合脂肪乳剂、结构型中长链脂肪乳剂、鱼油脂肪乳剂、其他混合型脂肪乳剂。

长链脂肪乳剂提供长链脂肪酸,含有人体必需脂肪酸,但长链脂肪酸需要在肉毒碱的帮助下转移进入线粒体才能代谢,长期应用易沉积于组织器官内。中链脂肪酸是由 6～12 个碳原子组成的脂肪酸,具有代谢迅速、血中廓清快、几乎不沉积于组织器官内的特点,但不含必需脂肪酸。目前临床应用的中长链脂肪乳剂是长链脂肪酸和中链脂肪酸各占一半的物理混合物,可弥补两者的缺点。结构型中长链脂肪乳剂是将长链脂肪酸和中链脂肪酸裂解后通过化学合成的方法再随机结合,即一个甘油分子上同时连结上长链脂肪酸和中链脂肪酸,与物理混合的中长链脂肪乳剂相比,输入人体后其中中链脂肪酸不致迅速大量释出,更为优越。鱼油脂肪乳剂为 n-3(ω-3)系脂肪酸乳剂,用于调节 n-3(ω-3)和 n-6(ω-6)脂肪酸比例,有助于调节免疫功能。橄榄油脂肪乳剂以单不饱和脂肪酸(MUFA)n-9(ω-9)为主要成分,它富含天然抗氧化剂维生素 E,以减少氧化应激,减少细胞损伤。

(三) 碳水化合物制剂

碳水化合物制剂是最简单、最廉价的供能物质,有葡萄糖、果糖、木糖醇等形式。其中葡萄糖最常见,因为葡萄糖最符合人体生理要求,能被所有器官利用,特别是有些器官组织如大脑、神经组织、肾髓质、红细胞只能以其作为能源物质。

人体每日每千克体重的葡萄糖代谢利用率为 6 mg/min,每日最大利用率可达 750 g,但实际用量以 300～400 g 为宜,超量后易引起高血糖和糖尿,长期过量输入会转化成脂肪组织沉积在肝等内脏和组织。糖尿病病人,严重创伤、感染等应激状态时,机体对葡萄糖的耐受性和利用率下降,需要加用外源性胰岛素。

(四) 维生素制剂和矿物质制剂

水溶性维生素制剂和脂溶性维生素制剂分别为长期肠外营养病人补充水溶性维生素或脂溶性维生素 A、维生素 D、维生素 E、维生素 K。

磷参与骨质的形成,以磷脂形式参与细胞膜的组成,同时与许多代谢中的酶活性有关,在能量代谢中的作用至关重要。临床以甘油磷酸钠的形式补充磷。

(五) 全营养混合液

目前肠外营养采用全合一营养液的静脉输注方式,即将病人一日所需的各种营养剂先灌在特制的塑料袋中混合后再作静脉输注。相对于以往单瓶输注,这种输注方式可以将各种营养素均匀输入体内,有利于其更好地被代谢和利用。这种方式具有减少污染和发生气栓的机会,无需经常更换输液瓶,减少工作量,营养剂相互稀释,降低渗透压等特点。

(六) 多腔袋"全合一"肠外营养制剂

所谓多腔袋"全合一"肠外营养制剂,是将不同的肠外营养成分制剂分装在多个彼此间隔的腔内,使用前挤压腔间的分隔封条,使各营养组分相互混合,之后,再加入维生素、微量元素、电解质后输注的一种肠外营养液体系。根据分隔腔数量,可分为二腔袋(分别装载葡萄糖、氨基酸)、三腔袋(分别装载脂肪乳剂、葡萄糖、氨基酸)、四腔袋(分别装载脂肪乳剂、葡萄糖、氨基酸、维生素)。

多腔袋全合一肠外营养制剂减少了肠外营养液的配制操作。在缺乏符合洁净静脉输注液体配液标准的条件下,可能减少营养液污染的发生。但标准化配方可能不适用于所有个体,且医疗费用较高。

二、肠外营养支持的适应证、禁忌证

(一) 适应证

1. 强适应证

(1) 胃肠道梗阻:如贲门癌、幽门梗阻、高位肠梗阻、新生儿胃肠道闭锁等。

(2) 胃肠道吸收功能障碍:

1) 广泛小肠切除术后(短肠综合征):切除70%以上小肠的病人,手术后短期内无法经胃肠道吸收充足的营养物质,肠道营养也会招致严重的腹泻、电解质及酸碱平衡失调,因此需要肠外营养支持。一般2~3年后,剩余肠管会发生代偿性的增生反应,肠道对食物的消化吸收能力增强,以满足机体代谢的需要。

2) 小肠疾病:影响小肠的运动与吸收功能的部分疾病,如硬皮病、系统性红斑狼疮、类胶原血管病、口炎性腹泻、不宜手术的小肠缺血、多发肠瘘、广泛的不易手术切除的克罗恩病等。

3) 放射性肠炎:严重的放射性肠炎,可使肠道的吸收功能明显减退,小肠已发生一定程度的纤维化及狭窄,且这种改变难以逆转,对于这类病人靠经口摄食不能维持营养状态,很大一部分能量及营养物质需由肠外途径补充。

4) 严重腹泻:病毒或细菌性肠炎和胃肠道疾病所致的严重腹泻,在恢复经口进食前,给予肠外营养。

5) 顽固呕吐:各种原因所致的长期顽固性的恶心呕吐,在呕吐原因明确以前及呕吐未能有效地控制的情况下,均需应用肠外营养支持以维持病人的营养状态。

(3) 大剂量放疗、化疗或接受骨髓移植病人:这类病人常由于治疗的反应产生严重的恶心、呕吐、厌食及腹泻而进食不足,肠外营养支持可维持病人的营养状况、避免营养不良并发症的发生。

(4) 中、重症急性胰腺炎:治疗包括消化道休息、胃肠减压及抑制消化液分泌等,手术常加重营养不良,对于病程恢复较慢,特别是并发腹腔脓肿或肠梗阻的病人,往往需较长时间禁食,此时,应及早给予肠外营养支持,以防止疾病过程中营养不良并发症的发生。

(5) 严重营养不良伴胃肠功能障碍:严重营养不良的病人,饥饿耐受能力有限,因此在接受将进一步影响消化道功能的手术和治疗之前或期间,都需要肠外营养支持。

(6) 严重的分解代谢状态:严重分解代谢状态如大面积烧伤、严重的复合伤、破伤风、大范围的手术、败血症等处于强烈应激状态,对于同时伴有消化功能受抑制的病人,如果经胃肠道不能补充足够的能量及营养,随着肌蛋白的大量分解,氮及谷氨酰胺大量丢失和消耗,体内脂肪大量动员,水和电解质代谢紊乱,病人可迅速消耗,短期内导致死亡。应给予肠外营养支持,补充适宜的能量和营养物质,纠正分解代谢,达到正氮平衡,维持病人的营养,增强病人创伤的耐受能力及免疫力。这对病人的康复、降低死亡率至关重要。

2. 中度适应证

(1) 大的手术创伤及复合性外伤:全结肠切除术、全胃切除术、胰十二指肠切除术、盆腔广泛淋巴结清扫术、前路脊椎融合术等大手术,预计胃肠功能不能于手术后5~7d恢复者,一般应于术后48h内给予肠外营养支持,直至病人已有充足的肠内营养。

(2) 中度应激:中度应激状态下,如胃肠功能7d内不能恢复,应给予肠外营养支持。这类病人包括中度手术或创伤、30%~50%体表面积的烧伤、中度急性胰腺炎、神经系统外伤及其他类似的应激状态。

(3) 肠瘘:高位、高流量小肠瘘由于所进食物会从瘘口排出,造成营养物质吸收障碍,而且,大量消化液的丢失,使病人很快发生脱水及电解质紊乱,加之肠瘘病人常同时伴有腹腔感染及脓肿,进一步使机体耗竭,短期内即可导致病人死亡。肠外营养支持不仅可以供给充足的营养,而且还可使消化道休息,大大减少消化液的分泌与丧失,提高组织愈合能力。

(4) 肠道炎性疾病克罗恩(Crohn)病、溃疡性结肠炎、肠结核等炎性肠道疾病,常存在蛋白质能量营养不良。肠外营养支持用于这类病人可以减少肠道的蠕动和分泌,使肠道得到充分休息,从而利于肠黏膜修复与增生。在急性期,肠外营养有助于控制炎症、缓解症状。

(5) 妊娠剧吐或神经性厌食:早孕反应所致的严重的恶心、呕吐,将严重影响进食,可能影响胎儿生长发育,易于发生畸形。妊娠呕吐超过5~7 d,应给予肠外营养支持。神经性厌食可以引起严重营养不良,消化道分泌也将受抑制,最好用肠外营养支持。

(6) 需接受大手术或强烈化疗的中度营养不良:虽然肠外营养支持不一定能完全恢复病人正常的营养状态,但可有效地维持病人的营养状况,防止其进一步恶化,从而降低手术及药物治疗的死亡率。

(7) 炎性粘连性肠梗阻:肠外营养支持可使肠道休息,有助于粘连带的软化而使梗阻缓解,或减少手术时分离粘连的困难。

3. 弱适应证 营养良好的病人处于轻度应激及创伤情况下,肝脏、小肠等脏器移植后功能尚未恢复期间。肠外营养支持对此类病人是否受益尚不明确,需根据具体病人的临床情况决定。

(二) 禁忌证

(1) 无明确治疗目的,或已确定为不可治愈、无复活希望而继续盲目延长治疗者。如已广泛转移的晚期恶性肿瘤伴恶病质的病人,此时肠外营养支持已无明显益处,临床上对这类病人往往出于人道提供肠外营养。

(2) 心血管功能紊乱或严重代谢紊乱期间需要控制或纠正者。

(3) 胃肠道功能正常,可适应肠内营养的病人。

(4) 需急诊手术者。

(5) 预期发生肠外营养并发症的危险性大于其可能带来的益处者。

三、肠外营养的输注途径

肠外营养输注的静脉置管途径可分为周围静脉置管(PVC)与中心静脉置管(CVC)和经外周穿刺中心静脉置管(PICC)。可以根据病人以往静脉置管病史、静脉解剖走向、出凝血功能、预计肠外营养持续时间、护理环境和潜在疾病的影响等选择何种输注途径。

1. 周围静脉置管 皮下浅静脉置短导管或钢针,由于浅静脉管径小、管壁薄,长时间输注高渗透压的肠外营养配方全合一溶液,容易损伤静脉,因此对预计肠外营养输注超过10~14 d者,尤其是老年人,宜采用中心静脉置管。

2. 中心静脉置管 中心静脉置管途径包括锁骨下静脉穿刺、颈内静脉穿刺、股静脉穿刺。中心静脉管径大,管腔厚,可耐受高渗溶液。但需要每天对穿刺部位进行消毒护理,避免导管相关性感染的发生。

3. 经周围中心静脉置管 这是20世纪90年代发展起来的另一种静脉穿刺技术,研究发现PICC较CVC感染发生率更低。注册护士须培训合格后方可操作。

四、肠外营养支持的并发症

相对于肠内营养,肠外营养的并发症较严重,但一般是可以预防的。

1. 置管并发症 中心静脉置管不当可导致气胸、血胸,损伤神经、淋巴管等,因此手术者穿刺时要严格按照操作规程和解剖标志,熟练操作。通常这些并发症是可以避免的;即使发生一些小的问题,处理得当也不致引起严重后果。

导管栓塞是较为常见的 CVC 和 PICC 并发症。置管前预充小剂量肝素或肝素涂层导管能够有效预防导管内血栓形成。

2. 感染并发症 感染是中心静脉置管的主要并发症之一。穿刺前皮肤应仔细消毒,置管时严格无菌操作,护理人员做好日常维护工作,是减少导管相关感染的重要手段。

在治疗过程中出现感染迹象和不明原因的发热时,应考虑到与导管和输入物有关的可能性,检测输液瓶内残液,作细菌培养和血培养,拔出导管时管尖作细菌培养,以使感染得到及时诊断和控制。

另外,细菌移位也可导致败血症。

3. 代谢并发症

(1) 与输入葡萄糖有关的并发症:

1) 高血糖、高渗透压、非酮性昏迷:这与输入大量葡萄糖,机体不能及时利用有关。使血糖水平骤增,导致高渗状态,脑细胞脱水,病人出现昏迷。在应用制剂中由脂肪供应 30%~50% 能量后,此并发症已少见。

2) 低血糖:肠外营养应用时胰岛素分泌相应增加,若突然中断输入,体内胰岛素水平较高,易发生低血糖。故需要缓慢撤退或用低浓度葡萄糖作为过渡。

(2) 与输入氨基酸有关的并发症:高氨血症。改用结晶氨基酸后现在已很少发生。

(3) 与输入脂肪有关的并发症:长期使用肠外营养而不注意补充长链脂肪酸,易发生必需脂肪酸缺乏症。脂肪供给过多或输注过快,脂肪无法及时代谢和清除,可导致血脂过高。

(4) 维生素和微量元素相关的并发症:长期使用肠外营养支持而不注意及时补充,或危重病人机体消耗和丢失增加,可致部分维生素、微量元素、电解质缺乏,需要及时监测和补充。

(5) 肝胆系统并发症:

1) 肝脏毒性反应:肠外营养治疗过程中常可见到肝脏酶谱的改变,如转氨酶、碱性磷酸酶以及血清胆红素升高等。提供的能量过多、氨基酸制剂中的某些成分(色氨酸)的分解产物使肝脏受损。但通常这种肝毒性反应是可逆的,停止肠外营养输注,或降低能量,肝酶谱可恢复正常。

2) 胆汁淤积:肠外营养时,肠道处于休息状态,肠激素特别是胆囊收缩素的分泌受到极大的抑制,可出现胆汁淤积,继而形成胆石。尽快实施胃肠道营养是解决这个并发症最好的措施。

(孙建琴 陈 敏)

第十九章 营养素和药物的相互作用

药物与营养素关系密切，药物在人体内可影响营养素的吸收、代谢、排泄，最终影响机体的营养状态。同时，营养素的摄入以及机体营养状态可通过改变药物的吸收、代谢和排泄而影响药物对机体疾病的治疗作用。

在临床上，营养素和药物之间的相互作用越来越受到普遍关注。这个相互作用主要表现在：①药物的治疗作用或不良反应干预营养素的吸收和利用；②病人的营养状况影响药物的吸收、转运和受体组织，使药效增加或降低。

一、药物在体内的代谢过程

营养素进入机体的代谢过程在前面章节已经阐明。同样，药物进入机体后的代谢过程复杂，其过程可概括为吸收、分布、代谢和排泄过程4个过程。药物自用药部位被吸收进入血液循环；然后分布于各器官组织、组织间隙或细胞内；有些药物则在血浆、组织中与蛋白质结合；或在各组织（主要是肝脏）发生化学反应而被代谢；最后，药物可通过各种途径离开机体（排泄）。

药物应用后在体内产生的作用常常受到多种因素的影响，例如药物的剂量、制剂、给药途径、联合应用、病人的生理因素、病理状态等，都可影响药物的作用，不仅影响药物作用的强度，有时还可改变药物作用的性质。药物的生物转化依赖于酶系统，如混合功能氧化酶系统。这些酶系统的功能与许多营养素有关，当蛋白质、必需氨基酸、维生素C（抗坏血酸）、生育酚和视黄醇缺乏时，其功能降低。许多因素影响药物的排泄，如蛋白质和膳食纤维的量以及尿液pH值等。

二、药物对营养素的影响

药物对营养素存在着各种各样潜在的影响，包括药物影响营养素的摄取、合成和吸收。

（一）影响营养素的摄取

药物通过药理效应或不良反应来影响食物的摄取从而影响营养素的摄入。

1. 抑制食欲　药物可通过多种途径抑制食欲，如中枢性抑制、改变味觉、增加消化道反应等。降低食欲是大多数药物不良反应的之一，而且有些药物的治疗目的即是抑制食欲，以减少食物的摄入，从而起到降低体重、治疗肥胖的作用。如苯丙胺类药物，通过刺激中枢神经系统的饱觉中枢，使食欲抑制，摄食减少。另外D-青霉胺（解毒药）、氯贝丁酯（降脂药）及5-氟尿嘧啶（抗癌药）等药物通过减弱和改变味觉进而影响食欲。还有一些药物具有明确的不同程度的消化道反应，如恶心、呕吐，特别是肿瘤治疗中的一些手段——化疗和放疗，除可影响食欲外，还可对消化道黏膜造成直接损害。放射性肠炎是放疗过程中严重的并发症。

2. 增加食欲　某些药物对食欲有促进作用，如胰岛素、类固醇激素、磺酰脲等。小剂量的镇静药能消除焦虑状态,从而使食欲增加。目前临床上应用甲地孕酮增加厌食病人的食欲,而通常甲地孕酮是治疗月经不调、子宫内膜异位症等妇科疾病的。

(二) 影响营养素的吸收

1. 肠腔因素

(1) 改变食物在肠道的转运时间导致营养素吸收减少:使用导泻剂可缩短肠道转运时间,营养素未被吸收直接随粪便而丢失。

(2) 改变肠腔环境,阻止某些营养素吸收:如治疗溃疡病的制酸剂可提高胃内 pH 值,影响铁的吸收,因为铁在酸性环境才有利于吸收。

(3) 影响胆酸活性,减少机体脂类及脂溶性维生素的吸收:如用于降血脂的氯贝丁酯(安妥明)和考来烯胺(消胆胺)减少脂肪、胆固醇及脂溶性维生素的吸收。

(4) 与营养素络合形成复合物,干扰营养素的吸收:如四环素类药物与许多金属离子,包括钙、镁、铁等络合,影响这些元素吸收。

(5) 直接抑制营养素吸收。

(6) 通过杀灭肠道正常菌群,减少维生素的合成:如维生素 K 的合成需要肠道正常菌群,而药物特别是磺胺类抗生素的使用可破坏肠道正常菌群,可使维生素 K 在肠内生物合成发生障碍。

2. 肠黏膜因素　大部分药物和营养素都是在小肠内吸收,药物对营养素吸收最大影响是破坏小肠黏膜,包括直接损伤小肠黏膜的绒毛和微绒毛,抑制刷状缘上的酶并影响小肠黏膜的转运机制,因而影响营养素的吸收,导致一种或多种营养素吸收不良。如长期滥用缓泻剂、抗生素、化疗药等。

(三) 影响营养素的代谢

一些药物能增加营养素的排泄,引起某些营养素不足或缺乏,如异烟肼可使维生素 B_6 排泄增加;噻嗪类利尿药使钾随尿液大量丢失,相反减少钠的排泄。抗酸剂中的钙可妨碍磷的吸收,同时,机体为了保持体内钙、磷的平衡,肾对钙排泄也相应增加。

部分常见药物和营养素或食物的相互作用如表 19-1 所示。

表 19-1　常见药物和营养素或食物的相互作用

药物	类别	食物/营养素	影响/作用机制
羧苄西林钠	抗生素	食物	降低药物吸收率
氯唑西林(邻氯青霉素)	抗生素	食物	降低吸收率
头孢菌素类	抗生素	乙醇	潮红,头疼,恶心,呕吐,心动过速
头孢泊肟		食物	与食物同服增加生物有效性
头孢呋辛		食物	与食物同服增加生物有效性
头孢克肟		食物	降低药物吸收率
头孢孟多		维生素 K	减少维生素 K 低凝血酶原血
头孢哌酮钠		维生素 K	减少维生素 K 低凝血酶原血
头孢替坦二钠		维生素 K	减少维生素 K 低凝血酶原血
氨基羟丁基卡那霉素 A	抗生素	钙、钾、镁	造成这些营养素尿液丢失
阿莫西林	抗生素	食物	通过延迟胃肠道排空而减少其吸收
氨比西林	抗生素	食物	通过延迟胃肠道排空而减少其吸收
氯霉素	抗生素	钾	高剂量增加钾的尿液丢失

续表

药物	类别	食物/营养素	影响/作用机制
		铁	提高血清铁浓度,增加总铁结合能力
		四氢叶酸	生理学功能拮抗剂,增加四氢叶酸需要量
		维生素 B_{12}	增加维生素 B_{12} 需要量,可引起周围神经病变
环丙沙星	抗生素	咖啡因	降低咖啡因的清除
		食物	降低吸收率
		钙	钙可结合喹啉
		无机盐	通过结合喹啉而降低二价阳离子和三价阳离子的吸收
盐酸巴氨西林	抗生素	食物	减少药物吸收
多西环素(强力霉素)	抗生素	食物	降低食物和奶类的吸收
红霉素	抗生素	食物	通过延迟胃排空而增加药物吸收
磺胺甲噁唑	抗生素	钾	降低排泄,高钾血症
		钠	增加排泄,低钠血症
		四氢叶酸	潜在的叶酸缺乏
甲硝唑(灭滴灵)	抗生素	乙醇	潮红、头痛、恶心、呕吐、出汗、心动过速
		钾	由于增加尿中钾丢失,大剂量药物能引起低钾血症
呋喃妥因	抗生素	食物	通过延长胃排空时间增加吸收
诺氟沙星	抗生素	食物,乳制品	减少吸收率
青霉素	抗生素	食物	减少吸收并降低血清浓度
美他环素(甲烯土霉素)	抗生素	食物	减少奶制品、谷类中二价和三价阳离子的吸收
利福平	抗生素	食物	降低吸收
四环素	抗生素	食物	减少吸收
		脂肪	减少吸收
		维生素 K	降低生物有效性
甲氧苄啶	抗生素	叶酸	减少血浆叶酸水平
呋喃唑酮	抗感染药	富含酪胺的食物(无花果罐头、奶酪、咖啡、巧克力、豆浆、腌肉、酵母)	长期大剂量用药可增加高血压的危险
乙硫异烟胺	抗结核药	乙醇	潮红、头痛、恶心、呕吐、出汗、心动过速,引起外围神经炎和感觉异常
异烟肼	抗结核药	食物	降低肠道吸收,头痛、潮红、腹泻、寒战、心悸
		吡哆醇	降低代谢并有拮抗作用
两性霉素 B	抗真菌药	钾、镁	引起钾、镁的尿液丢失
5-氟尿嘧啶	抗真菌药	食物	降低吸收率
灰黄霉素	抗真菌药	乙醇	可增加乙醇效果,潮红,心动过速
		高脂肪食物	增加药物吸收率
酮康唑	抗真菌药	食物	增加吸收
		钾	低钾血症

续表

药物	类别	食物/营养素	影响/作用机制
氯喹	抗疟疾药	食物	增加生物有效性
膦甲酸钠	抗病毒药	钙	低钙血症,药物螯合二价金属
甲苯达唑	驱肠虫药	食物	增加吸收
卡托普利	抗高血压药	食物	减少药物吸收
阿替洛儿	抗高血压药	食物	减少药物吸收
拉贝洛尔	抗高血压药	食物	增加吸收
甲基多巴	抗高血压药	维生素 B_{12},叶酸	高剂量甲基多巴可以增加维生素 B_{12} 和叶酸的丢失
美托洛尔	抗高血压药	食物	增加吸收
普萘洛尔(心得安)	抗高血压药	高蛋白质食物	增加吸收
奎尼丁	抗心律失常药	食物	由于蛋白质结合延缓吸收
呋塞米(速尿)	利尿剂	食物	延缓吸收
螺内酯(安体舒通)	利尿剂	食物	通过延长胃排空时间增加吸收
肼苯达嗪	利尿剂	食物	增加吸收率
氢氯噻嗪(双氢克尿塞)	利尿剂	食物	通过延长胃排空时间增加吸收
氯噻酮	利尿剂	食物	通过延迟胃肠道排空而增加药物吸收
双香豆素	抗凝血药	食物	高脂膳食和延迟胃肠排空可增加其吸收
地高辛	强心药	食物	延迟吸收
卡马西平	抗惊厥药	钠	血管加压素分泌异常综合征
		食物	增加吸收,增加胆汁分泌
地西泮(安定)	抗惊厥药	食物	高脂膳食和延迟胃肠排空可增加其吸收
氯硝西泮	抗惊厥药	营养素	加强中枢系统的抑制
巴比妥酸盐	抗惊厥药	乙醇	加强中枢系统的抑制
		钙、维生素 D	提高维生素 D 代谢,增加其需要量,增加骨的吸收
		四氢叶酸	降低脑脊液中叶酸和红细胞浓度
扑米酮	抗癫痫药	新鲜水果和维生素C	增加尿液中扑米酮排泄
		蛋白质	低蛋白饮食,增加扑米酮作用周期
左旋多巴	抗帕金森病药	食物	降低吸收
奥沙西泮(去甲羟基安定)	镇静剂	四氢叶酸	降低脑脊液中叶酸和红细胞浓度
		血清	可增加胆固醇、三酰甘油浓度
氯氮䓬	抗焦虑药	钙	提高维生素 D 代谢,增加其需要量
氯磺丙脲	降糖药	葡萄糖	降低血糖浓度
		钠	低钠血症,血管加压素分泌异常综合征
		乙醇	潮红,头痛,恶心,呕吐,出汗,心动过速
醋磺己脲	降糖药	葡萄糖	低血糖
		乙醇	潮红,头痛,恶心,呕吐,出汗,心动过速
		钠	低钠血症,血管加压素分泌异常综合征
格列吡嗪	降糖药	食物	延缓吸收

续表

药　　物	类　　别	食物/营养素	影响/作用机制
		乙醇	潮红、头痛、恶心、呕吐、出汗、心动过速
		钠	低钠血症
安替比林		绿色蔬菜	减少吸收
对乙酰氨基酚	镇痛药	食物	减少吸收
		乙醇	加强肝毒性的风险
阿司匹林	解热、镇痛药	食物	降低吸收率
		四氢叶酸	增加叶酸盐的分泌
		氨基酸	降低氨基酸胃肠道吸收,增加色氨酸的尿液分泌
		铁	大剂量(3~4g/d)长期服用可造成铁缺乏
		乙醇	胃肠道刺激,可导致胃肠道出血
		甘草,茶	潜在的水杨酸盐蓄积
		大剂量维生素C	增加尿液排泄,降低在血清和血小板中的浓度
布洛芬	类固醇消炎药	食物(牛奶)	降低甲苯酰吡咯乙酸的总生物有效性,降低异乙苯乙酸的吸收
		钠	低钠血症
		钾	高钾血症
		食物	增加吸收
吲哚美辛	类固醇消炎药	食物(牛奶)	降低甲苯酰吡咯乙酸的总生物有效性,降低异乙苯乙酸的吸收
		钠	低钠血症
		钾	高钾血症
		食物	增加吸收
甲氯芬那酸	类固醇消炎药	乙醇	加强神经中枢系统的效果增加凝血酶原时间
		食物	减少生物有效性
西咪替丁(甲氰咪胍)	组胺2拮抗剂	食物	减少吸收
阿司咪唑	抗组胺药	食物	降低生物有效性
美法仑	抗肿瘤药	食物	减少吸收
巯嘌呤(6-巯基嘌呤)	抗肿瘤药	食物	减少吸收
甲氨蝶呤	抗肿瘤药	食物	增加吸收
苯丁酸氮芥(瘤可宁)	抗肿瘤药	食物	延迟血清峰值时间,对吸收无影响
氯丙嗪	止吐药	食物	通过延迟胃肠道排空而增加药物吸收
阿托品	抗胆碱药	铁	减少药物吸收
洛伐他汀	抗高脂血症药	食物	增加吸收
可待因	麻醉药拮抗剂	乙醇	加强中枢神经系统影响
	镇痛药	葡萄糖	引起低血糖
溴苯胺太林(普鲁本辛)	胃肠解痉药	食物	减少吸收
铝剂	制酸剂	组胺	影响生物有效性,与pH有关

药　物	类　别	食物/营养素	影响/作用机制
碳酸钙制剂	钙补充剂	铁	减低铁的吸收
		脂肪	可引起脂肪痢
磷酸氢二钾		维生素 D	增加骨的吸收
氢氧化物		铁	减少铁的吸收
		磷	抑制磷的吸收
		维生素 A	抑制维生素 A 的吸收

三、食物或营养素对药物的影响

1. 影响药物吸收

（1）食物造成胃排空时间改变：例如，高脂食物可刺激胆盐分泌而促进灰黄霉素的吸收；但阿司匹林如在胃内停留时间延长，易受胃酸破坏，反而吸收量减少。

（2）食物改变胃肠道的酸碱值：刺激胃酸分泌会增加碱性药物的溶离进而增加碱性药物吸收，但会破坏对酸不稳定的药物；刺激胆液分泌和卡那霉素等抗生素形成复合物而减少吸收。

（3）食物中的成分会吸附药物，形成大分子复合物，不易穿透肠道黏膜，造成药物吸收减少：如牛奶的钙离子与四环素、青霉胺（抗风湿药）形成螯合物造成吸收减少；咖啡、茶等含黄嘌呤类生物碱，会使氟奋乃静、氟哌啶醇（安定药）形成失去活性的不溶性沉淀物。

（4）食物阻碍药物与肠黏膜接触：如食物中含有大量纤维会减少地高辛（强心药）的吸收。

2. 影响药物分布　高脂肪食物在体内会分解成游离脂肪酸，与药物竞争白蛋白结合造成游离态药物浓度增加，使高蛋白结合药物药效加强，甚至造成毒性，例如：华法林（抗凝药）。

3. 影响药物代谢　蛋白质-能量营养不良对药物代谢的影响需依据营养不良的程度、年龄、有无感染、肾功能、肝功能或循环系统功能是否良好而定。能量供给不足，蛋白质作为能量被消耗，参与药物代谢的酶水平降低。肝脏细胞色素 P450（cytochrome P-450）混合功能氧化酶的活性降低，经由细胞色素 P450 代谢的药物其代谢速率及清除率减缓，使其不良反应时间延长，如茶碱（平滑肌松弛药）、巴比妥类药（镇静催眠药）、苯妥英类药（抗惊厥药）、苯二氮䓬类（安定药）。葡萄柚汁会抑制细胞色素 P450 混合功能氧化酶代谢进而抑制钙离子阻断剂（非洛地平、氨氯地平）及环孢素、洛伐他汀等的代谢造成药效增加，甚至造成毒性。

各种维生素和矿物质缺乏也可影响肝药酶系统。维生素 A、维生素 B_1 和维生素 B_2 缺乏可降低 NADPH 的利用度，减弱细胞色素 P450 的活性。维生素 C 刺激肝细胞羟基化酶的活性，而降低药物的不良反应。钙、镁、铜缺乏可抑制肝微粒体混合功能氧化酶的活性，血钾偏低易引起洋地黄中毒。

乙醇可使许多药物的代谢增加，但若是一次性摄取大量乙醇，可能会抑制肝酶活性使药效增加。

4. 影响药物排泄　牛奶、杏仁、椰子会使身体保留较多重碳酸根离子，使弱碱性药物如阿米替林（抗抑郁药）、苯丙胺（中枢兴奋药）、盐酸哌替啶（镇痛药）、奎尼丁（抗心律失常药）在碱性尿液中呈非离子状态造成重吸收增加；弱酸性药物如乙酰唑胺（降眼压药）、水杨酸（抗风湿药、镇痛药）、苯巴比妥（抗惊厥和镇静催眠药）在碱性尿液中呈离子状态，加速从尿液排出；

而具有酸化尿液的食物如鱼、蛋，其作用相反。

某些食物与药物之间在临床上的相互作用，如表 19-2 所示。

表 19-2　某些食物与药物之间在临床上的相互作用

药　　物	食物成分/营养素	作　用
单胺氧化酶抑制剂（抗氧化剂）	拟交感胺	抑制营养素代谢
戒酒硫（乙醇拮抗剂）	乙醇	抑制营养素代谢
锂（抗抑郁药）	钠，咖啡因	增加药物丢失
利尿剂	钠	使药物作用反向
n-3（ω-3）脂肪酸（降脂药）	维生素 E	增加营养素丢失
异烟肼（抗结核药）	维生素 B_6	增加营养素丢失
L-多巴（抗震颤麻痹药）	维生素 B_6	药物代谢增加

（陈　敏　孙建琴）

第二十章 医院膳食

医院膳食是病人的疾病治疗的一部分,在疾病的治疗和康复中有重要意义。为适应不同病情的需要,医院膳食可分为基本膳食、治疗膳食、试验膳食。

一、基本膳食

约有50%的住院病人采用此类饮食,共分四种。

1. 普通饮食 普通饮食的膳食原则同健康人膳食基本相似,能量供给充足,各种营养素齐全,相互间比例恰当。每日供应早、午和晚三餐。适用于消化功能正常的内科、外科、妇产科、五官科等科室的病人和咀嚼功能正常、恢复期的病人。

2. 软食 软饭的膳食原则是在烹调前先切细剁碎,再烹调使食物细软易消化。该膳食为半流质至普通饭的过渡膳食,每日供应3~5餐(主餐外加两餐点心)。适用于低热、手术恢复期、消化性溃疡恢复期、老年病人或有咀嚼障碍者。

3. 半流质饮食 半流质饮食是介于软食和流质饮食之间的一种限量、多餐次的膳食,选用的食物应细软易消化。每日供应5~6餐。适用于发热、消化道疾病、手术后恢复期病人和咀嚼不便者。

4. 流质饮食 一种极易消化,含渣很少,呈流体状态的膳食。由于其所含热能、蛋白质和营养素不足,故不宜长期食用,一般食用1~2 d。如果需要较长期进食流质,则应改用配方膳。适用对象为发高热、大手术后、急性消化道炎症、咀嚼吞咽困难、垂危病人。

基本膳食如表20-1所示。

表20-1 基本膳食

名 称	适用对象	食谱配制要求	主要营养成分
普通饮食	不受饮食限制,体温正常,消化功能障碍及恢复期病人	除有强烈刺激性和少数不宜病人食用的食物外均可选用	蛋白质70~90 g,总能量10 042~10 878 kJ(2 400~2 600 kcal)
软食	急性肠炎、痢疾恢复期或咀嚼不便者,以及肛门、结肠和直肠手术后的病人	无刺激性和易消化食物。食物应切碎煮软,不油炸	蛋白质70~80 g,总能量8 368 kJ(2 000 kcal)左右
半流质饮食	高热,身体虚弱或患口腔、消化道疾病和手术后的病人	半固体,无刺激的细软食物	蛋白质约80 g,总能量6 694 kJ(1 600 kcal)左右
流质饮食	高热,身体虚弱或患口腔、消化道疾病和手术后的病人	易消化,易吞咽的食物	蛋白质约40 g,总能量3 347~5 020 kJ(800~1 200 kcal)

二、治疗膳食

在医院营养治疗中处于主导地位。约有30%住院病人食用此类膳食。分为以下几类。

1. 一般治疗膳食

(1) 高能量膳食:除一般膳食外,适当增加主食和副食。适用于体重不足、结核病、甲状腺功能亢进及恢复期的病人。

(2) 低能量膳食:蛋白质较正常人高,每日摄入量不低于1 g/kg体重,碳水化合物宜少于250 g,总能量4.2~6.3 MJ(1 000~1 500 kcal),必要时增加含碳水化合物低的蔬菜与水果;矿物质及维生素要充足。适用于单纯性肥胖以及高血压和内分泌紊乱的病人。

(3) 高蛋白膳食:全天蛋白质100~120 g,或按1.5~2.0 g/(kg·d),尽可能选择优质蛋白。适用于营养不良、手术前后、贫血、结核病、癌症及大面积烧伤的病人。

(4) 低蛋白膳食:按病情限制膳食中蛋白质量在20~40 g/d。肾脏疾病病人宜选食麦淀粉加富含8种必需氨基酸的食物;肝衰竭者可选食富含支链氨基酸的食物,如豆浆、豆腐等。适用于急性肾小球肾炎、尿毒症及肝衰竭的病人。

(5) 低脂膳食:又可分为几种:①无脂肪的膳食。烹调时不加烹调油;②严格限制脂肪的膳食。脂肪总量<20 g;③中等限制脂肪的膳食。脂肪量<40 g;④轻度限制脂肪的膳食。脂肪量<50 g。烹调方法可采用蒸、煮、炖、烩、焖等,禁用油炸食品。适用于肝、胆、胰疾病、肥胖症、高脂血症的病人。

(6) 低胆固醇膳食:胆固醇全日摄入量<300 mg。适用于肝、胆和心血管疾病的病人。

(7) 少盐膳食:食盐摄入量<2 g/d(或酱油10 ml/d)。适用于充血性心力衰竭、急性肾小球肾炎、肝硬化、腹腔积液和高血压等病人。

(8) 无盐膳食:禁用食盐、酱油和含钠丰富的食物。适用于上述症状更为严重者。

(9) 高钙膳食:钙摄入量应>2 g/d,还应补充维生素D和维生素C等。适用于断肢再植、佝偻病、骨软化症等病人。

(10) 低钙膳食:钙摄入量<150 mg/d。适用于肾结石、甲状旁腺功能亢进等病人。

(11) 高磷膳食:可食小米、绿豆、瘦肉、内脏、蛋黄、鱼、蘑菇、海带、紫菜、花生、豌豆等。适用于低磷血症者。

(12) 低磷膳食:可食鸡蛋清、鹅肉、粉丝、凉粉、马铃薯、萝卜、藕、白薯、芋芳及各种蔬菜、水果。适用于尿毒症合并高磷血症病人。

(13) 高钾膳食:钾摄入量应>4 g/d,适用于低钾血症的病人。

(14) 低钾膳食:钾摄入量应<500 mg/d,适用于高钾血症的病人。

(15) 低碘膳食:禁食含碘丰富的海产品。适用于放射性核素碘治疗的病人。

(16) 高铁膳食:铁摄入量>25 mg/d,适用于缺铁性贫血等。

(17) 高纤维膳食:一日膳食中纤维摄入量不低于25 g,可选择粗粮和含纤维多的蔬菜、水果,水果除含纤维素多外,还应富含果胶及有机酸,以利通便。适用于便秘、肛门手术后恢复期、心血管疾病、糖尿病、肥胖病人。

(18) 少渣膳食:选择含残渣少的食物,禁食粗粮和含粗纤维多的食物如干黄豆、黄豆芽、茭白、竹笋、雪菜、金花菜、韭菜等。适用于腹泻、肠炎、肛门肿瘤、咽喉部和消化道手术、伤寒、痢疾、溃疡病恢复期病人。

(19) 冷流质:采用吞咽方便,不过咸、不过甜、不过粘、无刺激性冷的液体食物。适用于扁桃体和某些口咽部手术病人。

(20) 清流质：采用低脂肪、无渣、少胀气的流体食物，适用于急性肠炎、急性菌痢等病人。

(21) 限酪胺酸、多巴胺膳食：食用各种新鲜食物、非发酵食品、咖啡和茶等，忌食与少食加入碱或酵母发酵的面制品、酒制品、干奶酪，用发酵法制成的酱油、酱、腐乳、臭豆腐，尽量少食盐熏制的肉类、鱼类、香蕉、无花果、梅子等。适用于因治疗需使用单氨氧化酶抑制剂的病人。

2. 特殊治疗膳食　此类膳食只适用于某种特定的疾病，而且往往是该病的一种重要治疗或辅助治疗手段（表20-2）。

表20-2　特殊治疗膳食

名　称	适用对象	食物配制要求	营养特点
淀粉膳食	慢性肾功能不全病人	以淀粉代替大部分主食。为增加病人食欲，应常变换品种改变口味	在肾功能允许的摄入蛋白质限量内选择优质蛋白质，以改善病人营养状况
糖尿病膳食	糖尿病病人	轻症给予一般低碳水化合物膳食。中重度病人的食物要称重计量	称重计量，餐次根据血糖调整
低嘌呤膳食	高尿酸血症、痛风病人	忌食动物内脏、肥肉、浓鸡汤、肉汤、沙丁鱼。按疾病要求设计特殊菜单	低脂肪、较低蛋白、低能量。嘌呤摄入量 < 150 mg
低铜膳食	肝豆状核变性病人	忌食蚕豆、玉米、豌豆、硬果、乌贼、牡蛎等含铜高的食物	高蛋白、高热能。铜摄入量 < 1~2 mg/d
低麦胶膳食	原发性小肠吸收不良综合征病人	忌食各类麦制品。选用大米、小米等。少食多餐。烹调时少用烹调油	高蛋白、低脂肪、低能量、低盐
低苯丙氨酸膳食	苯丙酮尿症病人	按病情计算允许摄入的苯丙氨酸的量。忌食含苯丙氨酸的食物	按配方配制

3. 配方膳食　适用于特殊病例或有严重营养不良或需加强营养的肠道功能正常的病人。

(1) 要素膳食：一种营养齐全，由无渣的小分子组成的液体营养物。可分成两大类：一类为低脂肪，如 Vivonex（美）、ED-AC（日）和复方要素；另一类含脂肪较多，如 Flexical（美）和要素合剂。还有几种供特殊应用的要素膳食，如肝衰竭宜用含异亮氨酸、亮氨酸、缬氨酸、较高苯丙氨酸和较低甲硫氨酸的要素膳食，以利于减轻肝性脑病的症状；对肾衰竭的病人应主要供给8种必需氨基酸，并可添加组氨酸，以使体内内源性尿素氮得到再利用，合成非必需氨基酸，减轻氮质血症。

要素膳食适用于超高代谢状态的病人，如严重烧伤、严重创伤、严重化脓性感染、多发性骨折、消化道瘘、手术前肠道准备、手术前后营养不良、肠炎及其他腹泻、消化和吸收不良、消耗性疾病引起的营养不良等。

要素膳食的给予方式可口服、鼻饲、胃或空肠造口置管滴注。

(2) 管饲膳食：管饲膳食可分成下列几类：①鼻饲试餐。以碳水化合物为主，可用米汤、菜水、薄藕粉、果汁等，每日4~5餐，每餐量按病情而定。②普通鼻饲混合奶。所用食物为牛乳、米汤、蔗糖、鸡蛋、豆浆、植物油等。蛋白质供给量为 1 g/(kg·d)。③高能量高蛋白鼻饲混合奶。在普通鼻饲混合奶中再添加鸡粉、鱼粉、肉粉、奶粉、可可等提高蛋白质和能量。④鼻饲腹泻流质 1 号。适用于对牛奶或混合奶不能耐受的病人,发生腹泻、排便次数多时。可用蛋黄、米汤、葡萄糖、食盐、维生素 C、维生素 B 和酵母等组成,每日 5~6 餐,每餐 250~300 ml。⑤鼻饲腹泻流质 2 号。适用于颅脑损伤病人因自主神经功能紊乱而引起的腹泻,表现为胃肠的分泌亢进或减弱。可食凝乳:牛乳 100 ml 中加入氯化钙 2 g,使氯化钙中钙离子与牛乳内蛋白质结合成块,蛋白质变性,脂肪球变成脂肪滴而容易吸收。也可食用熟蛋黄、新鲜果汁。⑥鼻饲低胆固醇流质。适用于脑出血伴有高脂血症时。胆固醇量限制在 <300 mg/d、蛋白质 1~1.5 g/(kg·d)。

三、试验膳食

试验膳食主要用于协助检查、明确诊断或观察疗效。在特定的时间内,与临床实验检查或物理检查配合进行。试验膳食可分为以下几种。

1. 胆囊造影试验饮食 适用于慢性胆囊炎、胆石症、怀疑有胆囊及胆管功能障碍者。试验期 2 d。造影前 1 d 诊断午餐进食高脂肪膳食,前 1 d 晚餐进无脂肪,基本无蛋白的纯碳水化合物膳食。晚 8 点服碘造影剂,服药后禁饮水,禁食一切食物,检查当日早晨禁食。检查中按指定时间进食高脂肪餐。

(1) 无脂肪的碳水化合物饮食:为低膳食纤维无油的膳食。于检查前 1 d 晚餐进食。晚上服药后禁食。

(2) 脂肪餐:可任选下列一组:①方便脂肪餐块;②全脂牛奶 220 ml,加蛋黄 2 只(含动物脂肪 20 g);③煎荷包蛋 2 只(内含脂肪 22 g)。脂肪餐具体进食时间由放射科或 B 超医生决定。

2. 大便隐血试验饮食 它适用于检查疑有胃肠出血或肿瘤者。检查前 3 d 内不给被检查病人吃肉类、鱼虾类及绿色蔬菜。可食用的食物有牛奶、鸡蛋清、大豆制品、粉皮和蘑菇等。

3. 干食试验饮食 适用于尿浓缩功能试验的病人,做尿沉淀物试验。实验期 1 d。一整天给病人含水分少的食物,不给汤类、奶类、粥类及含水分多的蔬菜、水果。可食的食物有大米饭、馒头、煮蛋、炒肉、炒豆腐干等。为减轻病人干食口渴,可于下午 3 时左右,食 100 g 左右的苹果 1 只(内含水分 55 ml)。

4. 内生肌酐试验饮食 适用于检查肾功能的病人。禁食鱼、肉类,全日蛋白质量不超过 40 g,连续 3 d。可食的食物有牛奶 200 ml,鸡蛋 1 只,各种蔬菜。粮食每日少于 350 g。

5. 饱餐试验饮食 适用于检查心脏功能病人。在病员原有食量的基础上,增加 20%~30% 左右以高蛋白为主的食品,达到饱腹后检查心电图。早餐前空腹作心电图检查,然后进餐,此后 0.5、2.5、4.5 h 复查心电图。

6. 低碘饮食 适用于准备做甲状腺放射性核素碘检查的病人。在普通饮食的基础上,禁食含碘食物或其他影响甲状腺功能的一切药物和食物,如海鱼等海产动物和海带等海产植物,以及粗海盐、含碘盐等。

7. 电解质负荷试验饮食 适用于检查原发性醛固酮增多症的病人。由医生提出钠、钾供给量后,由营养师制订严格定量称重饮食。饭菜用蒸馏水烹调。

8. 钙磷代谢试验膳食 适用于诊断甲状旁腺功能亢进的病人。由医生提出钙、磷供给量后,营养师设计配方,严格称量。饭菜用蒸馏水烹调。

9. 结肠造影试验饮食 适用于检查结肠疾病的病人。检查前 2 d,少渣低脂膳食,检查前 1 d 午餐清淡膳食,禁食鸡、肉、禽、奶类及含纤维素多的蔬菜。主食以选面包、馒头为宜。晚餐应低脂低蛋白流质。

10. **葡萄糖耐量试验饮食** 用于协助诊断糖尿病。试验前1 d晚餐后禁食(8 h以上),不喝咖啡和茶。试验当日取清晨空腹血,同时留尿样品。然后口服含75 g葡萄糖的水(300~400 ml),于服后30、60、120 min和180 min各抽血一次,同时留尿样品。血样测定血糖量,尿样用于定性测定。

(郭红卫)

附录 中国居民膳食营养素参考摄入量
(中国营养学会, 2000年)

中国居民膳食营养素每日参考摄入量如附表1~6所示。

附表1 能量和蛋白质的推荐摄入量(RNI)及脂肪供能比

年龄(岁)	能量* (RNI, MJ) 男	女	(RNI, kcal) 男	女	蛋白质 (RNI, g) 男	女	脂肪占能量百分比(%)
0~	0.4 MJ/kg		95 kcal/kg**		1.5~3 g/(kg·d)		45~50
0.5~							35~40
1~	4.60	4.40	1 100	1 050	35	35	
2~	5.02	4.81	1 200	1 150	40	40	30~35
3~	5.64	5.43	1 350	1 300	45	45	
4~	6.06	5.83	1 450	1 400	50	50	
5~	6.70	6.27	1 600	1 500	55	55	
6~	7.10	6.67	1 700	1 600	55	55	
7~	7.53	7.10	1 800	1 700	60	60	25~30
8~	7.94	7.53	1 900	1 800	65	65	
9~	8.36	7.94	2 000	1 900	65	65	
10~	8.80	8.36	2 100	2 000	70	65	
11~	10.04	9.20	2 400	2 200	75	75	
14~	12.00	9.62	2 900	2 400	85	80	25~30
18~							20~30
PAL 轻	10.03	8.80	2 400	2 100	75	65	
PAL 中	11.29	9.62	2 700	2 300	80	70	
PAL 重	13.38	11.30	3 200	2 700	90	80	
孕妇		+0.84		+200		+5, +15, +20	
乳母		+2.09		+500		+20	
50~							20~30
PAL 轻	9.62	8.00	2 300	1 900			
PAL 中	10.87	8.36	2 600	2 000			

续表

年龄 (岁)		能量*				蛋白质 (RNI, g)		脂肪 占能量 百分比(%)
		(RNI, MJ)		(RNI, kcal)				
		男	女	男	女	男	女	
60~	PAL 重	13.00	9.20	3 100	2 200	75	65	20~30
	PAL 轻	7.94	7.53	1 900	1 800			
	PAL 中	9.20	8.36	2 200	2 000			
70~						75	65	20~30
	PAL 轻	7.94	7.10	1 900	1 700			
	PAL 中	8.80	8.00	2 100	1 900			
80~		7.74	7.10	1 900	1 700	75	65	20~30

*：各年龄组能量的 RNI 与其平均需要量(EAR)相同；**：为适宜摄入量(AI)，非母乳喂养应增加 20%；PAL：体力活动水平。凡表中数字缺如之处表示未制订该参考值。

附表2 常量和微量元素的推荐摄入量（RNI）或适宜摄入量（AI）

年龄(岁)	钙 AI (mg)	磷 AI (mg)	钾 AI (mg)	钠 AI (mg)	镁 AI (mg)	铁 AI (mg)	碘 RNI (μg)	锌 RNI (μg)	硒 RNI (μg)	铜 AI (mg)	氟 AI (mg)	铬 AI (μg)	锰 AI (mg)	钼 AI (μg)
0~	300	150	500	200	30	0.3	50	1.5	15(AI)	0.4	0.1	10		
0.5~	400	300	700	500	70	10	50	8.0	20(AI)	0.6	0.4	15		15
1~	600	450	1000	650	100	12	50	9.0	20	0.8	0.6	20		20
4~	800	500	1500	900	150	12	90	12.0	25	1.0	0.8	30		30
7~	800	700	1500	1000	250	12	90	13.5	35	1.2	1.0	30		
11~	1000	1000	1500	1200	350	男:16;女:18	120	男:18.0;女:15.0	45	1.8	1.2	40		50
14~	1000	1000	2000	1800	350	男:20;女:25	150	男:19.0;女:15.5	50	2.0	1.4	40		50
18~	800	700	2000	2200	350	男:15;女:20	150	男:15.0;女:11.5	50	2.0	1.5	50	3.5	60
50~	1000	700	2000	2200	350	15	150	11.5	50	2.0	1.5	50	3.5	60
孕期 早	800	700	2500	2200	400	15	200	11.5	50					
中	1000	700	2500	2200	400	25	200	16.5	50					
晚	1200	700	2500	2200	400	35	200	16.5	50					
乳母	1200	700	2500	2200	400	25	200	21.5	65					

注：凡表中数字缺如之处表示未制订该参考值。

附表 3　脂溶性和水溶性维生素的推荐摄入量(RNI)或适宜摄入量(AI)

年龄(岁)	维生素 A RNI (μgRE)	维生素 D RNI (μg)	维生素 E AI (mgα-TE*)	维生素 B_1 RNI (mg)	维生素 B_2 RNI (mg)	维生素 B_6 AI (mg)	维生素 B_{12} AI (μg)	维生素 C RNI (mg)	泛酸 AI (mg)	叶酸 RNI (μgDFE)	烟酸 RNI (mgNE)	胆碱 AI (mg)	生物素 AI (μg)
0~	400(AI)	10	3	0.2(AI)	0.4(AI)	0.1	0.4	40	1.7	65(AI)	2(AI)	100	5
0.5~	400(AI)	10	3	0.3(AI)	0.5(AI)	0.3	0.5	50	1.8	80(AI)	3(AI)	150	6
1~	500	10	4	0.6	0.6	0.5	0.9	60	2.0	150	6	200	8
4~	600	10	5	0.7	0.7	0.6	1.2	70	3.0	200	7	250	12
7~	700	10	7	0.9	1.0	0.7	1.2	80	4.0	200	9	300	16
11~	700	5	10	1.2	1.2	0.9	1.8	90	5.0	300	12	350	20
14~	700	5	14	男:1.5;女:1.2	男:1.5;女:1.2	1.1	2.4	100	5.0	400	男:15;女:12	450	25
18~	男:800;女:700	5	14	男:1.4;女:1.3	男:1.4;女:1.2	1.2	2.4	100	5.0	400	男:14;女:13	500	30
50~	男:800;女:700	10	14	男:1.4;女:1.3	男:1.4;女:1.2	1.5	2.4	100	5.0	400	男:14;女:13	500	30
孕期 早	800	5	14	1.5	1.7	1.9	2.6	100	6.0	600	15	500	30
中	900	10	14	1.5	1.7	1.9	2.6	130	6.0	600	15	500	30
晚	900	10	14	1.5	1.7	1.9	2.6	130	6.0	600	15	500	30
乳母	1 200	10	14	1.8	1.7	1.9	2.8	130	7.0	500	18	500	35

注：* 为 α-生育酚当量。凡表中数字缺如之处表示未制订该参考值。

附表 4 某些微量营养素的可耐受最高摄入量（UL）（1）

年龄(岁)	钙(mg)	磷(mg)	镁(mg)	铁(mg)	碘(μg)	锌(mg)	硒(μg)	铜(mg)	氟(mg)	铬(μg)	锰(mg)	钼(μg)
0 ~				10			55		0.4			
0.5 ~				30		13	80		0.8			80
1 ~	2 000	3 000	200	30		23	120	1.5	1.2	200		110
4 ~	2 000	3 000	300	30		23	180	2.0	1.6	300		160
7 ~	2 000	3 000	500	30	800	28	240	3.5	2.0	300		280
11 ~	2 000	3 500	700	50	800	男:37；女:34	300	5.0	2.4	400		280
14 ~	2 000	3 500	700	50	800	男:42；女:35	360	7.0	2.8	400		280
18 ~	2 000	3 500	700	50	1 000	男:45；女:37	400	8.0	3.0	500	10	350
50 ~	2 000	3 500*	700	50	1 000	男:37；女:37	400	8.0	3.0	500	10	350
孕妇	2 000	3 000	700	60	1 000	35	400					
乳母	2 000	3 500	700	50	1 000	35	400					

*：60 岁以上磷的 UL 为 3 000 mg。凡表中数字缺如之处表示未制订该参考值。

附表 5 某些微量营养素的可耐受最高摄入量（UL）（2）

年龄（岁）	维生素 A（µgRE）	维生素 D（µg）	维生素 B_1（mg）	维生素 C（mg）	叶酸（µgDFE*）	烟酸（mgNE**）	胆碱（mg）
0~				400			600
0.5~				500			800
1~		20	50	600	300	10	1 000
4~	2 000	20	50	700	400	15	1 500
7~	2 000	20	50	800	400	20	2 000
11~	2 000	20	50	900	600	30	2 500
14~	2 000	20	50	1 000	800	30	3 000
18~	3 000	20	50	1 000	1 000	35	3 500
50~	3 000	20		1 000	1 000	35	3 500
孕妇	2400	20		1 000	1 000		3 500
乳母		20		1 000	1 000		3 500

*：DFE 为膳食叶酸当量；**：NE 为烟酸当量。凡表中数字缺如之处表示未制订该参考值。

附表6 蛋白质及某些微量营养素的平均需要摄入量（EAR）

年龄(岁)	蛋白质(g/kg)	锌(mg)	硒(μg)	维生素A(μgRE*)	维生素D(μg)	维生素B_1(mg)	维生素B_2(mg)	维生素C(mg)	叶酸(μgDFE)
0~	2.25~1.25	1.5		375	8.8**				
0.5~	1.25~1.15	6.7		400	13.8**				
1~		7.4	17	300		0.4	0.5	13	320
4~		8.7	20			0.5	0.6	22	320
7~		9.7	26	700		0.5	0.8	39	320
11~		男:13.1;女:10.8	36	700		0.7	1.0		320
14~		男:13.9;女:11.2	40			男:1.0;女:0.9	男:1.3;女:1.0	63	320
18~	0.92	男:13.2;女:8.3	41			男:1.4;女:1.3	男:1.2;女:1.0	75	320
50~	0.92							75	
孕期 早		8.3	50						
中		+5	50			1.3	1.45	66	520
晚		+5	50						
乳母	+0.18	+10	65			1.3	1.4	96	450

*：RE 为视黄醇当量；**：0~2.9岁南方地区为8.88 μg，北方地区为13.8 μg。凡表中数字缺如之处表示未制订该参考值。

图书在版编目(CIP)数据

医学营养学/郭红卫主编. —2 版. —上海:复旦大学出版社,2009.5(2020.1 重印)
(复旦博学·公共卫生与预防医学系列)
ISBN 978-7-309-06511-4

Ⅰ. 医… Ⅱ. 郭… Ⅲ. 营养学 Ⅳ. R151

中国版本图书馆 CIP 数据核字(2009)第 023132 号

医学营养学(第 2 版)
郭红卫　主编
责任编辑/魏　岚

复旦大学出版社有限公司出版发行
上海市国权路 579 号　邮编:200433
网址: fupnet@fudanpress.com　　http://www.fudanpress.com
门市零售: 86-21-65642857　　团体订购: 86-21-65118853
外埠邮购: 86-21-65109143　　出版部电话: 86-21-65642845
上海华教印务有限公司

开本 787×1092　1/16　印张 15.25　字数 380 千
2020 年 1 月第 2 版第 7 次印刷

ISBN 978-7-309-06511-4/R·1073
定价: 30.00 元

如有印装质量问题,请向复旦大学出版社有限公司出版部调换。
版权所有　　侵权必究